よりよい医療を届けたい——

信大病院の最新治療

信州大学医学部附属病院 編著

バリューメディカル

特集 信大病院の最新治療

第1部 より多くの患者さんの助けとなるために

よくある疾患の最新治療

第3部
さらなる高みを目指して

Topics

信大病院紹介

＊本書掲載の情報は2021年3月現在のものです。

特集

信大病院の最新治療

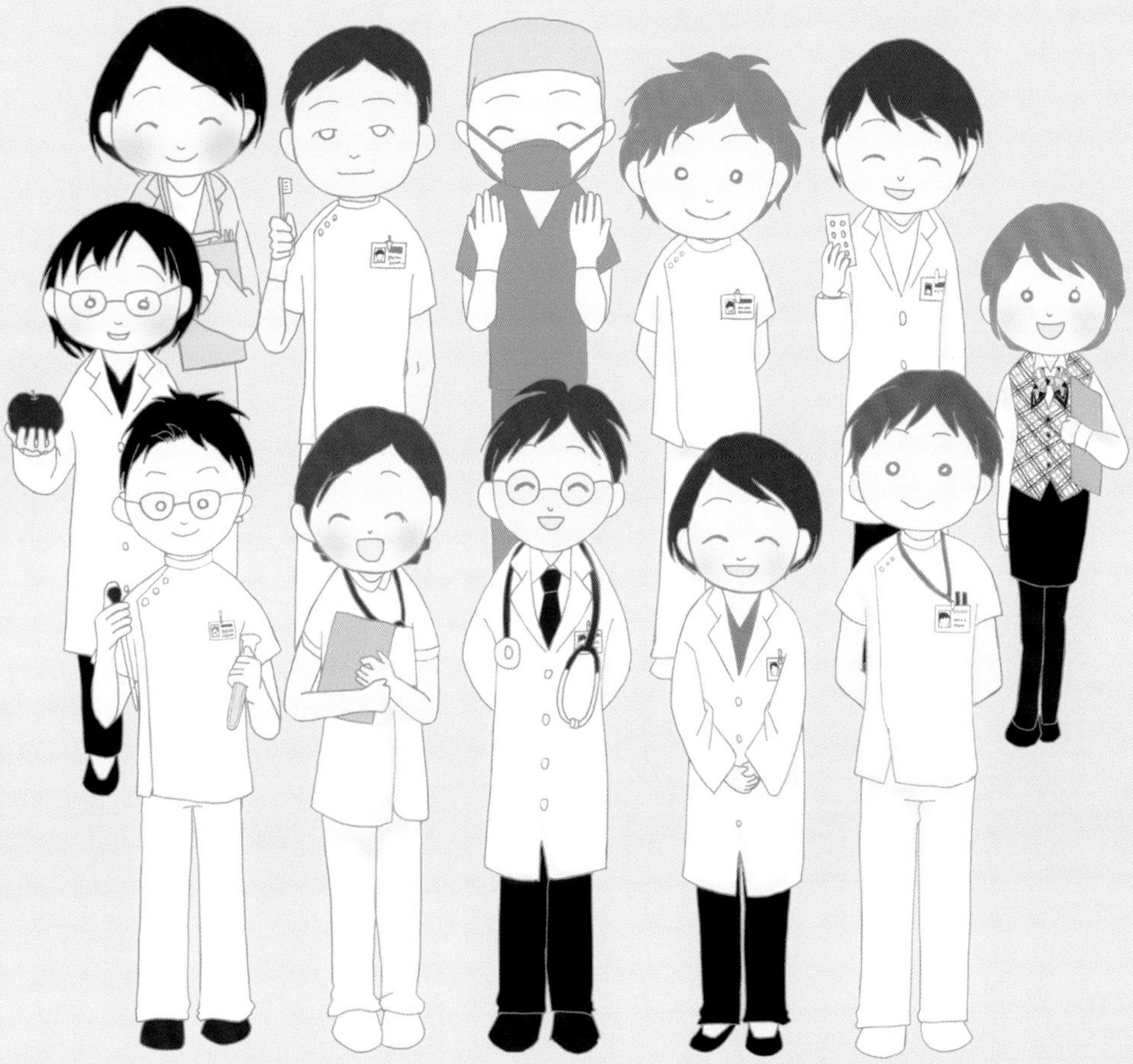

次世代がん治療薬 CAR-T細胞

——難治性がんに対する切り札、遺伝子・細胞治療

小児科　科長
先端細胞治療センター センター長
中沢 洋三
（なかざわ ようぞう）

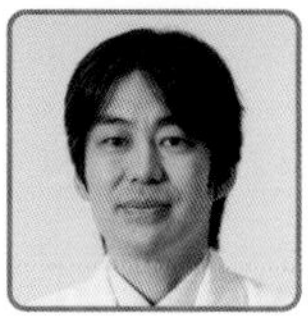

CAR-T細胞療法とは

CAR-T細胞療法とは、がん患者さんの免疫細胞（T細胞）を体外に取り出し、がん細胞への攻撃力を高めるために、遺伝子組換え技術を用いて、がん細胞の目印（標的タンパク質）と結合する人工タンパク質（CAR）を組み込んだT細胞を患者さんの体内に戻す治療法です（図1）。がん免疫療法と遺伝子治療の長所を組み合わせているのが特徴で、最も有望な次世代がん治療法の1つと考えられています。

対象とするがんや標的タンパク質ごとにCAR-T細胞の種類は異なりますが、急性リンパ性白血病や悪性リンパ腫を対象とするCAR-T細胞の治療効果は非常に高く、化学療法や造血幹細胞移植を受けても寛解《かんかい》（病気の症状が一時的あるいは継続的に軽減した状態）に至らなかったり、再発してしまったりした患者さんに対しても、高い確率で寛解させることができます。

現在、国内で薬として認められているCAR-T細胞は1種類だけですが、世界中で数多くのCAR-T細胞の臨床試験が行われており、これまで有望な治療法が見つかっていない難治性がんに対する切り札になることが、今後期待されています。当院は、CAR-T細胞療法の研究と診療の両輪を担っている施設の1つです。

急性リンパ性白血病・悪性リンパ腫

急性リンパ性白血病や悪性リンパ腫の目印の1つであるCD19というタンパク質を標的とする「チサゲンレクルユーセル」というCAR-T細胞が、国内で唯一薬として認められています（2021年3月現在）。この「チサゲンレクルユーセル」を患者さんに提供するためには、血液内科・小児科などの診療部門に加えて、アフェレーシス（白血球採取）部門、細胞調製室、集中治療室等が必要となるため、提供施設は厳格な審査によって決められています。

当院は、先端細胞治療センターを設置し、国内で22施設あるチサゲンレクルユーセル治療提供可能施設（2021年3月現在、成人20施設、小児15施設）の1つに認定されており、北陸・甲信越では唯一の提供可能施設です。

チサゲンレクルユーセルの治療対象は次の疾患に限定されていますので、治療を希望される方は、まず主治医の先生にお問い合わせください。

- 再発・難治性のCD19陽性B細胞性急性《きゅうせい》リンパ芽球性白血病《がきゅうせいはっけつびょう》（25歳以下）
- 再発・難治性のCD19陽性びまん性大細胞型B細胞リンパ腫（DLBCL）

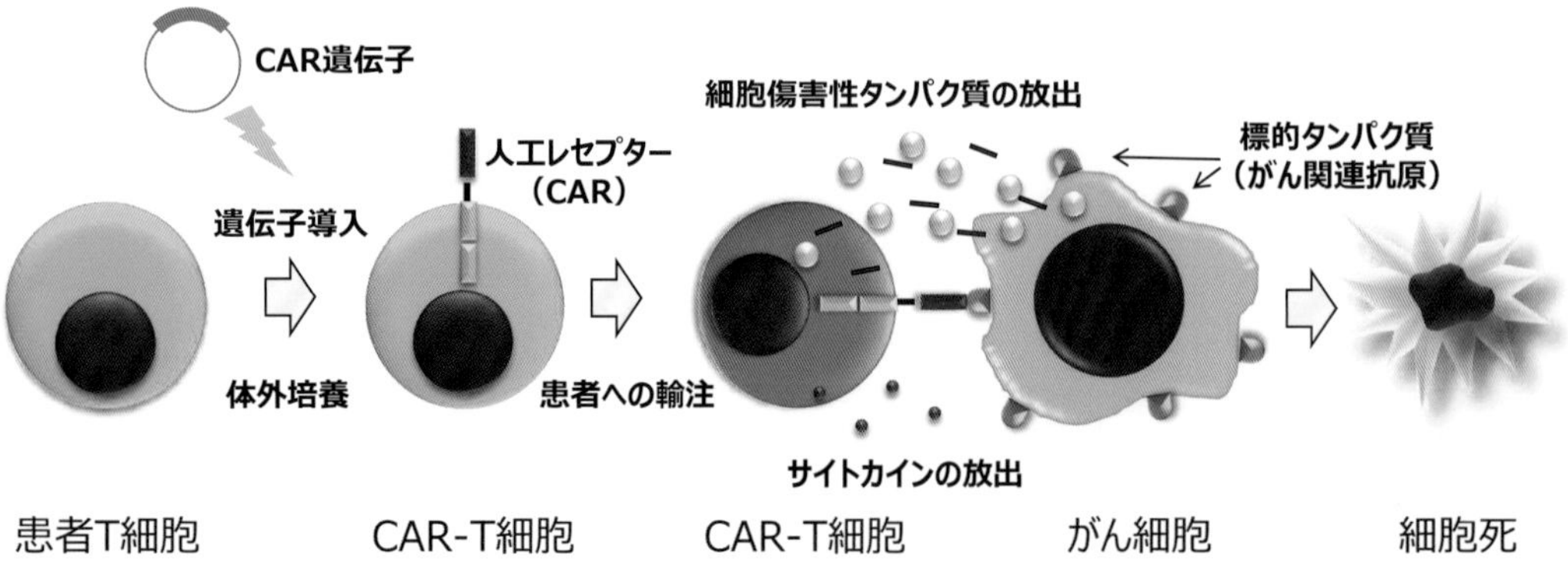

図1　CAR-T細胞療法

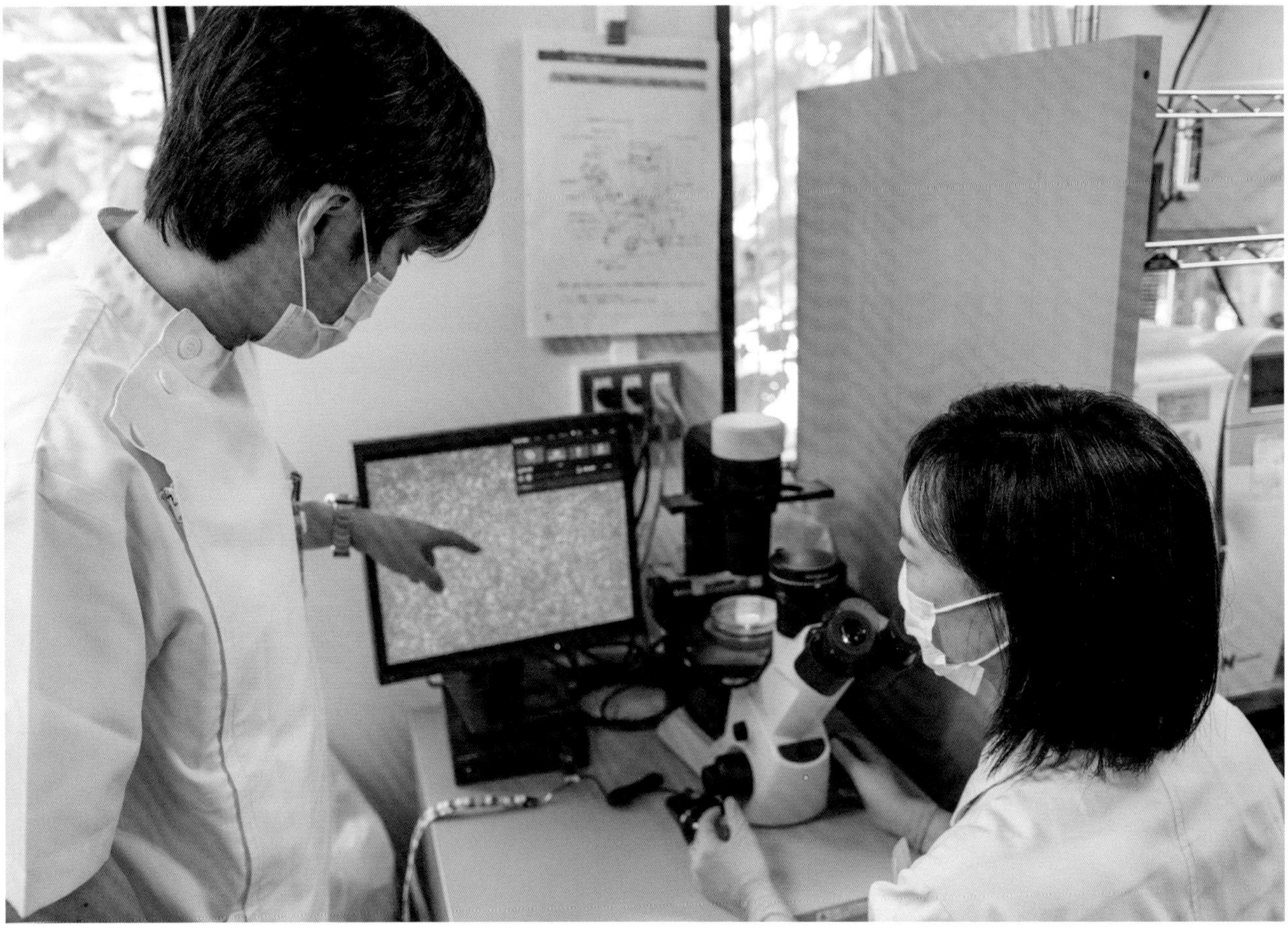

写真　CAR-T細胞の研究開発

骨髄性白血病

急性リンパ性白血病・悪性リンパ腫を対象とするCD19 CAR-T細胞が薬として認められた一方で、骨髄性白血病《こつずいせいはっけつびょう》を対象とするCAR-T細胞はまだ研究開発段階にあります。これまで、世界で10種類以上のCAR-T細胞が臨床試験でテストされてきましたが、今のところ有望なものは見つかっていません。

当院の小児科では、世界で初めてCD116タンパク質を標的とするCAR-T細胞（GMR CAR-T細胞）を開発しました。日本医療研究開発機構の支援のもと、2021年3月22日から国内初となる骨髄性白血病（急性骨髄性白血病・若年性骨髄単球性白血病《じゃくねんせいこつずいたんきゅうせいはっけつびょう》）を対象とした治験（薬としての承認を目指した臨床試験）を開始しています（図2）。

固形がん

現在世界では、血液がん（白血病・リンパ腫など）以外の固形がんに対しても、数多くのCAR-T細胞の臨床試験が行われており、当院でも、小児がん、希少がん、難治性がんを対象とする複数のCAR-T細胞の開発に取り組んでいます（写真）。今後、開発の進捗に合わせて、順次治験の準備を進めて行く予定です。現時点では、骨《こつ》・軟部肉腫《なんぶにくしゅ》を対象とする治験の準備が進んでいます。

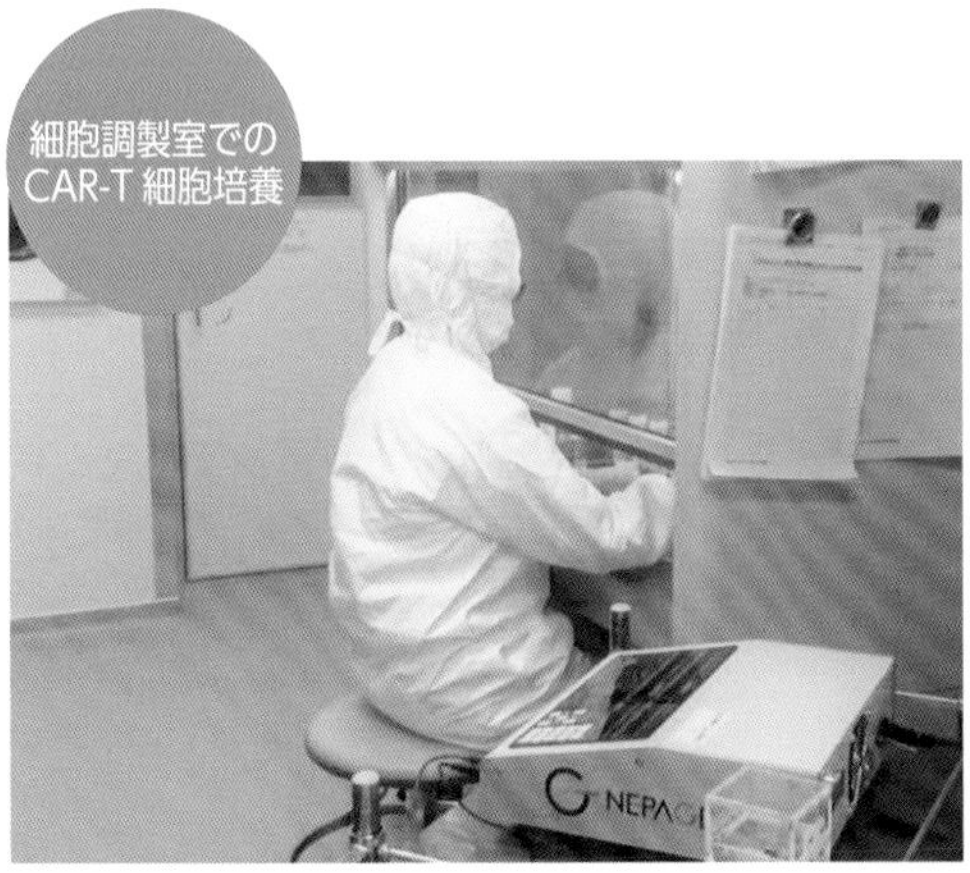

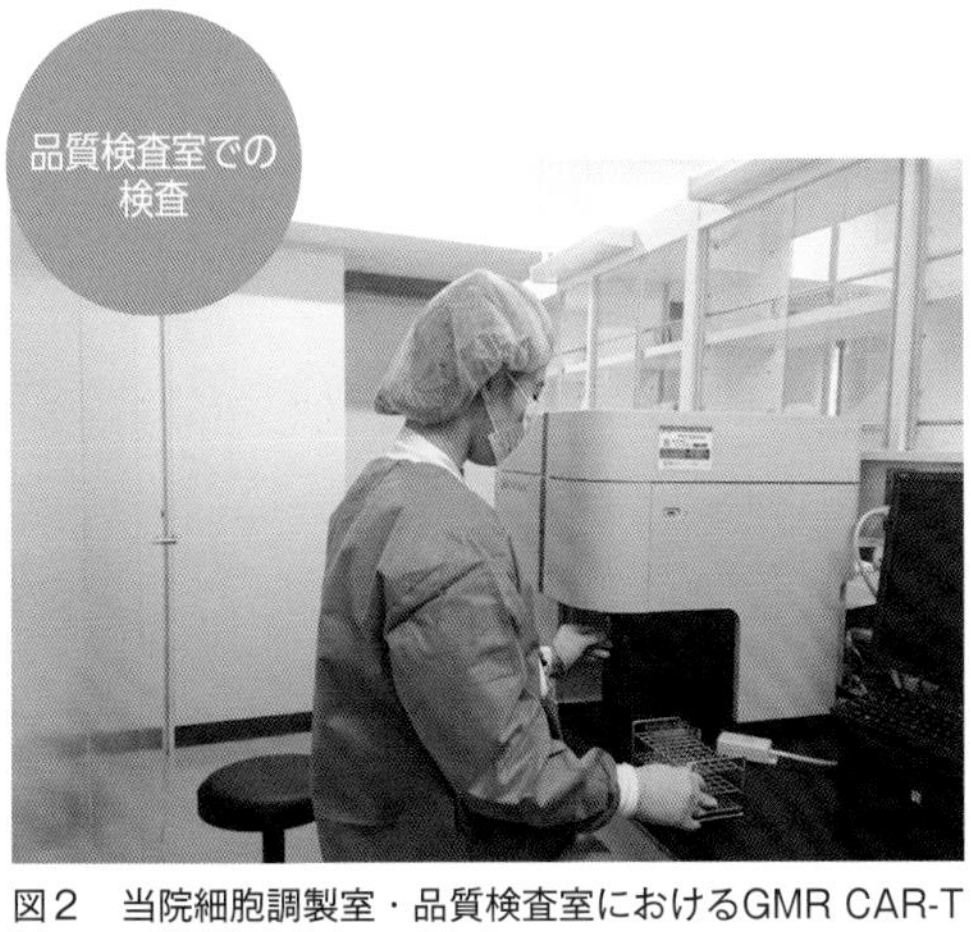

図２　当院細胞調製室・品質検査室におけるGMR CAR-T細胞の製造と検査

究極の個別化医療、がんゲノム医療

患者さん一人ひとりに最適な治療を提供するために
—— がん遺伝子パネル検査による医療の最前線

遺伝子医療研究センター
センター長
古庄 知己
(こしょう ともき)

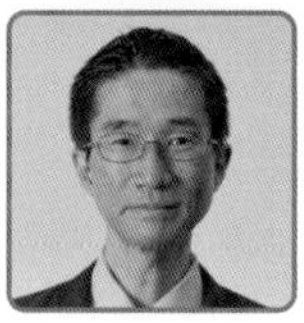

信州がんセンター
センター長
小泉 知展
(こいずみ とものぶ)

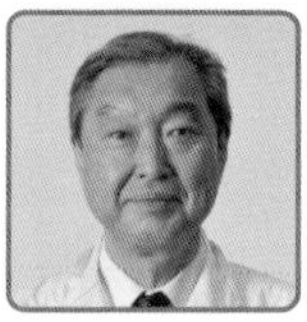

信州がんセンター
病棟医長
神田 慎太郎
(かんだ しんたろう)

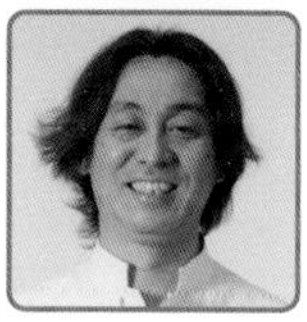

「がんゲノム医療拠点病院」としての役割

当院は、2006年に「都道府県がん診療連携拠点病院」に指定され、長野県におけるがん診療の拠点・最後の砦として、地域の病院と協力し、長野県のがん診療を牽引してきました。

現在、国では、「がん患者を含めた国民が、がんを知り、がんの克服を目指す」ことと、「科学的根拠に基づくがん予防・がん検診の充実」、「患者本位のがん医療の実現」、「尊厳を持って安心して暮らせる社会の構築」を、目標として掲げています(「第3期がん対策推進基本計画」)。

この計画の柱の1つが、個人のゲノム情報*(遺伝子情報)に基づいて患者さん一人ひとりのタイプに合わせた医療を行う(個別化医療)「がんゲノム医療」の実現です。

当院は、2017年に「がんゲノム医療連携病院」に選定され、「がんゲノム医療中核拠点病院」である岡山大学病院の支援のもと、がん遺伝子パネル検査(自由診療、先進医療)を導入し、がんゲノム医療に取り組み始めました。2019年9月には甲信地区で唯一の「がんゲノム医療拠点病院」に選定され、健康保険の適用となったがん遺伝子パネル検査を開始しました。

現在、県内5つの「がんゲノム医療連携病院」と協力して、長野県におけるがんゲノム医療を推進しています。

「がん遺伝子パネル検査」「がんゲノム外来」とは?

現在、国内では2つのがん遺伝子パネル検査が健康保険の適用となっています。対象は、標準的な治療法が確立されていない希少がんや原発不明がんの患者さん、標準治療が終了になった、あるいは終了が見込まれる固形がんの患者さんです。

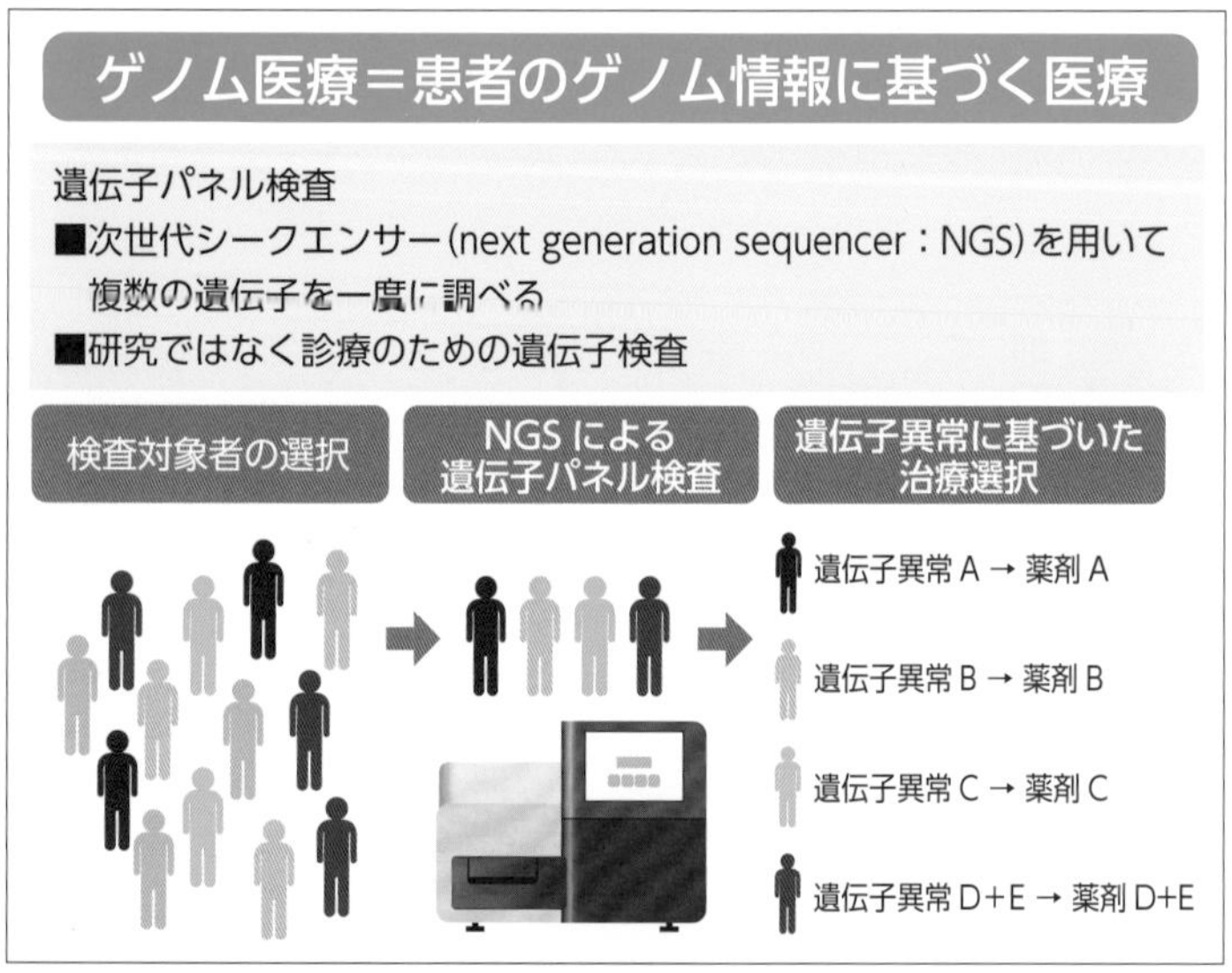

ゲノム医療＝患者のゲノム情報に基づく医療
遺伝子パネル検査
■次世代シークエンサー(next generation sequencer：NGS)を用いて複数の遺伝子を一度に調べる
■研究ではなく診療のための遺伝子検査
検査対象者の選択
NGSによる遺伝子パネル検査
遺伝子異常に基づいた治療選択
遺伝子異常A → 薬剤A
遺伝子異常B → 薬剤B
遺伝子異常C → 薬剤C
遺伝子異常D+E → 薬剤D+E

図1　ゲノム医療

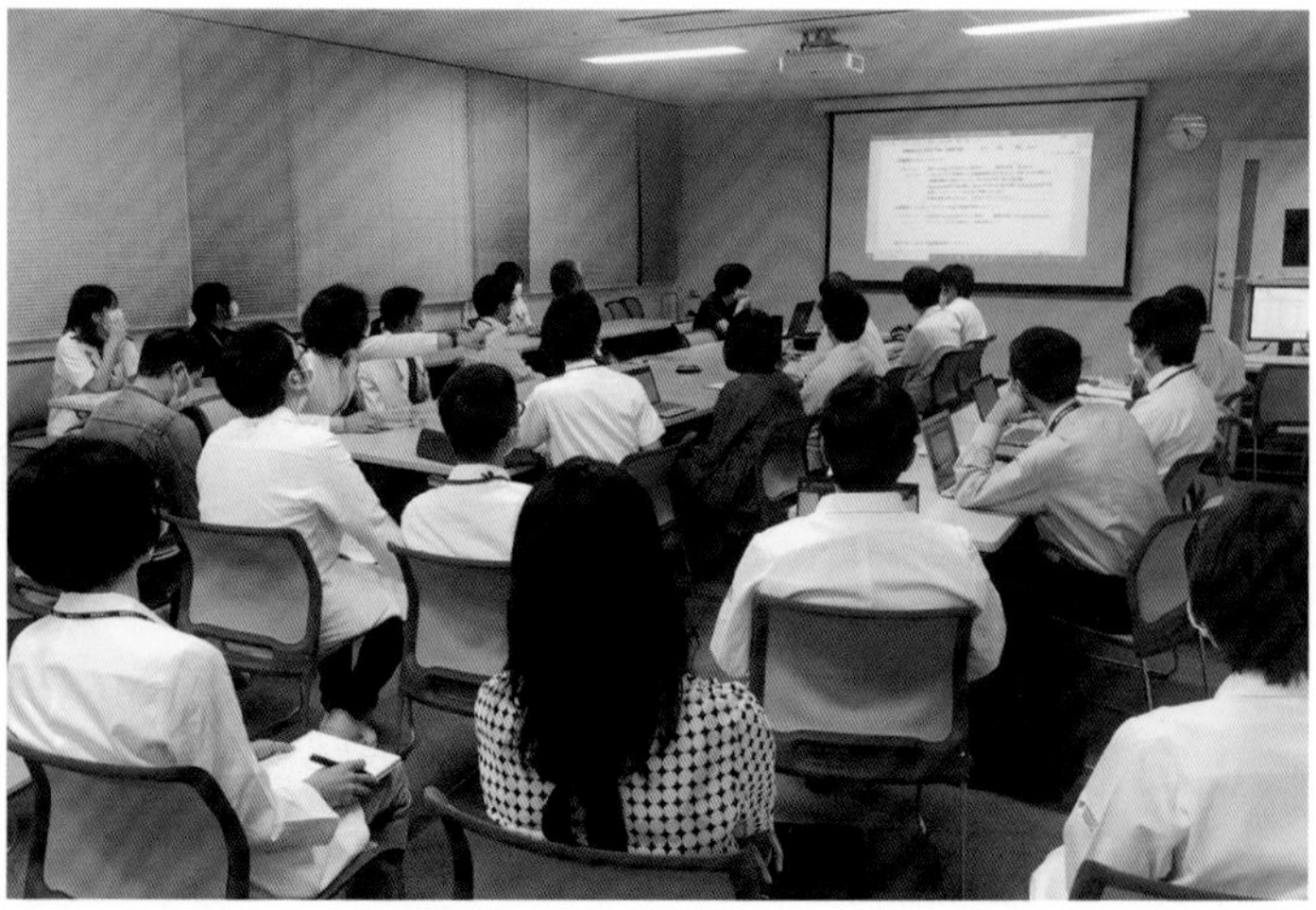
写真　エキスパート・パネルの様子

＊ゲノム／DNAの文字列に表された遺伝情報のこと

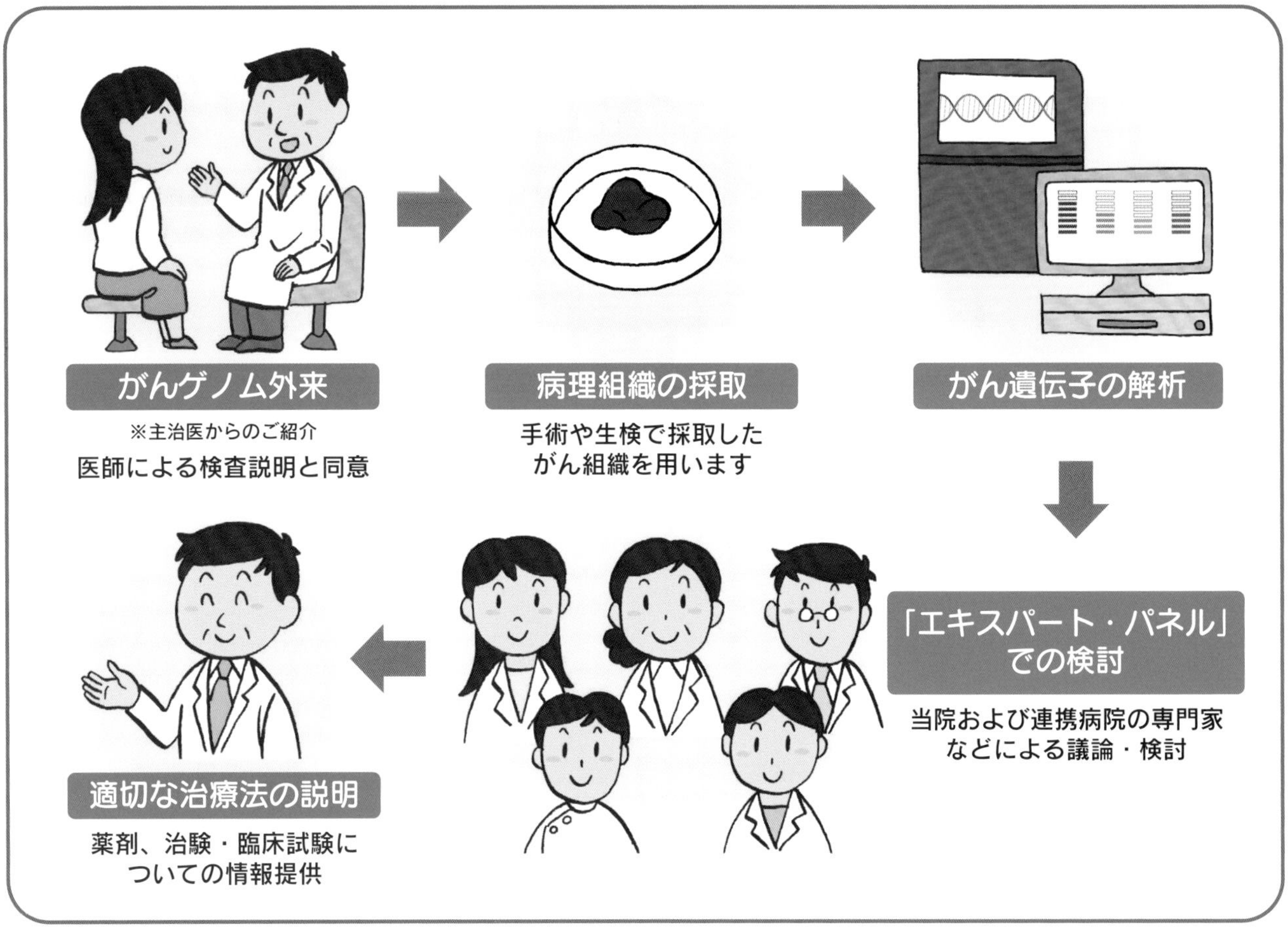
がんゲノム外来
※主治医からのご紹介
医師による検査説明と同意
病理組織の採取
手術や生検で採取した
がん組織を用います
がん遺伝子の解析
「エキスパート・パネル」
での検討
当院および連携病院の専門家
などによる議論・検討
適切な治療法の説明
薬剤、治験・臨床試験に
ついての情報提供

図2　当院のがん遺伝子パネル検査の流れ

腫瘍《しゅよう》組織からDNAを抽出し、発がんにかかわると考えられる数百の遺伝子を次世代シークエンサーという最新の機器で解析します。

発がんにかかわる遺伝子の変化が検出されたら、候補となる治療薬がないか（健康保険の適用となっている薬剤の提案、臨床試験・治験に関する情報提供など）を、「エキスパート・パネル」という会議で検討しています（図1、写真）。

「エキスパート・パネル」は、毎月2回開催され、当院のさまざまな部門・職種の専門家（信州がんセンター、遺伝子医療研究センター、各診療科の腫瘍専門医、臨床検査技師、薬剤師、看護師、病理学研究者など）や、がんゲノム医療連携病院の専門家が活発に議論しています。

また、信州がんセンター、遺伝子医療研究センターの医師と認定遺伝カウンセラーが共同で、専門外来「がんゲノム外来」を運営しています。患者さんの体調や気持ちに配慮した丁寧な検査前後の説明を行い、候補となる治療薬を見つけ、主治医と相談のうえ、その有効性と実現性（患者さんの体調、臨床試験・治験の実施状況）をふまえて、治療につなげます（図2）。

現状では、治療薬を見つけて治療できる患者さんは1割未満であり、今後さらなる検査・治療体制の充実が期待されています。

患者さんの中には、遺伝性乳がん卵巣がん症候群など、遺伝性腫瘍症候群を持っていることが分かる場合があります。この場合、遺伝子医療研究センターでの遺伝カウンセリングを通じて、患者さん本人だけでなく家族に対しても最適な医療の提供を目指していきます。

「バイオバンク信州」の設立

医学・薬学研究を推進するためには、多くの患者さんから採取した組織、血液などの検体や、診療に関する情報を大切に保管し、さまざまな研究者が活用できる体制（バイオバンク）を構築することが必要です。

長野県では、2019年9月に当院が「がんゲノム医療拠点病院」に選定されたのをきっかけに、バイオバンクの設立に向けた準備が本格化し、2020年8月から「バイオバンク信州」として運用を開始しました。近い将来、ここから病気の解明や新たな治療薬の開発につながる研究成果が生まれることが期待されます。

「痛くない、息苦しくならない」肺がんの手術を目指して

体のダメージを最小限に、病巣を完全に切除

呼吸器外科
科長
清水 公裕
(しみず きみひろ)

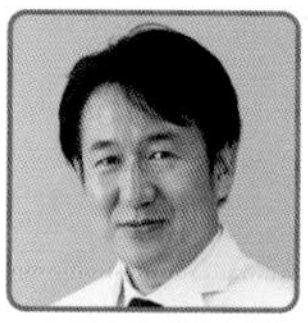

真の低侵襲性手術とは？

肺がんの低侵襲《ていしんしゅう》(体に負担の少ない)手術とは、カメラを使って小さな傷(もしくは穴)で行う手術を意味します。この手術は胸壁《きょうへき》(肺を包んでいる胸の壁)へのダメージを減らしますが、実際の肺の切除範囲は従来から行われている開胸手術(筋肉と肋骨《ろっこつ》を切り離して胸を大きく開ける手術)の場合と変わりません。

私たちが考える真の低侵襲手術とは、胸腔鏡《きょうくうきょう》やロボットを使用して胸壁へのダメージを最小限にし、さらに切除範囲をなるべく少なくすることで肺の機能(呼吸機能)を保てるようにする(低下させない)手術を指します。

肺は、右は3つ、左は2つの肺葉というブロックに分かれます。また、目にはみえませんが、さらに18の区分に分けることができます。肺がんの手術では、これまで肺葉の単位で切除する肺葉切除術が一般的な手術(標準手術)でした。

しかし、最近、早期の肺がんならば、18に区分される肺の区域単位で切除することでがんを完治させ、肺機能も保てることが分かってきました。私たちが行う「胸腔鏡またはロボット支援下に行う区域切除」は、痛みも少なく、腫瘍《しゅよう》を根治《こんち》(完全に治すこと)しながらも肺の機能を温存する「痛くない、息苦しくならない」真の低侵襲手術だといえます(図1)。当院は、肺がん手術において多くの区域切除を行っており、高い技術を持っています。今は、肺がんも「痛くない、息苦しくならない」手術で治る時代です。

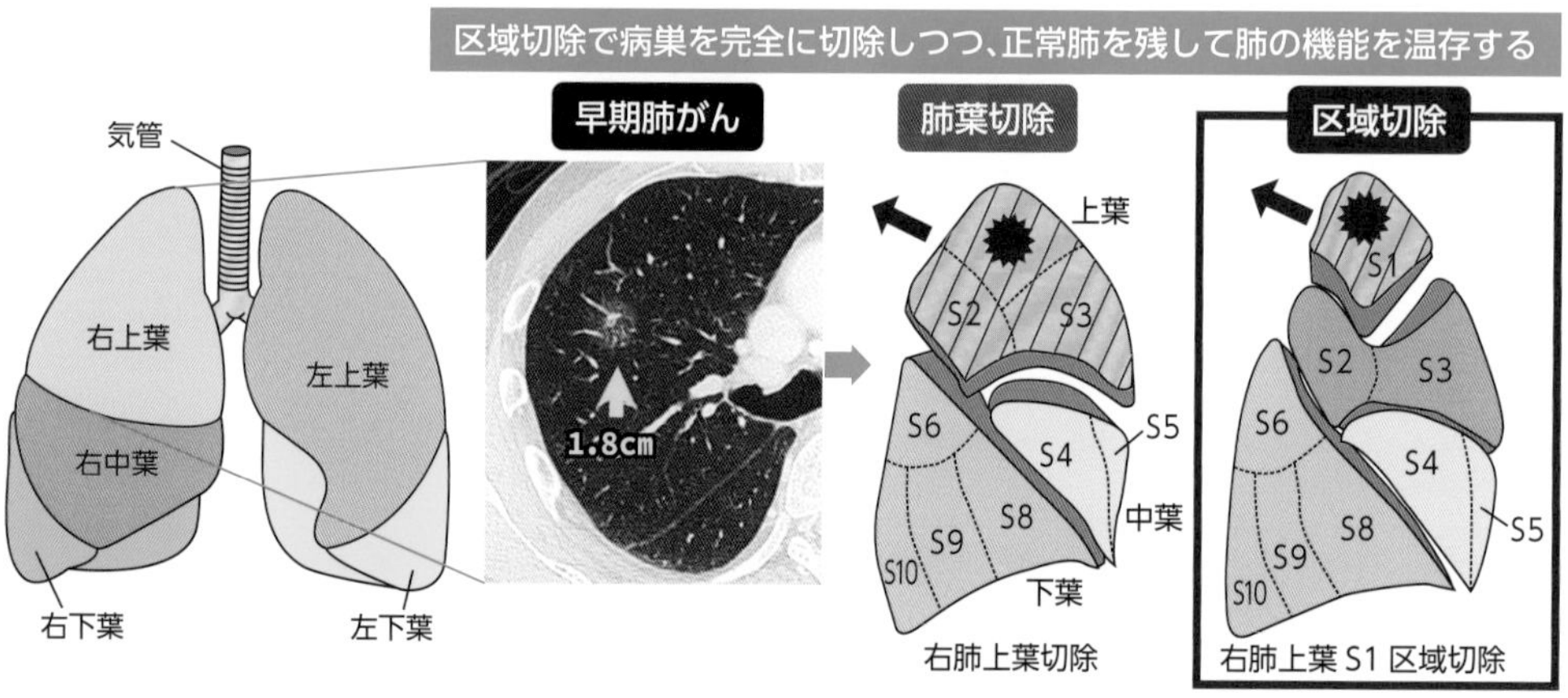

図1　肺がんの区域切除(イメージ図)

肺を大きく取る時代ではない！

日本は、CT装置*を多く持つ国です。つまり、早期肺がんが見つかりやすい環境にあり、特に、長野県はCT検診を積極的に行っている地域です。また、肺がんは高齢者に多く、手術を受ける患者さんの約半数が70歳以上です。

このような状況において、早期の肺がんには、なるべく肺を取る量を減らして肺の機能を保とうという試みが行われるようになりました。その集大成として、早期肺がんへの一般的な手術(標準手術)である肺葉切除に対して、区域切除の効果を比べる試験が実施されました。最終結果は２０２１年の夏までに発表されますが、この試験結果により、早期肺がんの標準術式が肺葉切除から区域切除になるのではと予測されています。

さらに、現在患者さんが増加している転移性肺腫瘍(ほかのがんからの肺転移)の治療法もやはり手術ですが、こ

＊ CT 装置／Ｘ線を利用し、体内の状態を断面像として描写する装置

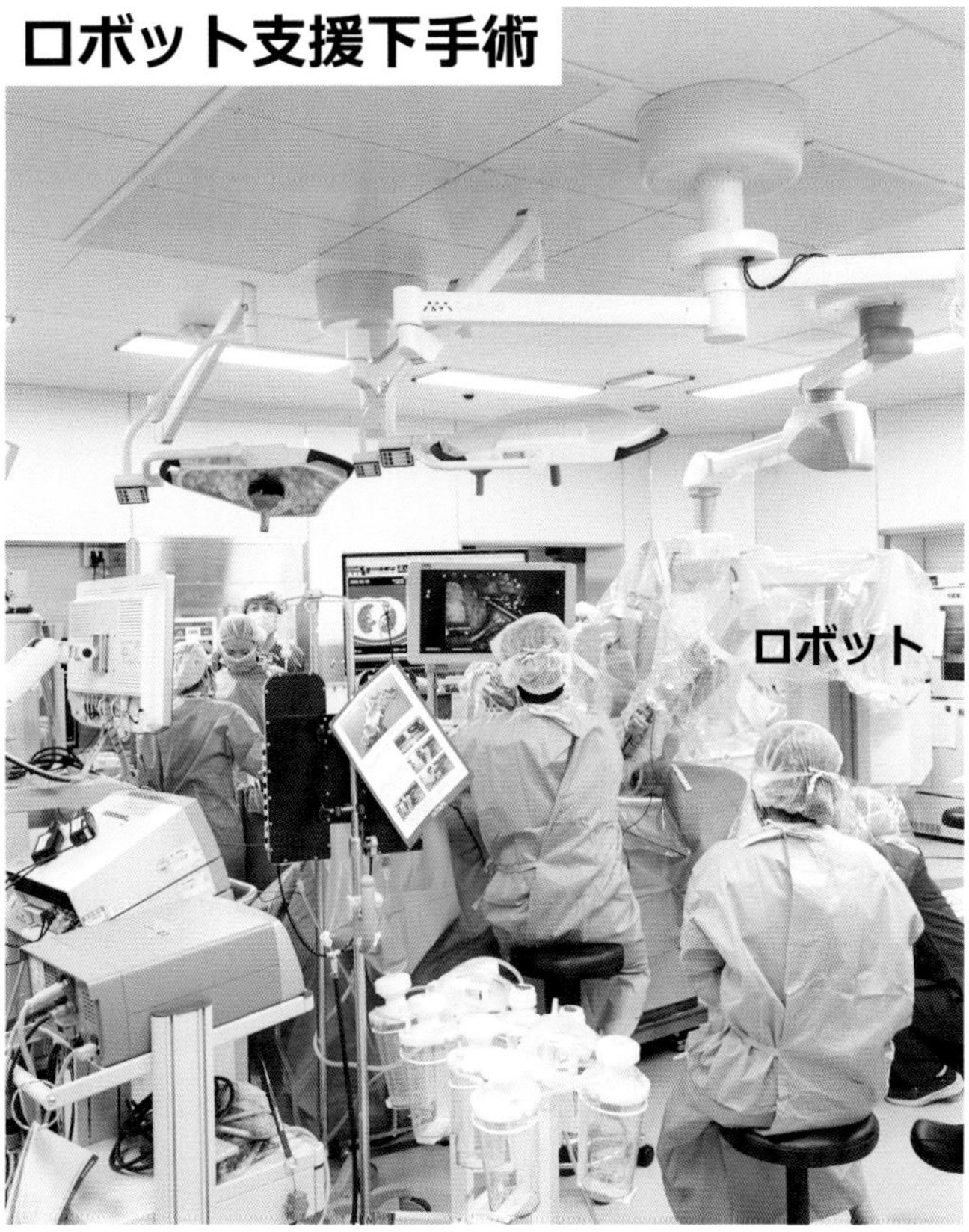

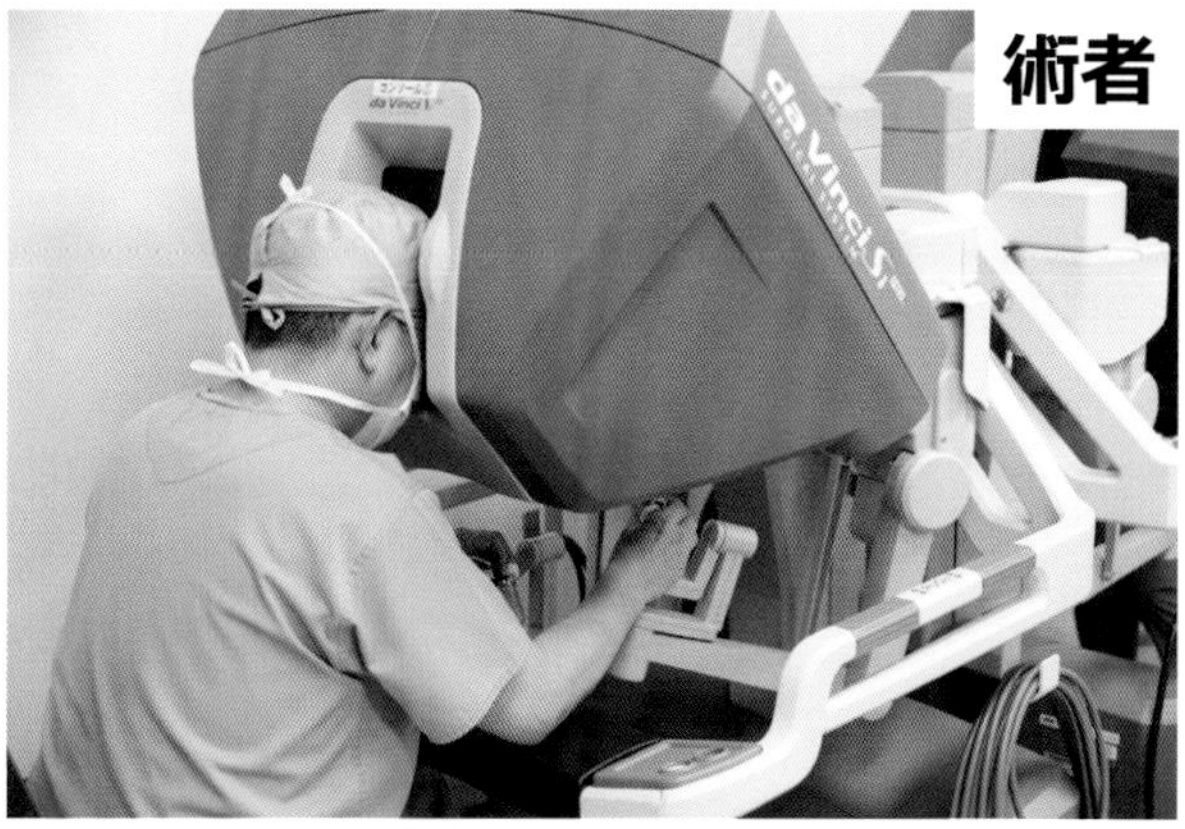

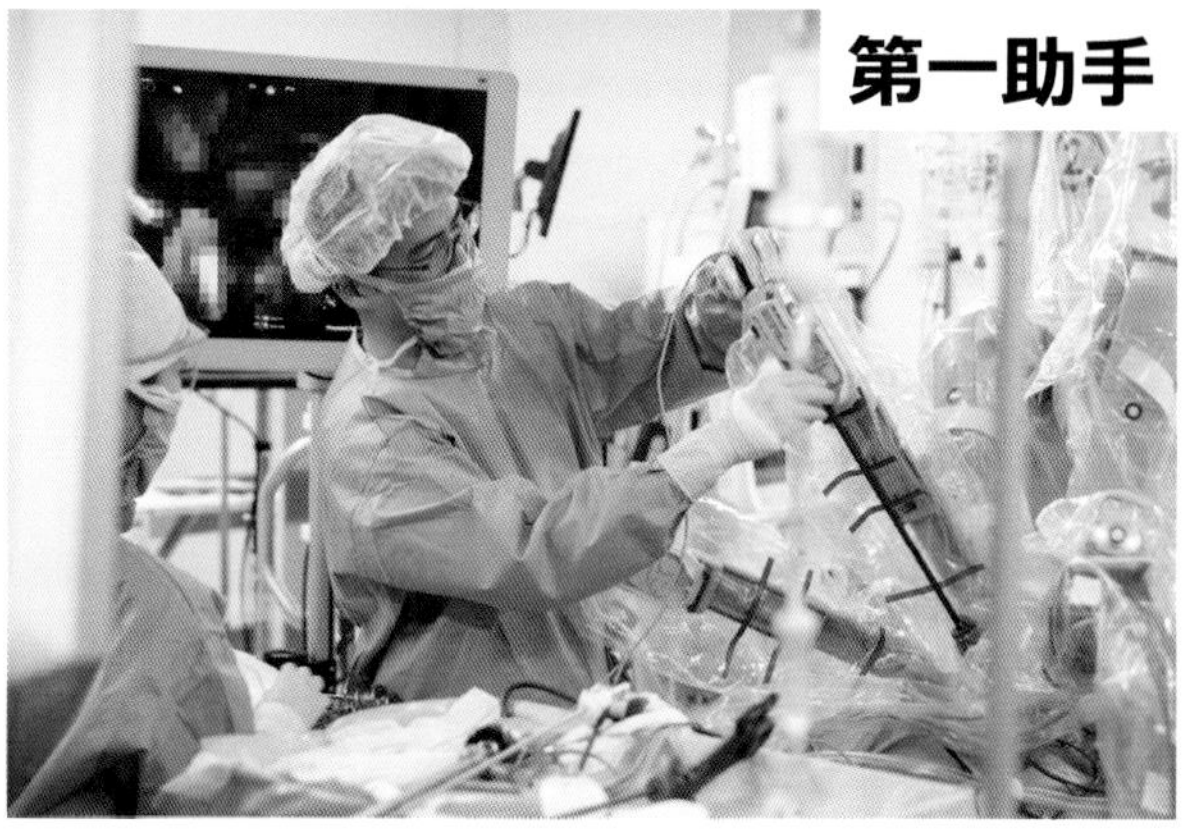

写真　ロボット支援下区域切除

こでも区域切除が威力を発揮します。逆に言えば、この区域切除ができなければ、いくら早期の肺がんでも、また、小さな転移性肺腫瘍（肺の奥に発生した場合）でも、肺葉切除を選択しなければならないので、体に大きな負担が強いられます。

今は、むやみに肺を大きく取る時代ではありません。早期肺がんや転移性肺腫瘍などで手術が必要な場合は、術式について主治医に相談し、状況によってはセカンドオピニオンを利用することをお勧めします。

最新の画像解析技術

現状における区域切除の日本や世界での普及率は1割程度です。あまり普及していない理由は、肺葉切除に比べ、複雑な血管や気管支の位置を把握して、それらを傷つけずに処理する高度な技術が必要だからです。特に患者さんごとに異なる肺の中の血管や、気管支の形状を把握するのは至難の業ですが、最近では3D（3次元）CTによって、その難点を克服できるようになりました。

当院は最新の3D解析ができるソフトを持ち、それを利用した手術シミュレーションと術中ナビゲーションを行っています（図2）。また、長年研究を続けてきた、肺区域切除のための解剖データおよび肺静脈モデルを用い[1)2)]て、安全で安心な区域切除ができるよう努めています。さらに、2020年4月より肺がんに対するロボット支援下区域切除が保険適用になりましたので、当院では積極的に行っています（写真）。

実際の手術風景　　実際の3DCT画像

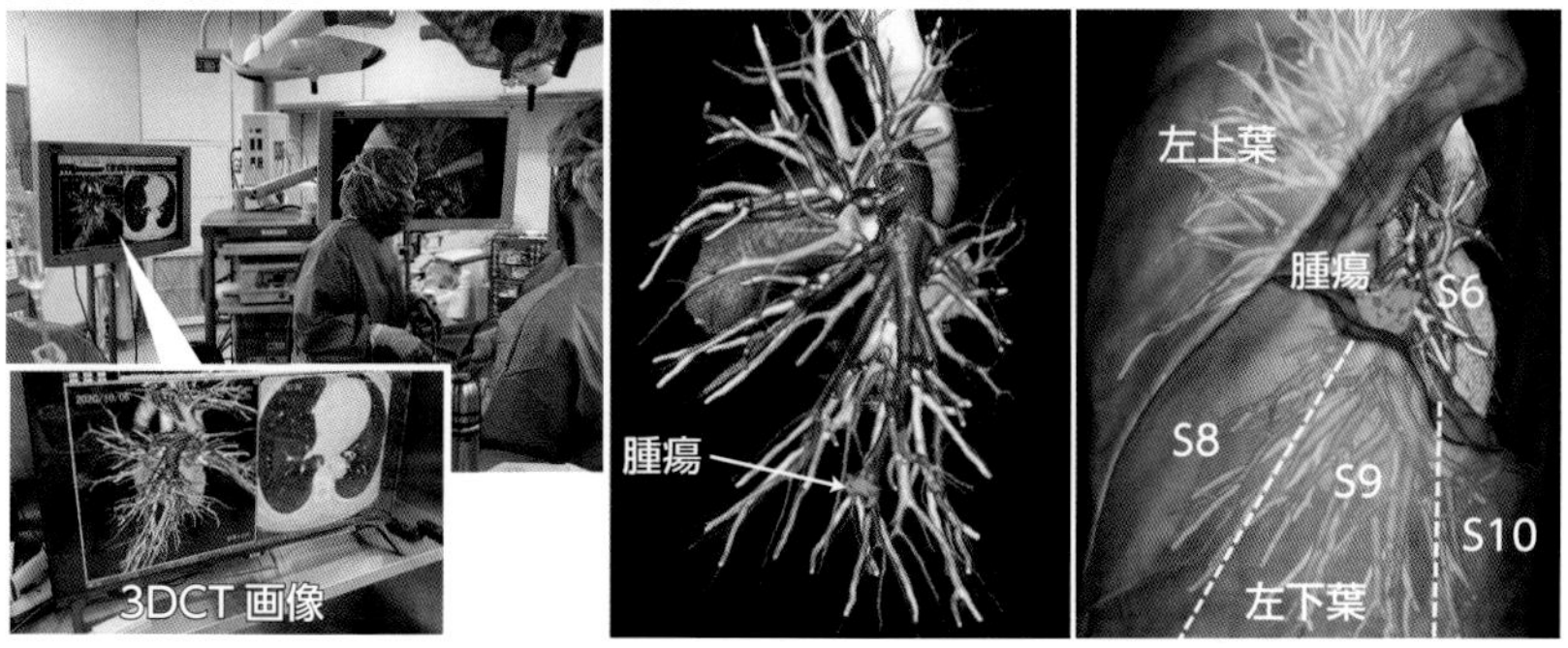

手術室の2か所以上にモニターを設置し3DCT画像を確認しながら手術を行う

赤：肺動脈、水色：肺静脈、薄茶色：気管・気管支

図2　最新の手術シミュレーション･術中ナビゲーション技術

【参考文献】
1）Shimizu K, Nagashima T, Ohtaki Y, Obayashi K, Nakazawa S, Kamiyoshihara M, Igai H, Takeyoshi I, Mogi A, Kuwano H. Analysis of the variation pattern in right upper pulmonary veins and establishment of simplified vein models for anatomical segmentectomy. Gen Thorac Cardiovasc Surg. 2016; 65: 343-9.
2）Shimizu K, Nakazawa S, Nagashima T, Kuwano H, Mogi A. 3D-CT anatomy for VATS segmentectomy. J Vis Surg. 2017 1; 3:88.

脳神経外科の次世代手術室

画像情報とインターネット技術を融合したスマート治療室での脳腫瘍手術

脳神経外科
講師
荻原 利浩
(おぎわら としひろ)

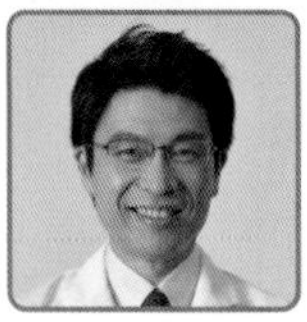

脳神経外科
科長
堀内 哲吉
(ほりうち てつよし)

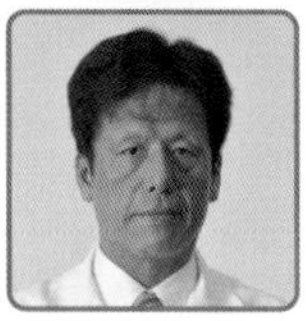

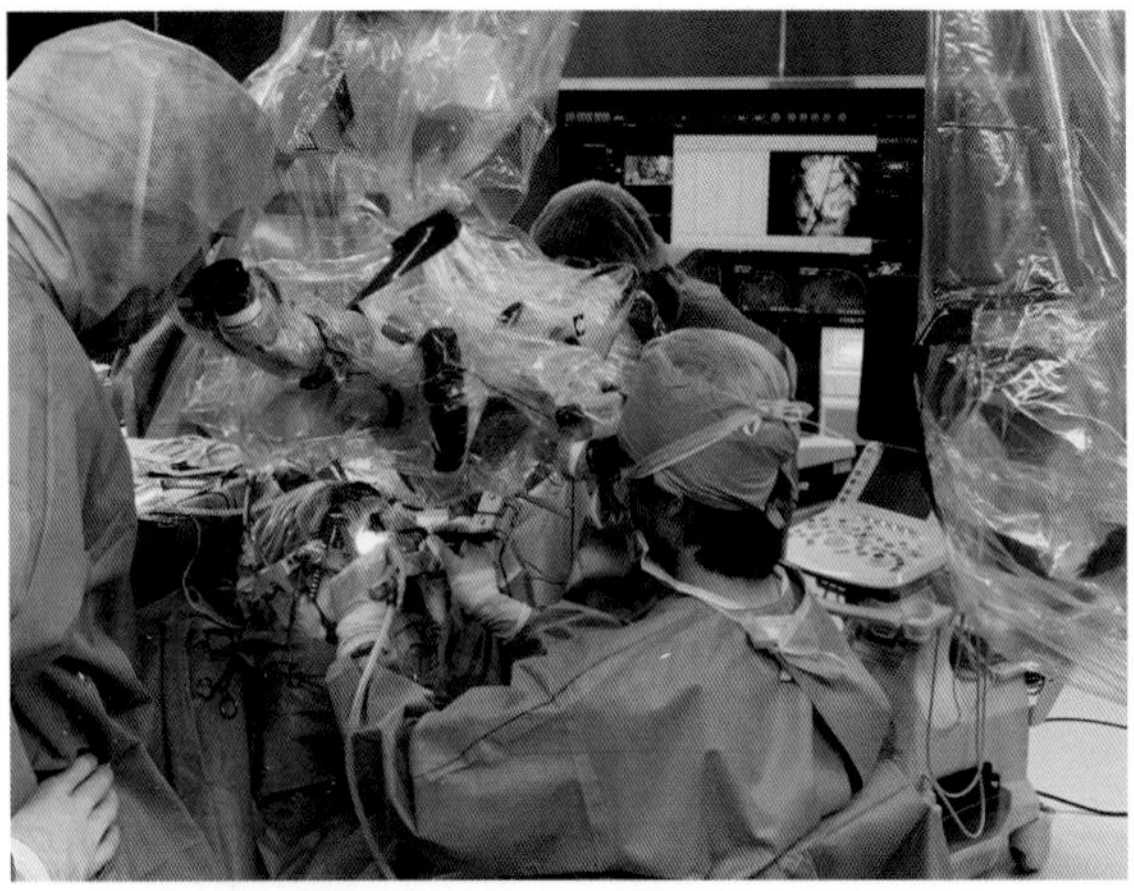

写真１　実際の脳腫瘍手術風景。手術顕微鏡や神経内視鏡など、特殊な手術機器を用いて手術を行います

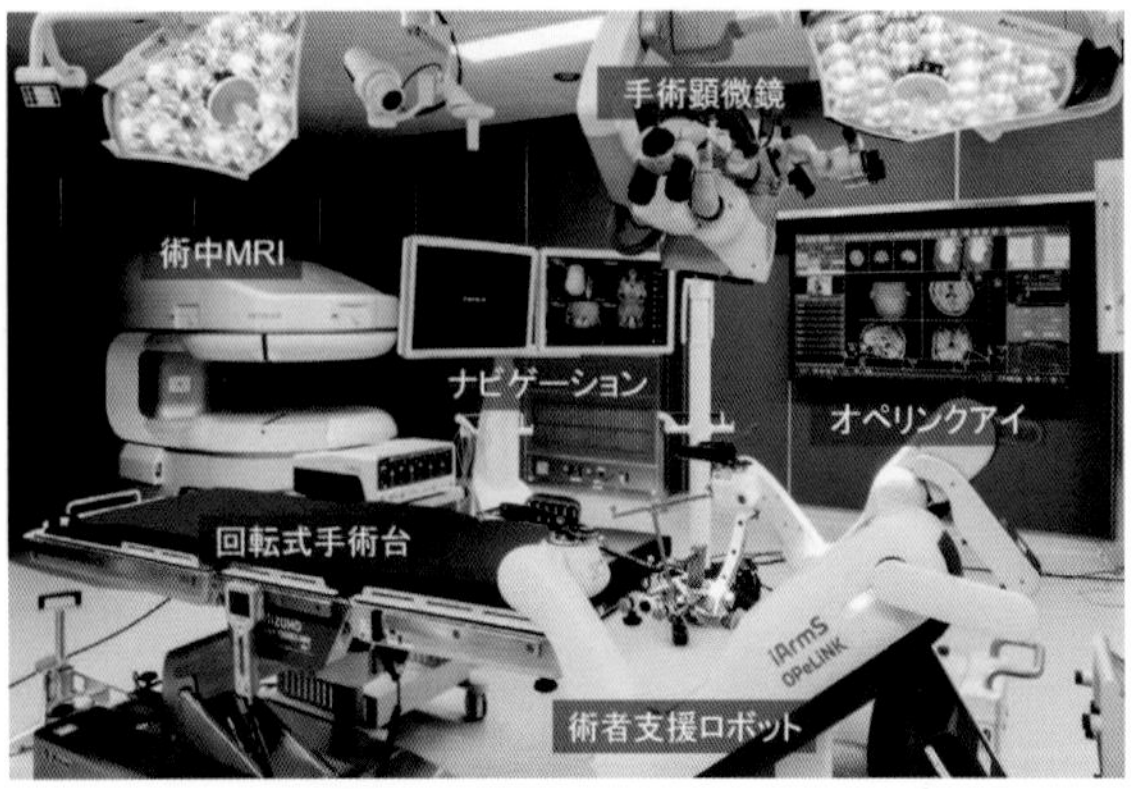

写真２　スマート治療室の様子

最新の脳腫瘍治療

脳腫瘍《のうしゅよう》には良性と悪性があり、ただちに生命にかかわる腫瘍ばかりではありません。しかし放置すると脳を傷めてさまざまな障害をきたす可能性があるため、専門病院で適切な治療を受ける必要があります。

脳腫瘍の治療は主に手術による腫瘍摘出ですが、それ以外にも放射線治療や化学療法などがあり、脳腫瘍の種類や状態によってそれらを組み合わせることで、患者さん一人ひとりに合った適切な治療法を選択します。脳は体の中でも重要かつ繊細な臓器ですので、脳腫瘍の手術には高度な技術が要求されます(写真1)。

当院では、最新の医療機器や高度な医療技術を駆使して、患者さんにより安全で確実な手術を提供できるように取り組んでいます。

インターネット技術を駆使したスマート治療室

当院の南病棟に、モノのインターネットと呼ばれるＩｏＴ技術を生かしたスマート治療室が設置され、２０１８年６月から稼働しています。スマート治療室とは、手術中の様子や情報を医師とスタッフ間でリアルタイムに共有することにより、手術の質と安全性の向上を目指した、世界でも先進的な手術室です。

スマート治療室の中は、多くの手術機器が備えつけられており(写真2)、これらの医療機器で得た情報を情報融合プラットフォーム「OPeLiNK(オペリンク)」でネットワーク接続して統合することで、治療の進行や患者さんの状態を総合的に把握することが可能になりました(図1)。この最新のスマート治療室は、主に脳腫瘍手術の際に活用されます。

長野県内初の術中磁気共鳴画像診断装置(ＭＲＩ)の導入

スマート治療室には、手術中にＭＲＩの撮影ができる「術中ＭＲＩ装置」も設置されています。

正常な脳の組織と腫瘍との境界がはっきりしない脳腫瘍では、手術の際に正常な部分まで傷つけてしまうと、運動麻痺《まひ》や言語障害などの後遺症が残る可能性があります。しかし、逆に手術の安全性を優先しすぎると、腫瘍摘出が不十分となり、再発の可能性が高まります。

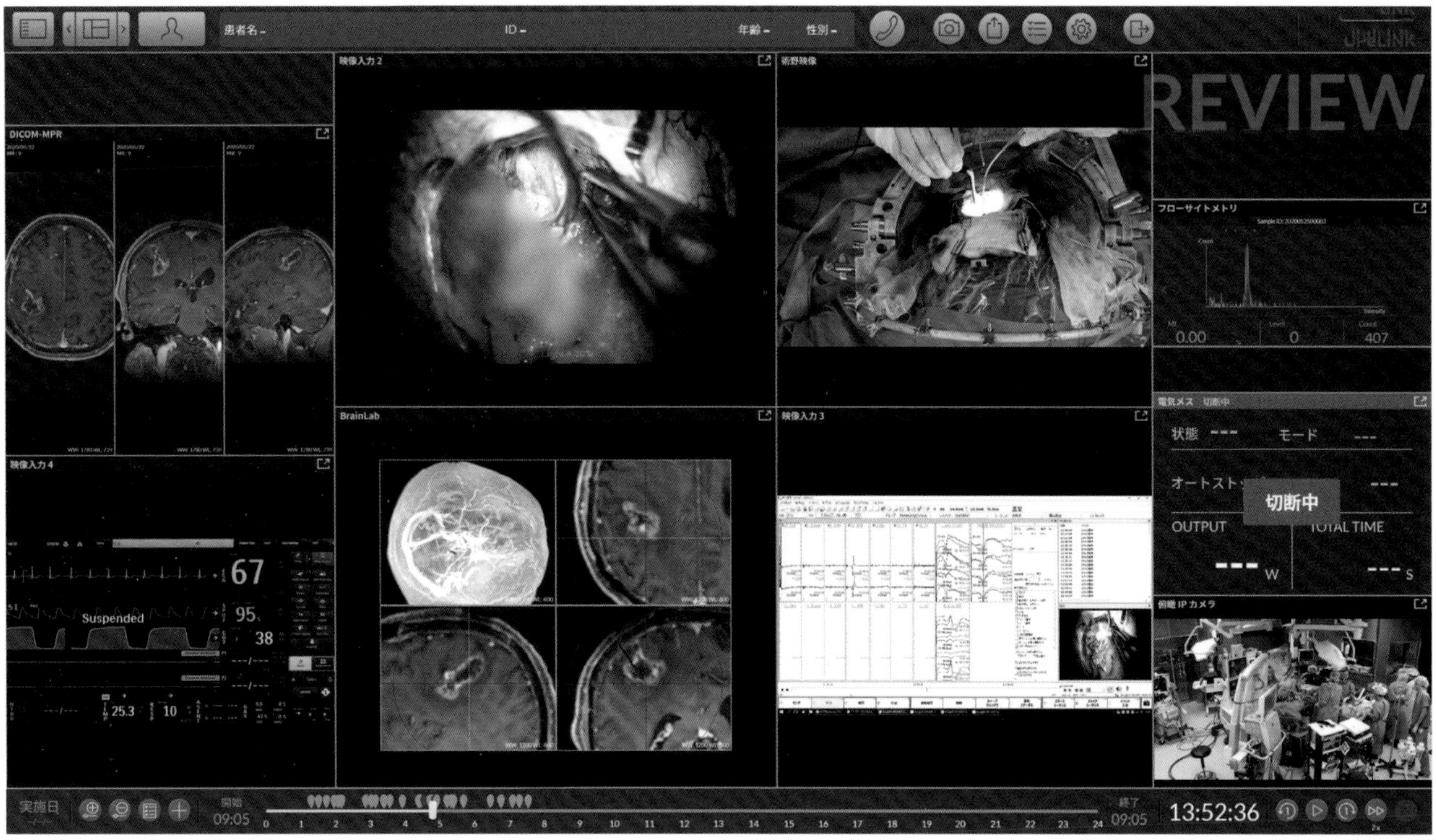

写真３　オペリンクアイと呼ばれる４K大型モニターに、すべての手術情報が統合され表示されます

このような手術では、脳の機能を残すことを保ちながら、病変部分を最大限に摘出することが重要になります。

従来の手術では、手術中の摘出範囲の見極めは、医師の経験に頼る部分が大きかったのですが、手術中にMRIを撮影できれば、リアルタイムに摘出状況が確認できるため、脳腫瘍の摘出率や生存率の向上が期待できます。

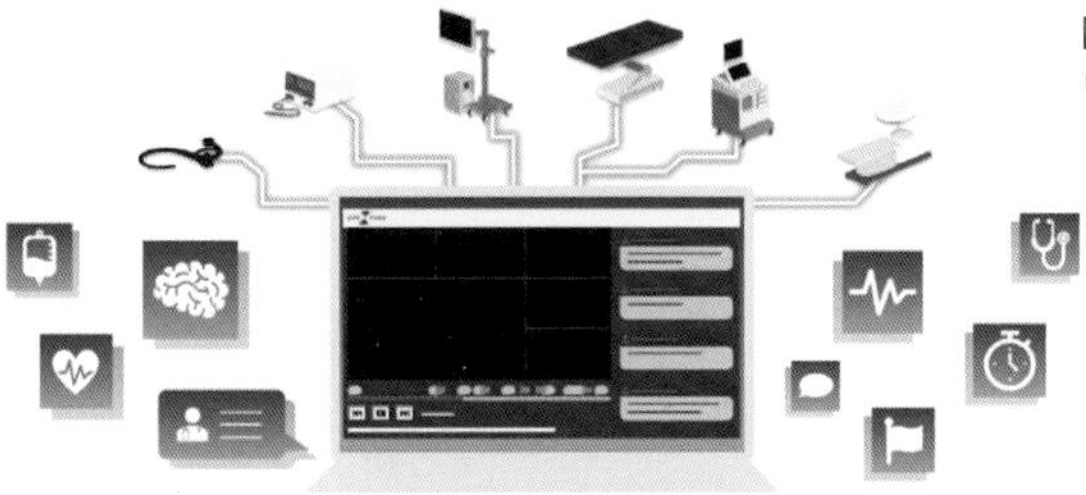
図１　オペリンクによって実現する手術室の概念図
（出典：株式会社OPExPARK）

情報融合プラットフォーム「OPeLiNK(オペリンク)」と戦略デスク

従来の手術室では、それぞれの医療機器が単独で稼働している状態で、他の機器との情報の共有と統合ができていませんでしたが、オペリンクにより、手術の進行状況と患者さんの状態を1つの画面で分かりやすく表示し、治療の現状を一目で総合的に把握できるようになりました(写真3)。

こうした情報を統合表示し、スマート治療室の医療スタッフと遠隔コミュニケーションする機能を備えたシステムが「戦略デスク」です。

スマート治療室とは別の場所に作られた戦略デスクで、術者とは別の医師が、治療室内と同じ情報を表示した画面をリアルタイムに参照しながら、治療にあたる医師やスタッフと手術戦略について検討します。

このスマート治療室と戦略デスクの関係は、よく航空システムにたとえられます。つまり、手術室の術者がパイロットで、戦略デスクが管制塔の役割を果たします。飛行の安全性を管制塔でコントロールしているのと同じように、手術の精度を戦略デスクで管理しているのです(図2)。

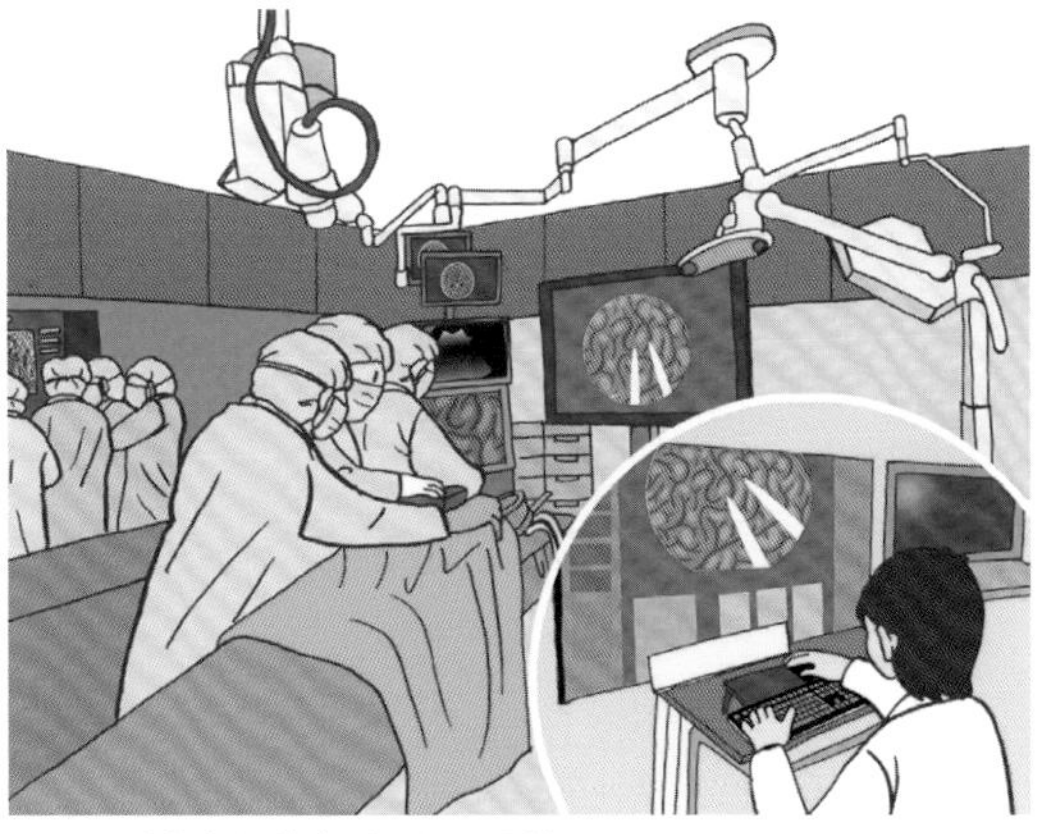
図２　手術室と戦略デスクの関係

超高齢社会で注目される疾患アミロイドーシス

―― 認知症、しびれ、心不全……その症状、アミロイドーシスかもしれません

脳神経内科
科長
関島 良樹
（せきじま よしき）

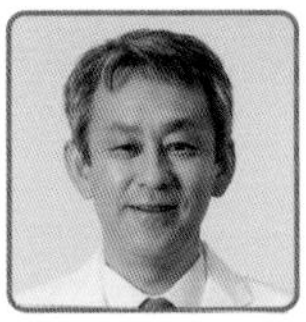

アミロイドーシスって、どんな病気？

アミロイドーシスは、「アミロイド」と呼ばれる異常なタンパク質（図1）が体の中に溜《た》まってしまうことにより、さまざまな症状を引き起こす病気です（図2）。アミロイドが頭に溜まるともの忘れ（認知症）、手首の関節に溜まると手のしびれ（手根管症候群《しゅこんかんしょうこうぐん》）、神経に溜まると足の先から始まるしびれ（末《まっ》梢神経障害《しょうしんけいしょうがい》）、心臓に溜まると動悸《どうき》（不整脈）、足のむくみや動いた際の息切れ（心不全）、腎臓《じんぞう》に溜まると足のむくみや尿の泡立ち（ネフローゼ症候群）などの症状を引き起こします。

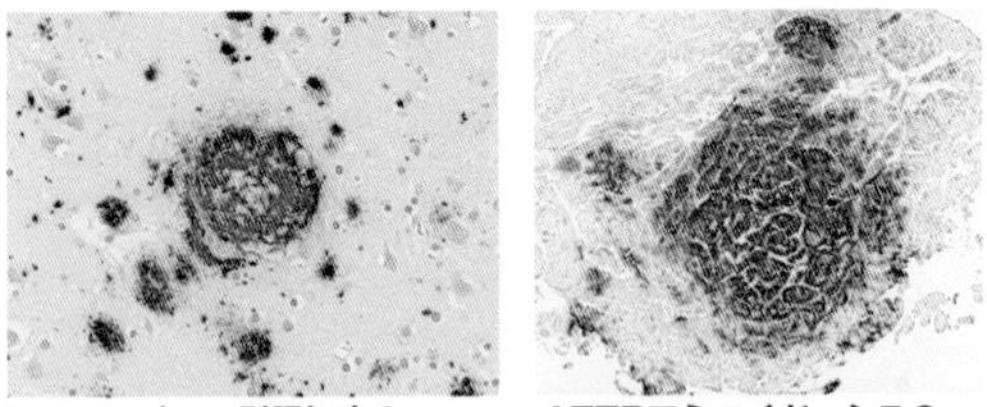

アルツハイマー型認知症の脳に溜まったアミロイド（茶色の部分）

ATTRアミロイドーシスの心臓に溜まったアミロイド（茶色の部分）

図1　アミロイドの顕微鏡写真

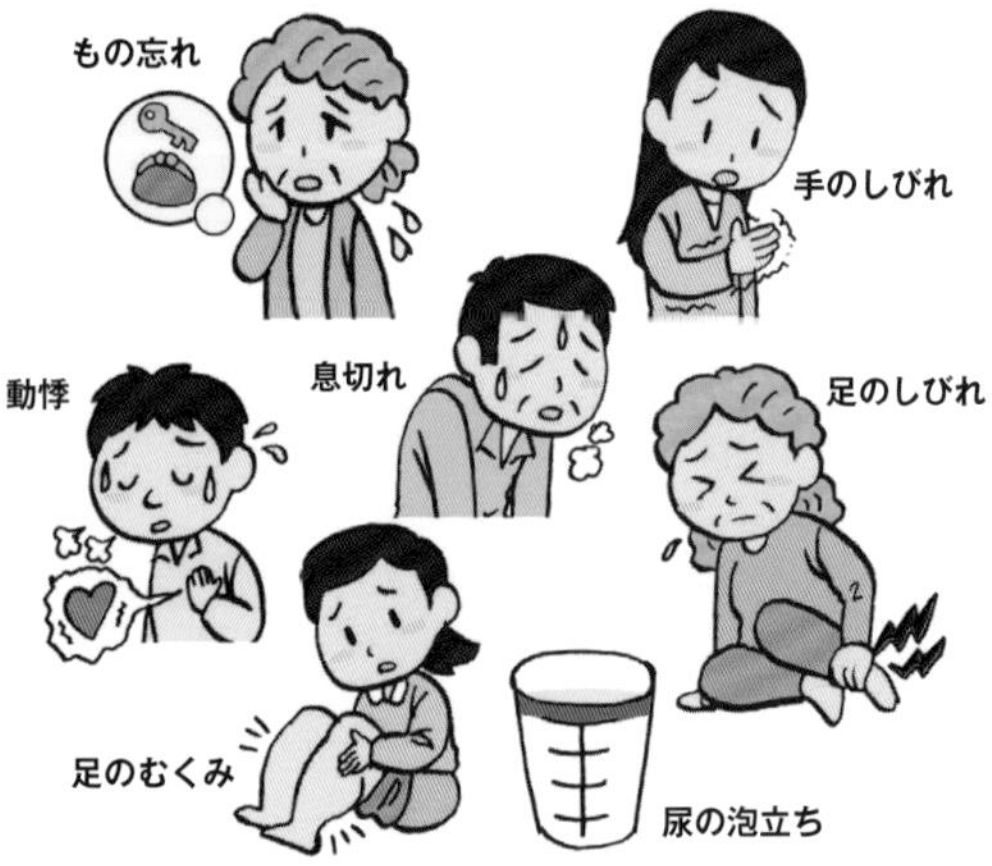
もの忘れ
手のしびれ
動悸
息切れ
足のしびれ
足のむくみ
尿の泡立ち

図2　アミロイドーシスの症状

アミロイドーシスの種類

「アミロイド」になる異常なタンパク質は1種類だけではありません。体の中にある何種類ものタンパク質がアミロイドの「もと」になることがあります。そしてアミロイドの「もと」になるタンパク質の種類ごとに、アミロイドーシスの種類が決まっています。ここではたくさんあるアミロイドーシスの中から代表的なものを紹介します（表）。

アミロイドベータというタンパク質が脳に溜まると、アルツハイマー型認知症（コラム参照）を引き起こします。肝臓で作られるトランスサイレチンというタンパク質は、生まれつき遺伝子に変化（変異）のある場合と変異のない場合があります。変異がある場合には遺伝性ATTRアミロイドーシスを、変異のない場合には野生型ATTRアミロイドーシスを引き起こすことがあります。

骨の中で作られる免疫グロブリンというタンパク質は、ALアミロイドーシスを引き起こします。これらはいずれも高齢になるほど発症しやすい病気であり、現在、社会の高齢化とともに患者数が増え、注目されている病気です。

アミロイドーシスの種類	アミロイドのもとになるタンパク質	主な症状
アルツハイマー型認知症	アミロイドベータ	もの忘れ
遺伝性 ATTR アミロイドーシス	変異トランスサイレチン	手足のしびれ 便秘と下痢の繰り返し
野生型 ATTR アミロイドーシス	野生型（変異のない）トランスサイレチン	手のしびれ、足のむくみ、動悸
AL アミロイドーシス	免疫グロブリン	足のむくみ、尿の泡立ち

表　アミロイドーシスの種類と原因タンパク質および症状

アミロイドーシスの診断

アミロイドーシスを診断するためには、先述したさまざまな症状からアミロイドーシスの可能性を疑うことが重要です。疑った場合には、生検といってアミロイドが溜まっていそうな臓器、組織の一部を採取して顕微鏡で調べる検査を行います。そこにアミロイドが溜まっていることを確認し、どの種類のアミロイ

信州大学医学部附属病院　脳神経内科

日本全国からのアミロイドーシスに関する診断 治療の相談・依頼に対応し、研究の成果を世界へ発信しています！

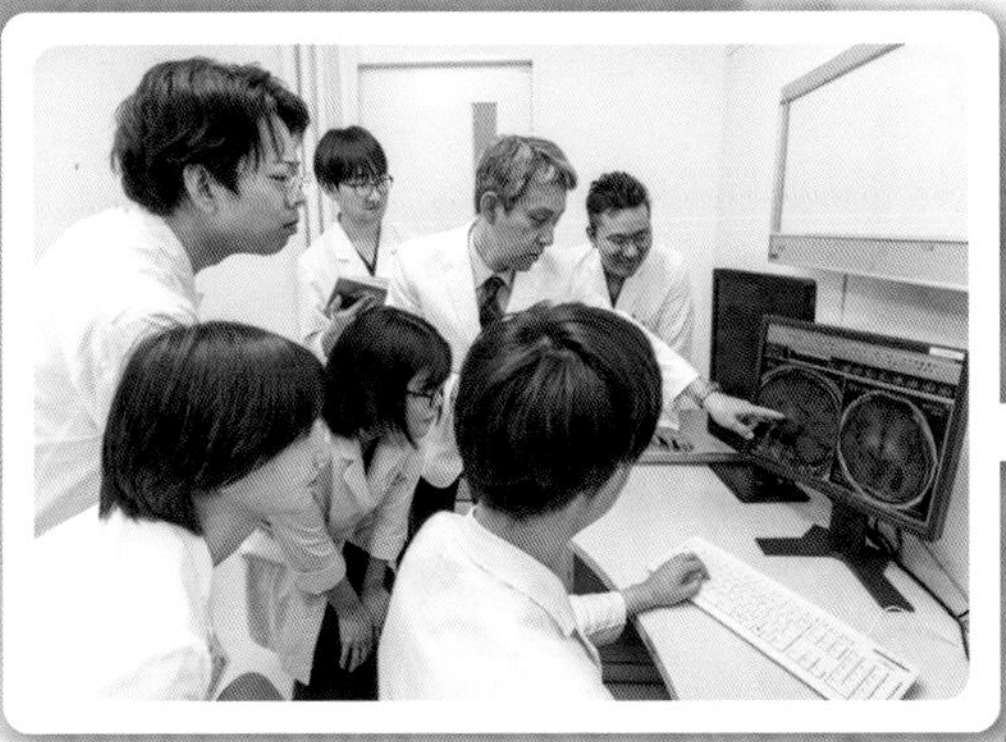

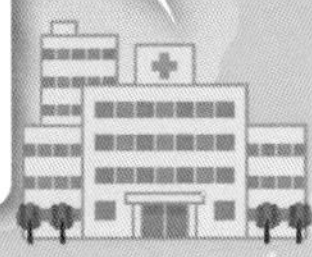

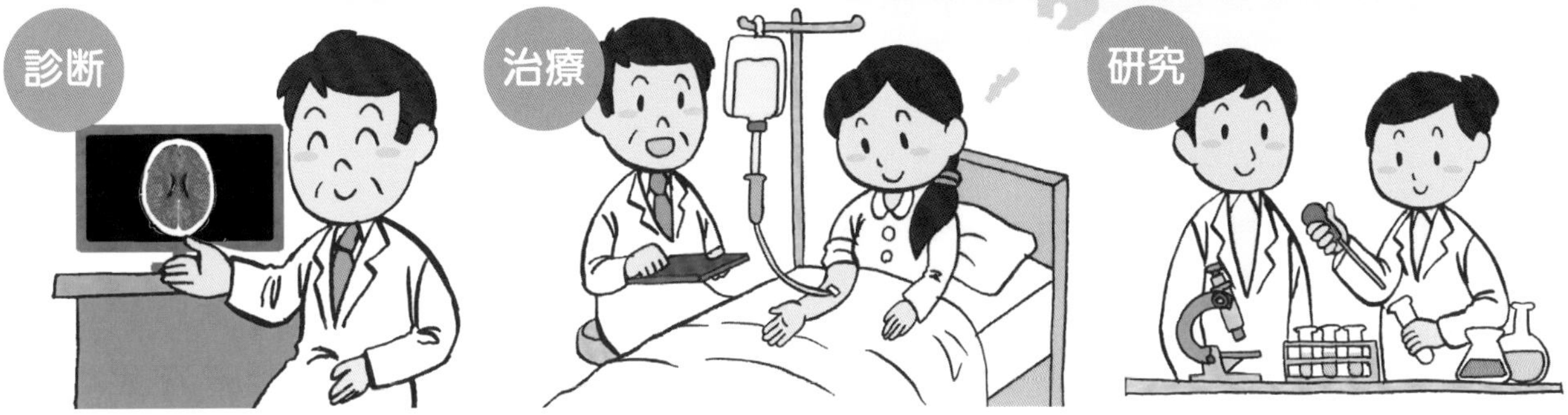

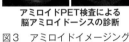

日本をリードするアミロイドーシスの診断、治療、研究センター

ドなのかを突き止めて、アミロイドーシスの診断を決定します。

ただし、生検はある程度患者さんの体に負担のかかる検査で、脳から生検をすることは容易ではありません。そこで現在、当院では患者さんの体に負担のない「アミロイドイメージング」という技術を用いて、画像検査でアミロイドの溜まり具合を見つける研究を行っています（図3）。

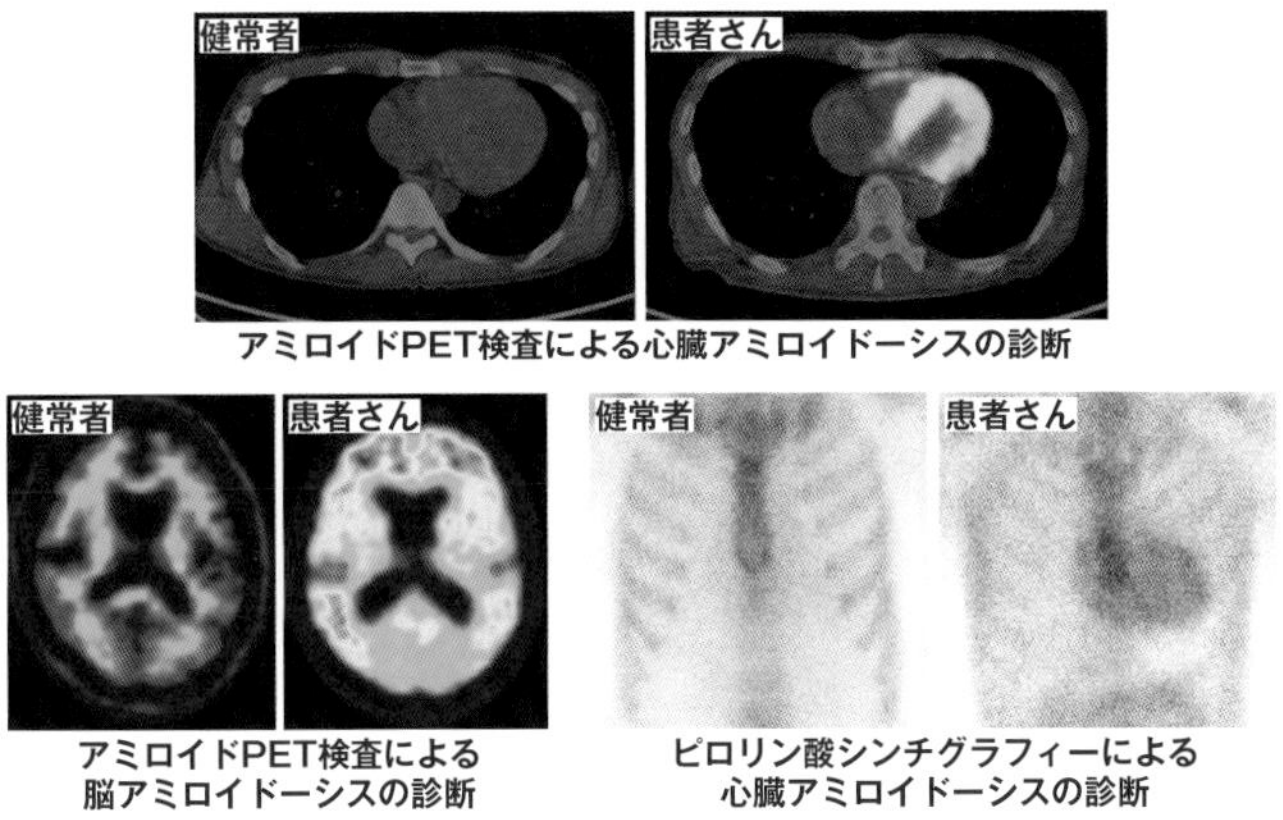

アミロイドPET検査による心臓アミロイドーシスの診断

アミロイドPET検査による脳アミロイドーシスの診断

ピロリン酸シンチグラフィーによる心臓アミロイドーシスの診断

図3　アミロイドイメージング

アミロイドーシスの治療

ATTRアミロイドーシスは、トランスサイレチンタンパクを安定化させる薬を用いて治療します。これは、トランスサイレチンタンパクが分解してアミロイドになることを防ぐことにより、病気の進行を抑える薬です。この薬は、当科における研究の成果により開発されました。遺伝子レベルでアミロイドの産生を抑える最新の薬（核酸医薬）を使った治療も行っています。

ALアミロイドーシスに対しては、アミロイドのもとを作っている骨髄《こつずい》の異常な細胞を破壊するための薬物治療（化学療法）を行います。

アミロイドーシスは、少し前までは治療ができない難病でしたが、これらの治療により、現在では治療可能な病気になってきています。

コラム

アルツハイマー型認知症

国内の認知症患者さんは、2020年現在で約630万人であり、2050年には1,000万人を超えると推測されています。このうち約3分の2がアルツハイマー型認知症です。脳にアミロイドベータというタンパク質が溜まることがアルツハイマー型認知症の原因であると考えられており、現在このアミロイドベータを分解する抗体を使った治療の開発が進んでいます。

治療とケアの両輪で回復を支援

Topic 1

急性・重症患者看護専門看護師

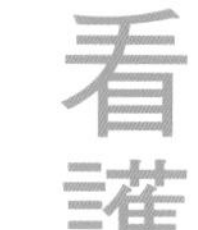

高度救命救急センター　副看護師長
山崎 友香子（やまざきゆかこ）

専門看護師の役割とは？

特定の看護分野で、深い知識と高い技術を身につけた看護師だけが認定される「専門看護師」。その中でも、特に命にかかわる重症患者さんと向き合うのが「急性・重症患者看護専門看護師」です。長野県内で３人（２０２０年11月時点）と、非常に少なく貴重な存在です。

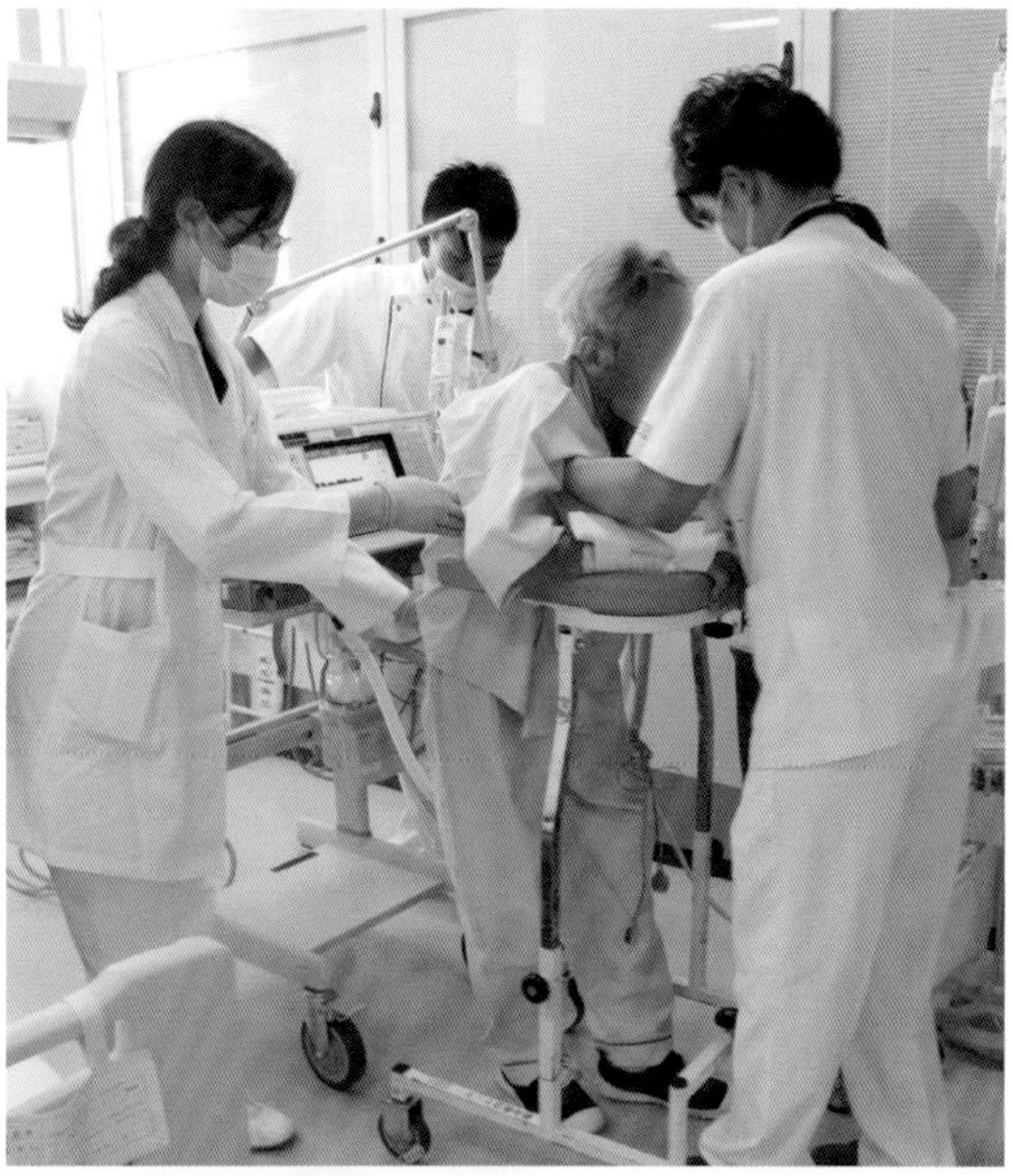

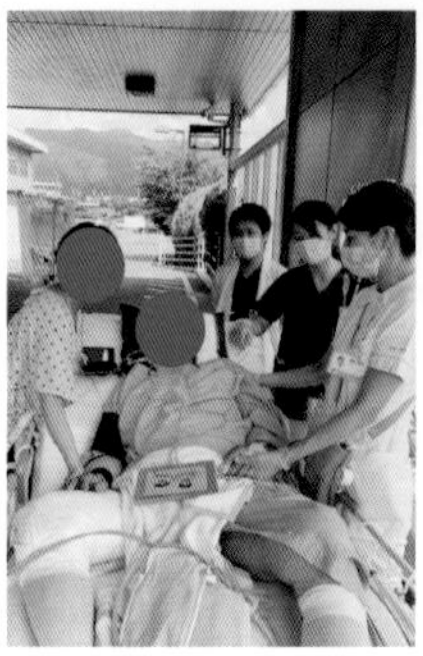

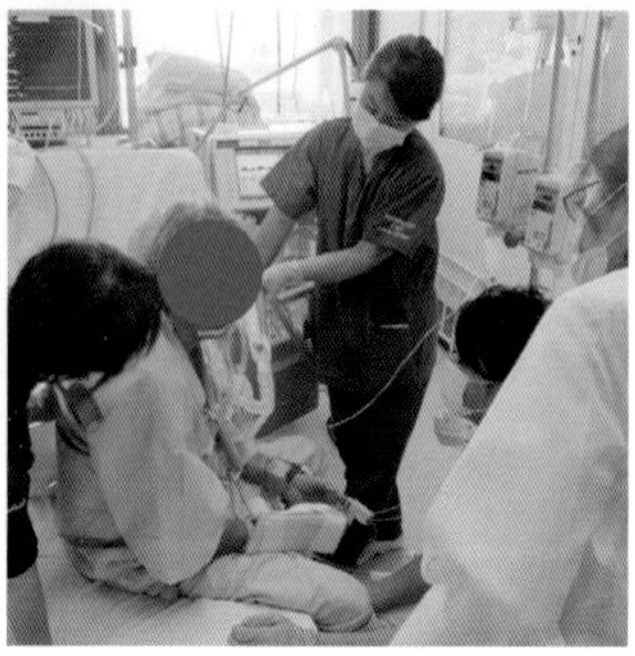

写真　重症患者さんのケアの様子

専門看護師には６つの役割（実践・相談・調整・倫理調整・教育・研究）があります。日々のケアの状況からデータを収集し可視化して課題を見出したり、科学的視点でケアを見直して、より良いケアを目指し続けています。また、定期的に院内の各部署と相談や調整を行っています。

急性・重症患者看護専門看護師は、緊急度や重症度の高い、命にかかわる病をもった患者さんと家族に対して、最善の医療が提供されるように支援します。このような患者さんは状態が変化しやすく、治療に反応する早期から効果的に介入することが、患者さんのその後の回復に大きく影響します。患者さんのわずかな反応から状態を判断し、医師や看護師、薬剤師、セラピストなどと連携しながら治療とケアを調整していきます。

近年、医療の目覚ましい進歩により、大手術や治療の機会が増えてきました。より多くの患者さんが治療により回復を目指すことができるようになった一方で、治療が難渋し長期入院になることもあります。そのような場合、運動機能や認知機能、精神的にもダメージが残るといわれています。

これらを最小限に抑えるために、治療と並行して痛みを緩和し、家族の協力も得ながら、患者さんが少しでも日常を感じられるよう環境を整えています。

また、人工呼吸器などの機器が付いた状態でも、医療スタッフ間で患者さんの心身の状態を見極め、日中はリハビリテーションを行い、夜はしっかり眠れるよう工夫しています。患者さん自身の回復力が最大限になるようなケアを、医療スタッフ全員で目指しています（写真）。

大手術や急激な病気の発症・悪化は、患者さんと家族にとって大きな負担を伴います。治療中の患者さんや家族が安心でき、入院中の制約された環境でもその人らしく、持てる力を発揮することができるように、回復に向けて一人ひとりの価値観や生き方を尊重しながら、より良い看護を実践することが、私たち看護師の役割です。困難な状況にあっても患者さんとその家族が幸せを感じられるよう、多くの職種と連携を図りながら努めてまいります。

第1部

より多くの患者さんの助けとなるために

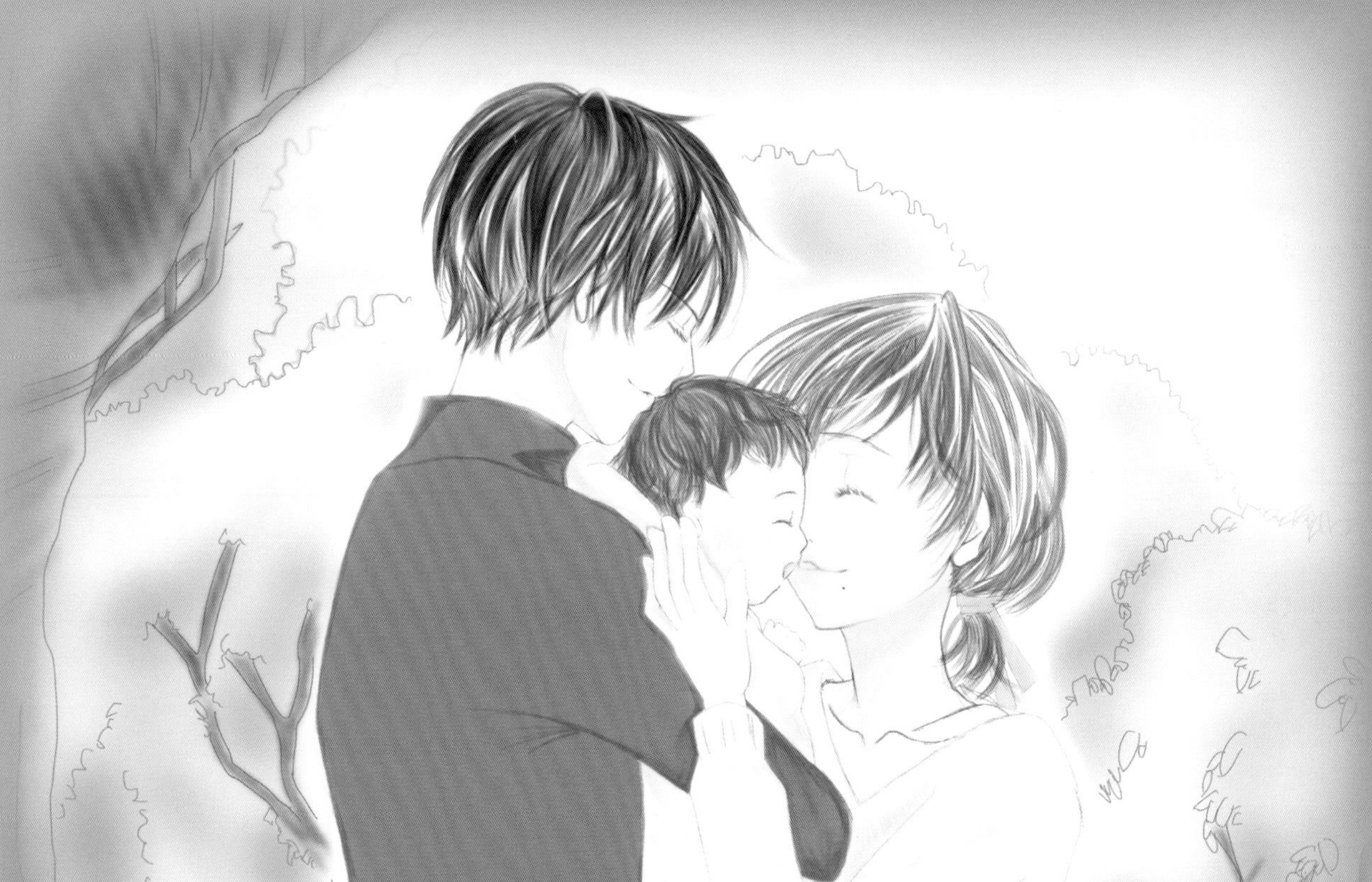

呼吸器・感染症・アレルギー内科

喘息に対する生物学的製剤（抗体療法）症状と発作の改善を目指して

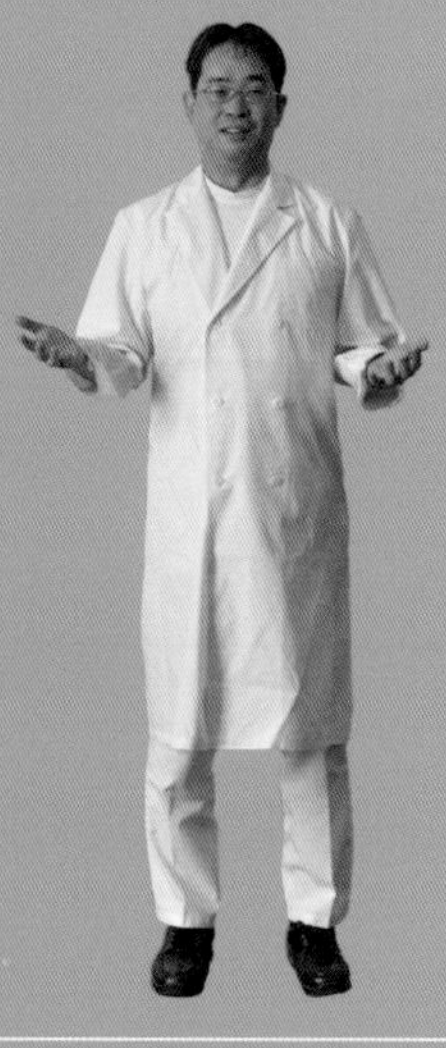

助教
北口 良晃
（きたぐち よしあき）

難治性喘息とは？

喘息《ぜんそく》の治療として吸入ステロイド薬が広く普及し、1年間に喘息で死亡する患者さんはかつての6,000～7,000人から2016年には1,454人まで減少しています。しかし、喘息患者さん全体の5～10%は、吸入ステロイド薬などの治療薬を最大限使用しても症状のコントロールが難しく、難治性（治りにくい）喘息あるいは重症喘息といわれています。近年、難治性喘息に対して生物学的製剤（生物から作り出されるタンパク質などの物質を応用して作られる薬）が処方できるようになり、当院でも広く使用しています。

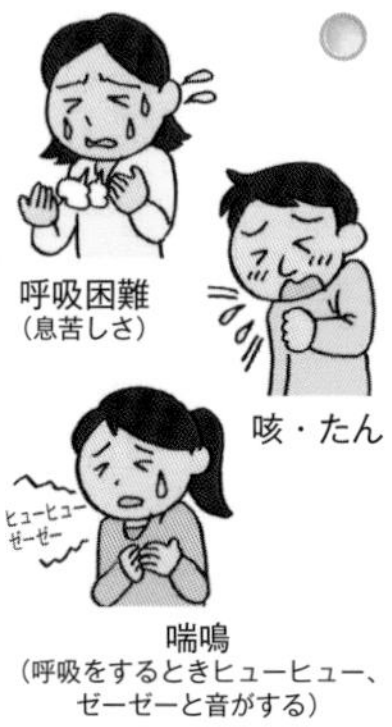
呼吸困難
（息苦しさ）
咳・たん
ヒューヒュー
ゼーゼー
喘鳴
（呼吸をするときヒューヒュー、ゼーゼーと音がする）

喘息の症状

喘息の特徴

喘息は気道（肺の中の空気の通り道）に慢性的な炎症があり、気道が狭くなって（図1）、息が苦しくなる、ゼーゼーする、咳《せき》が出るといった特徴の病気で、季節の変わり目や夜間・早朝に悪化することが多いです。国内の喘息患者数は約450万人といわれています。

喘息は、環境アレルゲン（アレルギー症状を引き起こす原因となる物質）に対するIgEという抗体（体内に入ったアレルゲンを除去する働きがあるもの）がかかわるアトピー型喘息と、環境アレルゲンに対するIgEがかかわらない非アトピー型喘息に分けられますが、大変複雑で明確な診断基準が存在しません。病歴・症状の聞き取りをしっかり行い、診察所見や血液検査・呼吸機能検査などの検査結果などから総合的に診断します。原因・アレルゲンを特定できることもあります（図2）。

喘息の治療

喘息の管理において適切な治療薬を使用するほか、原因・アレルゲンを避けること、アレルギー性鼻炎などの合併症の管理も重要です（図3）。

喘息治療薬は長期管理薬と発作治療薬に分けられ、前者は症状をコントロールして健康な人と同じような日常生活を送ることを目標とし、後者は喘息発作の改善を目標としています。

長期管理薬には気道の炎症を鎮める吸入ステロイド薬を主軸に、気管支を広げる作用のある長時間作用性β2刺激薬や長時間作用性抗コリン薬などが

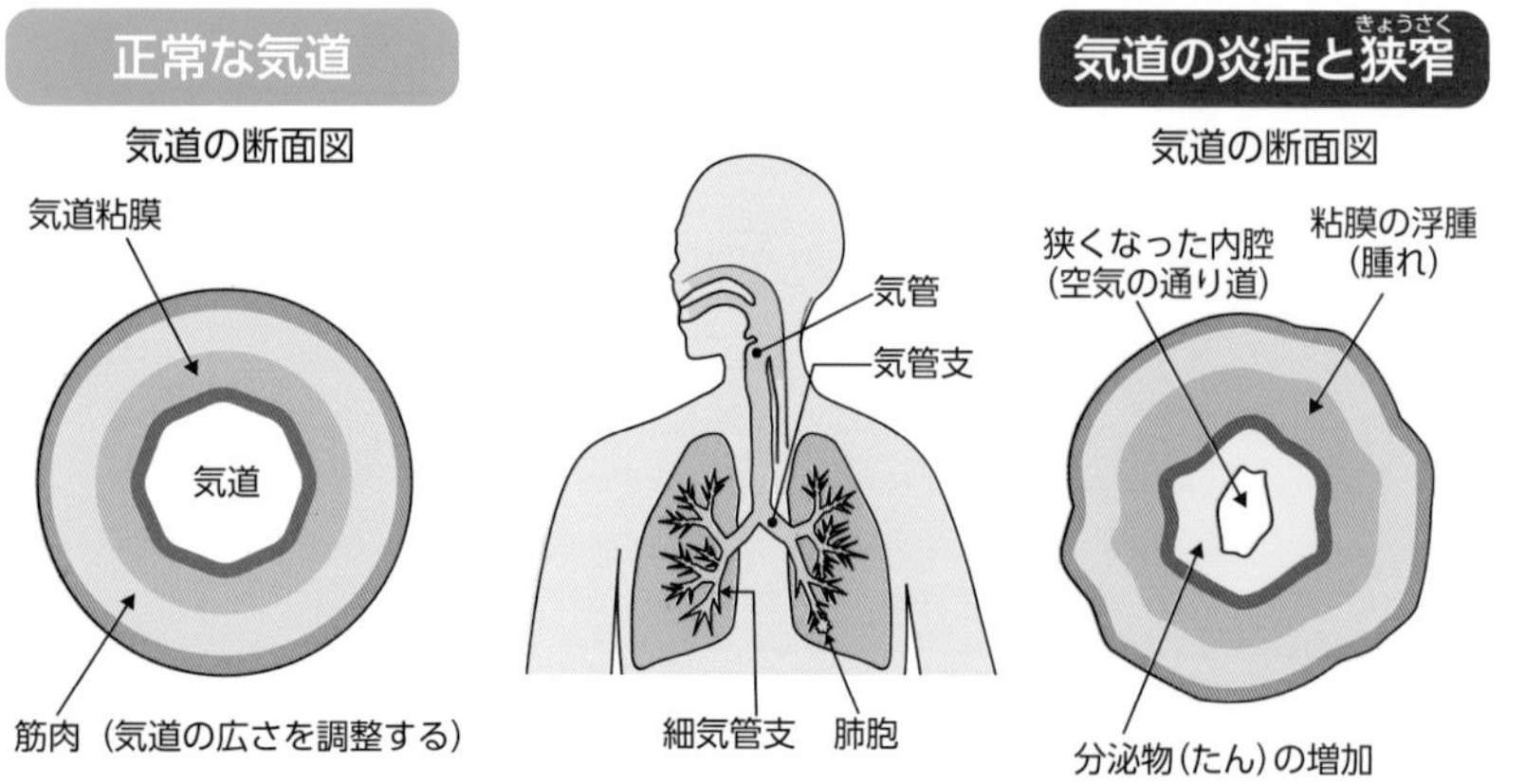

図1　喘息の病態

あります。

喘息患者さんの約3分の2がアレルギー性鼻炎を合併するといわれており、ロイトコリエン受容体拮抗薬（アレルギーを引き起こす物質の1つであるロイトコリエンの働きを抑える薬）などによる薬物療法なども必要になることがあります。

近年、難治性喘息の治療は分子標的治療（アレルギー性炎症にかかわる分子を標的とした治療）として、生物学的製剤が適応承認されており、当院でも広く使用しています。

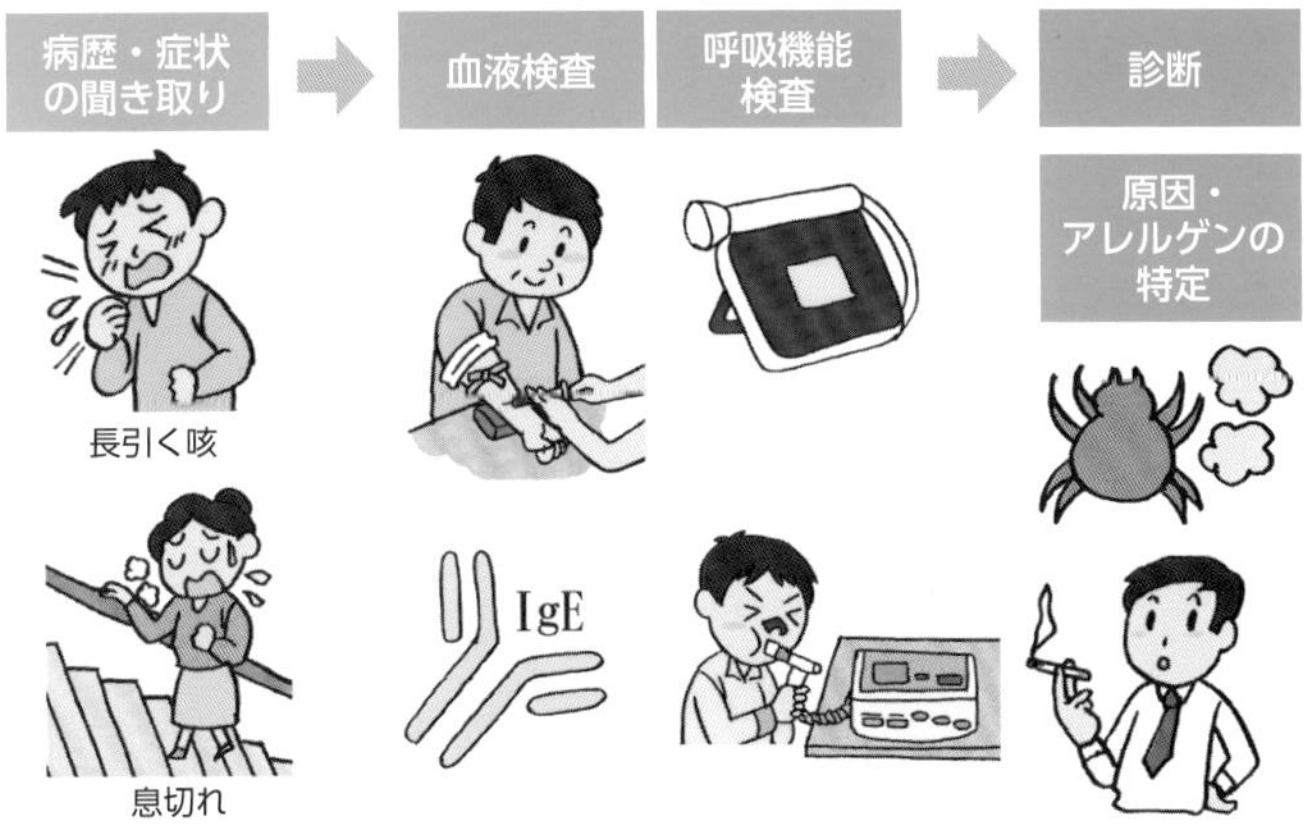

図2　喘息の診断

ほかにも気管支鏡を用いて、気管支壁を加熱する気管支熱形成術という治療もあります。

生物学的製剤の種類

喘息の病態には好酸球《こうさんきゅう》（白血球の一種で、主にアレルギー反応の制御を行います）や、さまざまなサイトカイン（細胞から分泌される、細胞間の相互作用に関与し周囲の細胞に影響を与える物質）が関与しています。

喘息病態におけるIgEやサイトカインに作用する生物学的製剤は2000年代後半から続々と登場し、現在4種の薬剤が処方できるようになっています。いずれも注射薬を皮下に注射します。

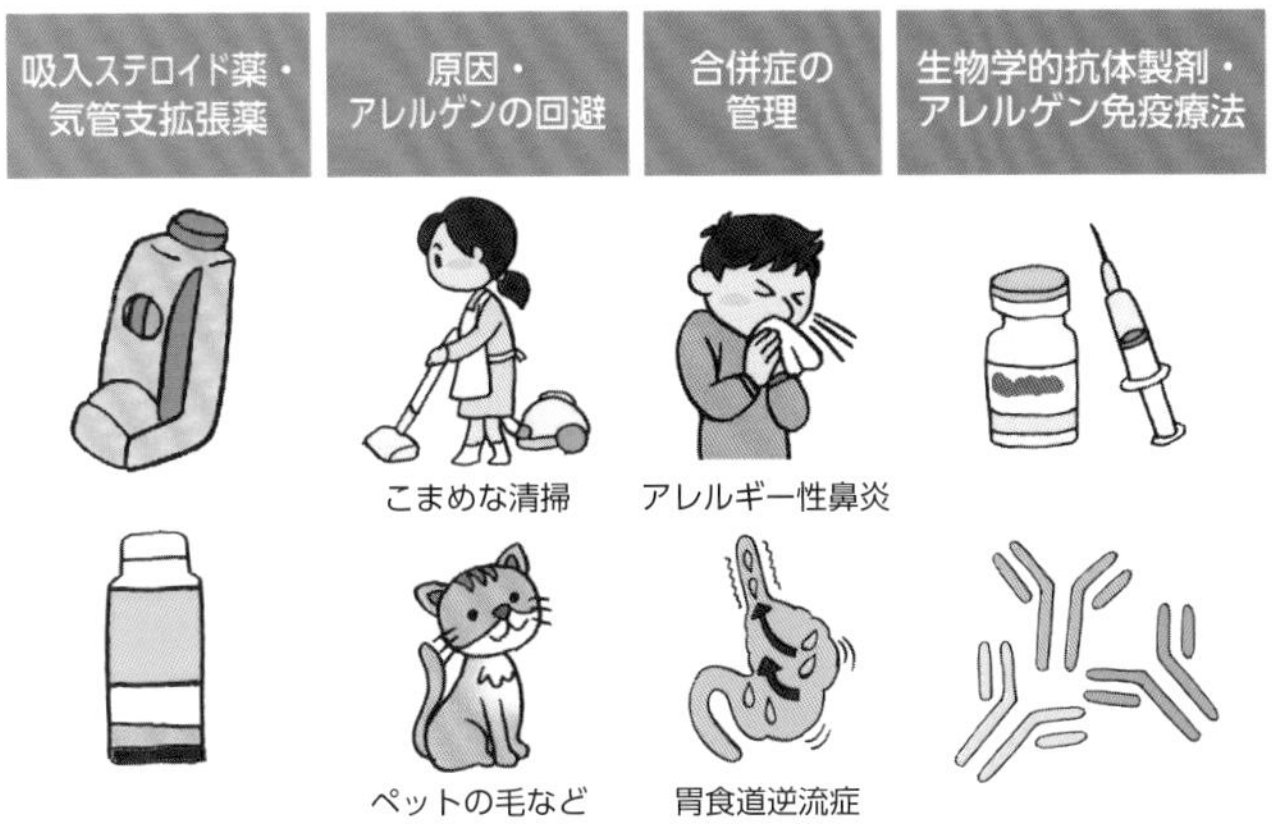
吸入ステロイド薬・気管支拡張薬
原因・アレルゲンの回避
合併症の管理
生物学的抗体製剤・アレルゲン免疫療法
こまめな清掃
アレルギー性鼻炎
ペットの毛など
胃食道逆流症
図3　喘息の管理

①抗IgE抗体

アレルギーに関与するIgEという抗体に対する抗体が、抗IgE抗体です。血液検査で血清総IgE値が高く、ダニ、動物、真菌などのアレルゲンに対する特異的IgEが陽性である難治性喘息に対して投与できる薬です。投与量は投与前の体重や血清IgE値に基づいて設定します。

②抗IL-5抗体、抗IL-5受容体α抗体

IL-5というサイトカインは好酸球を活発にさせる働きがありますが、これらの薬はIL-5を抑えることで効果を発揮します。血中好酸球数が多いほど効果が高いとされています。

③抗IL-4受容体α抗体

IL-4受容体αにはIL-13とIL-4という、好酸球の働きに関与するサイトカインが共通して結合します。抗IL-4受容体α抗体は、これらのサイトカインの作用を阻害します。好酸球性気道炎症の目安の1つである呼気一酸化窒素濃度、または血中好酸球数の少なくともどちらかが高値である患者さんに使用するのが望ましいとされています。

ほかにも開発中の生物学的製剤が複数存在し、臨床試験を経て近い将来、処方できるようになる可能性があります。今後、各生物学的製剤の効果を予測できるバイオマーカー（ある疾患の有無や進行状態を示す目安となる生物学的指標）の開発・実用化も重要になってきます。

禁煙外来

当科では禁煙外来を開設し、禁煙治療と禁煙支援を積極的に行っています。

禁煙しようとしてもイライラしてしまい喫煙を続けてしまう状態は「ニコチン依存症」と呼ばれ、年に1回、医療保険が適用できる禁煙外来に通院することが可能です。当院の禁煙外来は毎週水曜の午後に開設しています。通院期間は12週間で、その間に5回受診してもらい、毎回看護師による問診とカウンセリングを行います。その後医師が診察し、たばこを吸っていると高値となる呼気一酸化炭素濃度を測定します。ニコチン依存症、喫煙の害、慢性閉塞性肺疾患《まんせいへいそくせいはいしっかん》（COPD）、禁煙補助薬による薬物治療などの説明を行い、希望があれば禁煙補助薬（貼付薬または内服薬）を処方します。

当院の禁煙外来では、自身ではどうしても禁煙できない方、合併する病気の治療として禁煙が必要な方、手術の前で禁煙が必要な方など、禁煙を希望するすべての皆さんに専門のスタッフで診療にあたっています。

皮膚科

アトピー性皮膚炎の診断と治療 病気を意識しなくていい生活を目標に

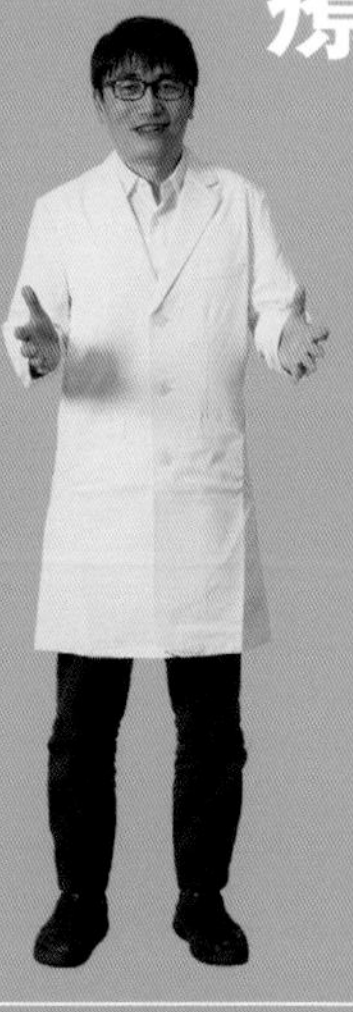

講師
小川 英作
（おがわ えいさく）［写真］
助教
佐藤 勇樹
（さとう ゆうき）

アトピー性皮膚炎とは？

アトピー性皮膚炎は、良くなったり悪くなったりを長い間繰り返す、かゆみのある湿疹の病気です。患者さんの多くに、ほかのアレルギー性疾患（気管支喘息《きかんしぜんそく》やアレルギー性鼻炎、結膜炎、花粉症）が、過去、もしくは同時に起こっています。そして、家族にも同じアトピー性皮膚炎やアレルギー疾患があることが多いです。患者さんの多くが、さまざまな物質に対するアレルギーを起こしやすい体質（アトピー素因といいます）を持っています。

アトピー性皮膚炎の症状と診断

主な症状は、かゆみ、赤み、ぶつぶつなどの特徴を持つ湿疹が現れることです。しかし、かぶれとは異なり原因がはっきりせずに、良くなったり悪くなったりを長期間繰り返します。話を聞くと、症状を悪くする原因（例えば、卵などを食べると口の周りがかゆくなる、花粉症と同時に悪化する、夏に汗をかくとひどくなる）が分かることもあります。

このような特徴のほかに、肌が乾燥していること、アトピー性皮膚炎やほかのアレルギーの病気（喘息、花粉症）を持つ家族がいること、アレルギー検査が陽性になることなどがあります。

アトピー性皮膚炎の診断は、症状・経過をもとに行いますが、かゆみや赤みを持つ似た病気はたくさんあり、正確な診断が必要です。悪性の病気（皮膚悪性リンパ腫《しゅ》）、リウマチの類い（皮膚筋炎）、ほかの湿疹（貨幣状湿疹、接触皮膚炎）、感染症（白癬《はくせん》）などを確実に区別したうえで、アトピー性皮膚炎と診断します。区別するために、血液検査や病理組織検査を行うこともあります。

現在、小児では10％以上がアトピー性皮膚炎と診断されます。年齢とともに減少しますが、思春期以後も症状が続いて、生活や学業・仕事などに支障をきたすほどひどくなってしまうこともあります。

原因や状態を把握する手がかりになる検査

検査は診断に必須ではありませんが、次の場合、必要に応じて行います。

（1）診断を確実にするため
（病理組織検査）

悪性疾患であるリンパ腫やリウマチの類いである皮膚筋炎を区別するために、皮膚の一部を切り取り、顕微鏡で検査します。

（2）悪くなる原因を見つけるため

どのような物質に対して反応するかを知るために、アレルゲン（アレルギーの原因物質）に対する抗体検査、皮膚で直接反応が起こるかどうかのテスト（例／プリックテスト、パッチテスト）を行います。

（3）現在の病気の状態を客観的に見るため

血液検査で、アレルギー性疾患としての特徴を確かめることができ、状態をある程度把握できます。例えば、血液中の好酸球数、LDH[*1]、総IgE値、TARC値[*2]を測定します。TARCはアトピー性皮膚炎で高値を示すことが多く、特に湿疹が悪化したときに高くなります。

＊1　LDH／血清中にある酵素のことで、皮膚の炎症で数値が高くなる
＊2　TARC値／血液中のタンパク質で、値の高さはアトピー性皮膚炎の重症度とほぼ一致する

治療―病気を意識せず生活するために

アトピー性皮膚炎の治療薬には、塗り薬、飲み薬、注射薬があります（図）。

塗り薬には、主に保湿剤と免疫抑制効果のある薬があります。保湿剤は皮膚に潤いを与えることにより、バリア機能*3を整え、かゆみ刺激も防ぎます。ステロイド外用薬とタクロリムス軟膏《なんこう》、デルゴシチニブ軟膏は免疫を抑えて、アレルギー反応などによる炎症（赤み・ぶつぶつ）を鎮めます。

内服薬には、抗アレルギー薬や免疫抑制剤（シクロスポリン）があります。抗アレルギー薬はかゆみを和らげ、シクロスポリンは免疫を抑えることにより、かゆみと湿疹を改善します。漢方薬が効く方もいます。

注射薬は２０１８年に登場しました。アトピー性皮膚炎に関係する免疫関係のタンパク質（IL-4やIL-13というサイトカイン）の作用を抑えるデュピルマブは、湿疹とかゆみに対する治療効果が高い薬です。IL-31（免疫細胞が産生するかゆみ増強物質）の作用を抑えるネモリズマブも開発が進んでいます。

薬の治療のほかに、環境にあるアレルゲンを取り除くことも大切です。例えば、生活環境のホコリを減らすことはとても重要で、掃除の徹底や空気清浄機の利用が役立ちます。花粉症がある場合には、メガネやマスクで防ぐこともお勧めです。

治療目標は、赤みをなくし、かゆみをあまり感じずに（つまり病気を意識せずに）生活できることです。薬物治療のほかに、生活環境（食事や睡眠、仕事、ストレス）を整えることも、症状を悪化させないためには重要です。

また、治療に大切なのは、患者さんの治療に対する意欲的な姿勢です。意欲を持つには、病気と自分の関係を知ることも大切です。アトピー性皮膚炎を知る手助けをする患者教育も欠かせないものであり、市民公開講座や教育入院を通じて啓発を行っています。

CHECK POINT　アトピー性皮膚炎には３つの特徴があります

アトピー性皮膚炎は近年研究が進んでいます。特に３つの特徴（バリア障害からくる乾燥肌、免疫変調によるアレルギー体質、患者さんに特有の頑固なかゆみ）を持つメカニズムが解明されつつあり、新しい治療法が期待されています。

アトピー性皮膚炎は、その人それぞれの遺伝的な体質と、大気汚染なども含めた環境因子とが複雑に絡み合って発症する病気です。

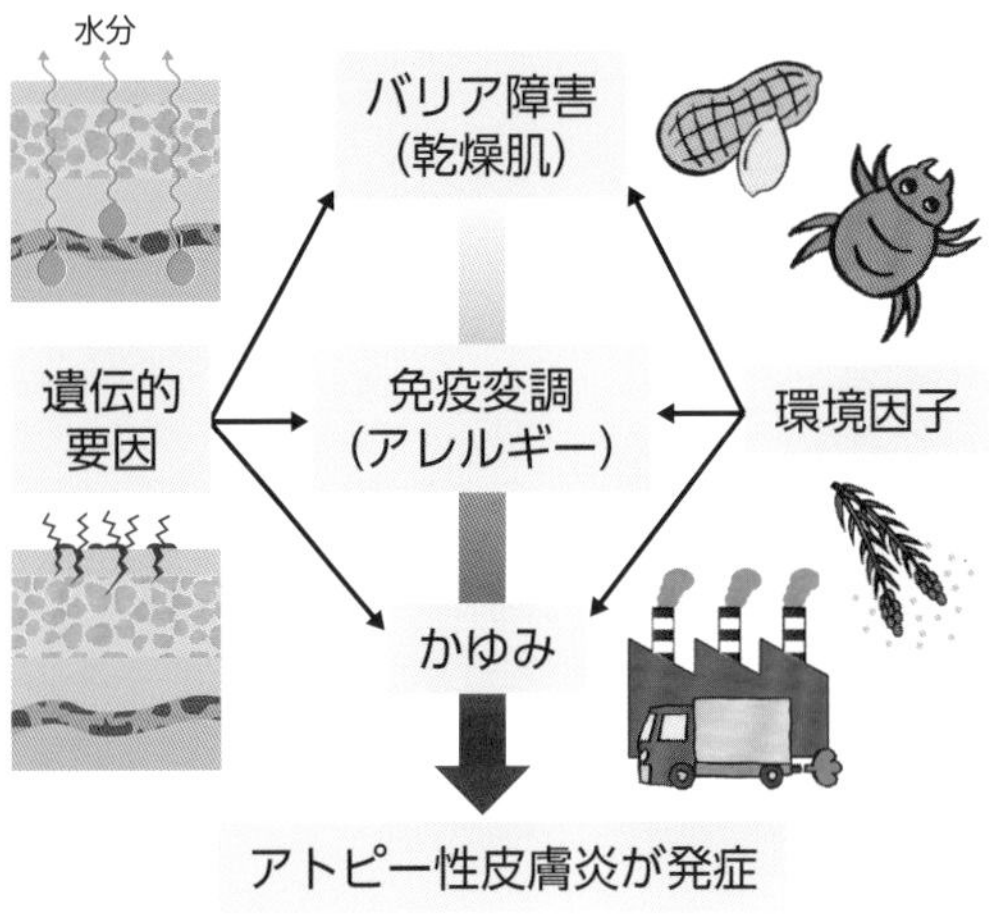

アトピー性皮膚炎の病態

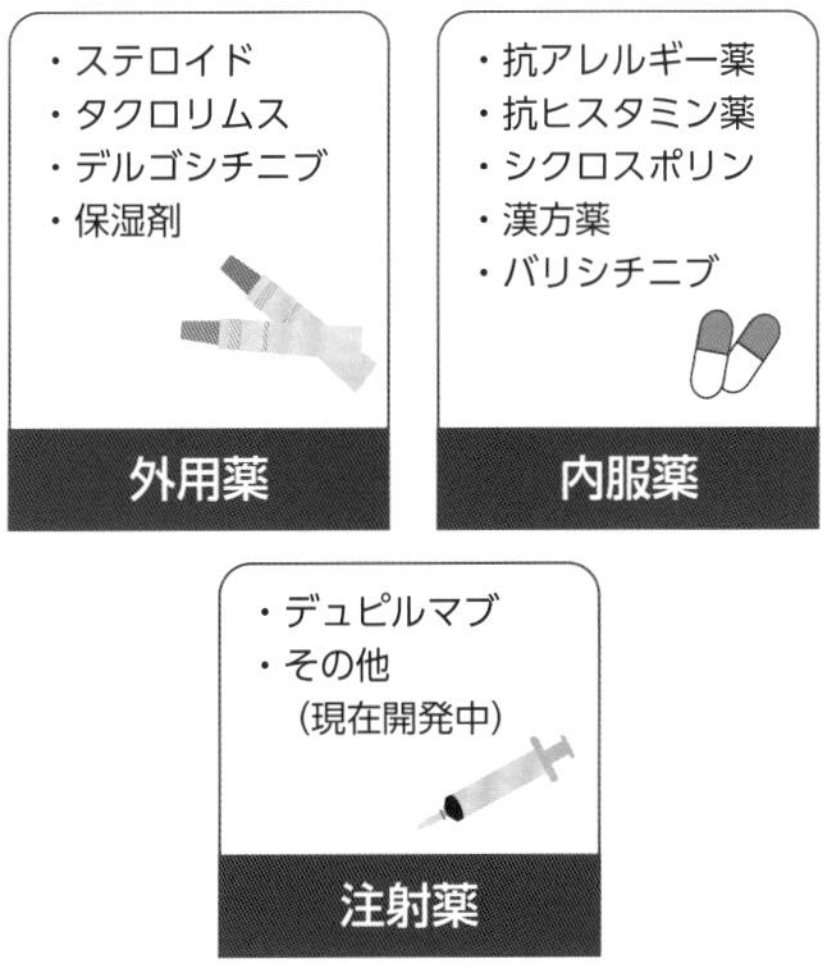

図　アトピー性皮膚炎の治療薬

乾癬って、どんな病気？

乾癬《かんせん》は皮膚に慢性的な炎症が起こる病気です。世界全体では約３%の患者さんがいるといわれています。「写真」のような表面に白く厚いカサカサした赤い湿疹が出るのが特徴です。

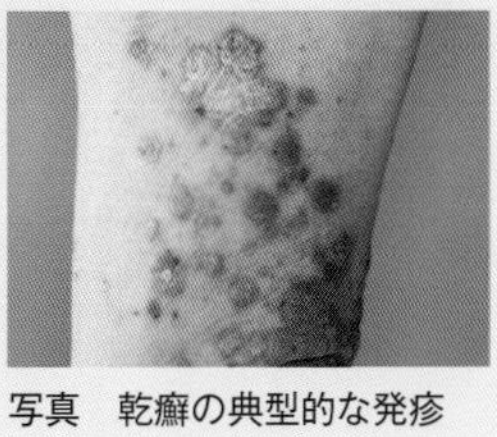

写真　乾癬の典型的な発疹

原因は、遺伝的な体質、精神的なストレス、糖尿病や肥満などのメタボリックシンドロームがかかわっているといわれています。ほかの人にうつることはありませんが、皮膚の症状が目立ってしまうので、半袖やスカートなど皮膚が露出した服装をがまんしたり、温泉や銭湯で入浴をためらってしまうことがあります。鱗屑《りんせつ》（表皮の角質が肥厚《ひこう》し剥《は》がれたもの）が衣類につく、あるいは床に散らばるなど、患者さんや家族にとって日常生活における負担が生じることもあります。

乾癬の治療

乾癬の治療は、症状の程度や発疹の面積によってさまざまなものがあります。

一般に軽症の場合は塗り薬を中心に行い、光線療法（紫外線の照射）を組み合わせたり、重症の場合は生物学的製剤と呼ばれる炎症を抑える注射薬を使います。このように症状の強さに合わせて治療を選択する仕組みを「乾癬治療のピラミッド」と呼んでいます。

当科では製薬会社の行う新薬の開発（治験）にも参加しています。

＊３　バリア（機能）／外からの刺激や雑菌などが体内に入り込まないように、また体内から水分などがもれないように守る機能

糖尿病・
内分泌代謝内科

「元気で長生き」を目指し、2型糖尿病の治療を続けていくために

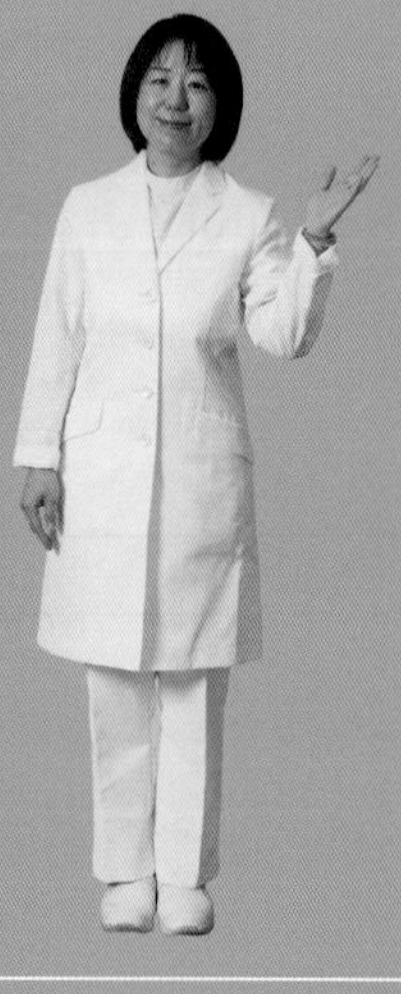

講師
佐藤 亜位
（さとう あい）

糖尿病とは？

糖尿病とは、血液の中の栄養成分である「ブドウ糖の量」（血糖値）が必要以上に増えてしまい、それが長く続いている状態のことをいいます。血糖値の調節には少なくとも、脳、膵臓《すいぞう》、肝臓、腸、筋肉、脂肪、腎臓《じんぞう》の７種類の臓器がかかわっているといわれています。中でも「膵臓」から分泌される「インスリン」というホルモンが重要な働きをしています。
糖尿病は原因によって４種類に分かれます。インスリンが全く分泌されない「１型糖尿病」、インスリンが足りないかあるいは効き目が悪い「２型糖尿病」、そのほかの原因による「そのほかの糖尿病」、妊娠によって起こる「妊娠糖尿病」です。この中で最も多いのは「２型糖尿病」です。

2型糖尿病になるのはなぜ？

2型糖尿病の原因として、まず1つは「生まれつきの体質」が関係しています。インスリンをどのくらい出す力があるかというのは、人によってそれぞれ違います。背の高い人と低い人がいるのと同じです。

インスリンには「ブドウ糖」を細胞の中に栄養として取り込む働きがあります。たくさん食べ物を食べると血液の中の「ブドウ糖」が増えますが、インスリンがたくさん出ることでそれらは細胞の中に取り込まれるため、血液の中にブドウ糖(血糖値)が増えすぎることはありません。しかし、インスリンをたくさん出せない人がたくさん食べると血液の中のブドウ糖が余ってしまいます。

一方で、太り過ぎや運動不足は、インスリンの効き目を悪くすることが分かっています。どんなにインスリンがたくさんあっても効き目が悪ければ、もともとインスリンがたくさん出せないのと同じように血液の中のブドウ糖が余ります。この余分なブドウ糖（高血糖）がいろいろな細胞を傷つけることで、糖尿病に特徴的な「合併症」が起こると考えられています。

治療をうまく続けていくために

●目標は「元気で長生き」です

食べることは人生の楽しみの1つです。糖尿病の「食事療法」は「食事制限」ではありません。個人に合わせた適切な量と内容と食べ方が重要です。偏った食事内容になっていないか、まずは栄養士さんと話をしてみましょう。最近は、特に高齢の方ほど十分なカロリーとバランスが大切と考えられています。

こまめに体を動かすことはインスリンの効き目を良くするのに効果的です。特別なスポーツをしなくても毎日のテレビ・ラジオ体操や散歩を習慣にしてみませんか。エレベーターの下りは階段に変えてみる、買い物のときに車を少し遠くに停めてみるなどもお勧めです。

バランスの良い食事と適度な運動は、認知症や寝たきり、がんの予防にも良いことが分かっています。糖尿病をよくするためだけではなく、元気で長生きできること、介護が必要にならないことを目指して生活習慣を少しずつ変えてみましょう。

●薬は合っていますか

糖尿病の薬として、現在内服薬が8種類、注射薬が2種類使われていま

す。インスリンの効き目をよくするもの、インスリンを増やすものなど働きはさまざまです。血糖値が上がる原因は個人ごとに違いますので、人それぞれふさわしい薬も違います。インスリン注射を「早いうちに、少しだけ、一時的に」使うという治療も行われています。注射というと抵抗があるかもしれませんが、現在は簡単で痛みの少ない方法が工夫されています（図1）。

肝臓や腎臓の働きによっては使える薬が限られることもあります。専門の病院で一度治療を見直してもらうのもよいでしょう。

●「そのほかの糖尿病」に注意

「2型糖尿病」と思われていても、ほかに原因がある場合もあります。膵臓、肝臓の病気や血糖値が上がりやすくなるホルモンの病気などです。今までより急に血糖値が高くなったり、初めて糖尿病と診断されたりした場合には、「ほかの原因」がないかどうか調べてもらうことをお勧めします。

●治療がつらくないですか

「がんばっているけれど、うまくいかない」「主治医の先生には何だか言いにくいこともある」。そんなときは「糖尿病療養指導士」（図2、下段右のコラム参照）に相談してみませんか。いろいろな病院で定期的に「糖尿病教室」が行われていて自由に参加することができます。新聞や病院のホームページに開催のお知らせが載っています。そういった場には糖尿病について詳しい看護師や栄養士、薬剤師などが参加していますので、気軽に話してみてください。

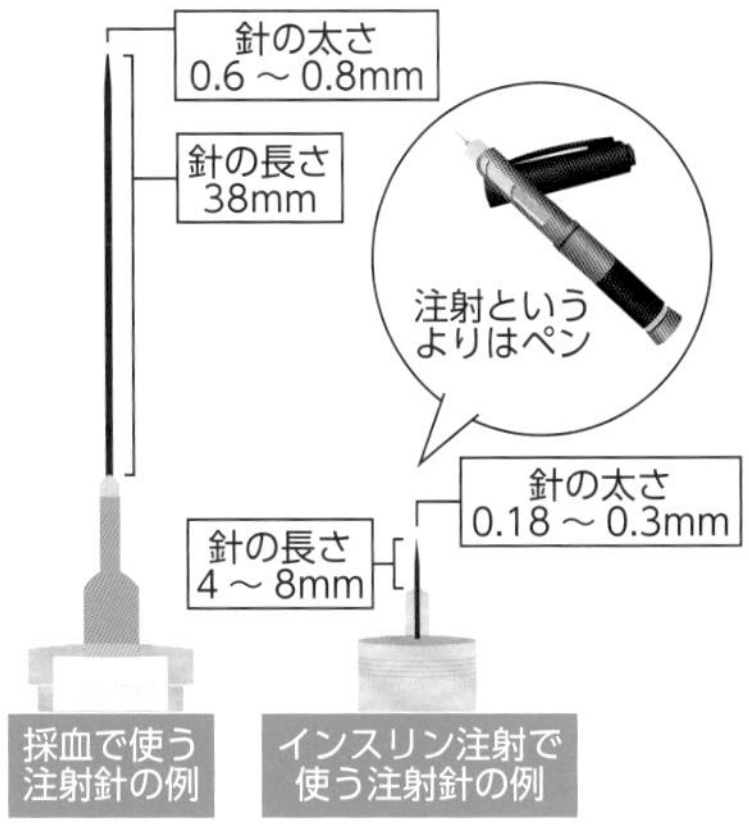

図1　インスリン注射用の針

CHECK POINT　糖尿病であることを隠さずにいられる社会を目指して

病気にかかっていることは、誰もが秘密にしておきたいことです。しかし、糖尿病の良い治療を行うためには、周りの皆さんに理解してもらうことが大切です。糖尿病は、誰もがかかる可能性がある身近な疾患です。うまく付き合えば、怖いこともつらいことも恥ずかしいこともありません。当科は患者さんの診療にあたるだけでなく、皆さんに正しい知識を持ってもらい、糖尿病の人もそうでない人も同じように、元気で長生きできるような社会を目指していきたいと考えています。

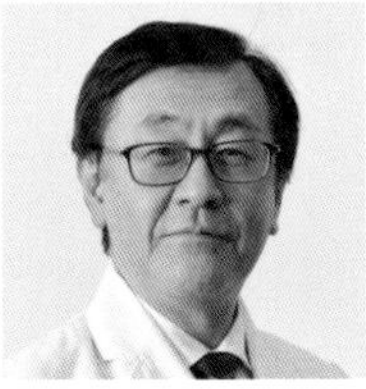

科長
駒津 光久
（こまつ みつひさ）

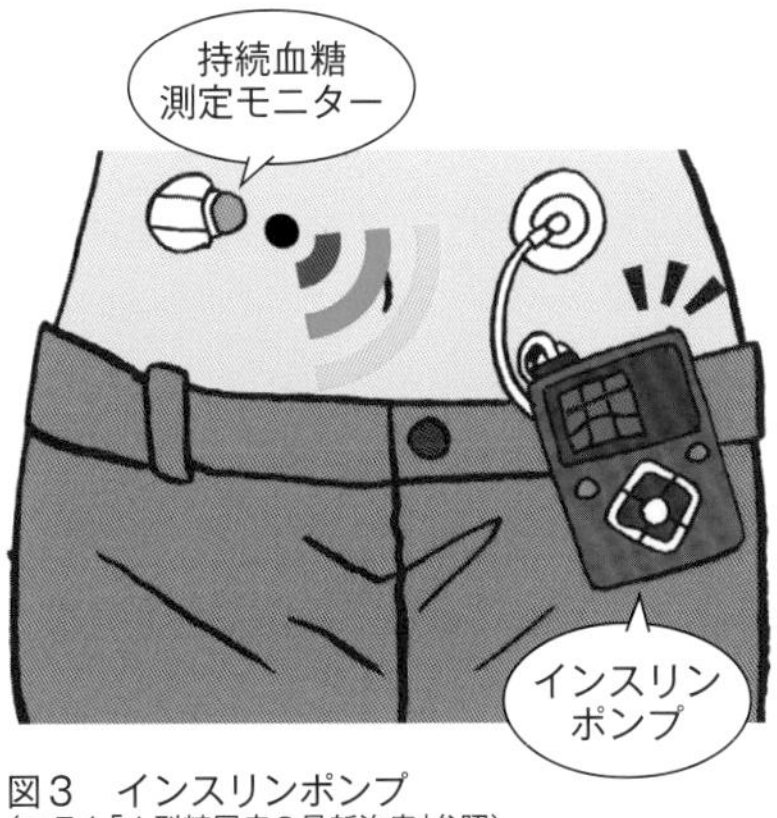

図3　インスリンポンプ
（コラム「1型糖尿病の最新治療」参照）

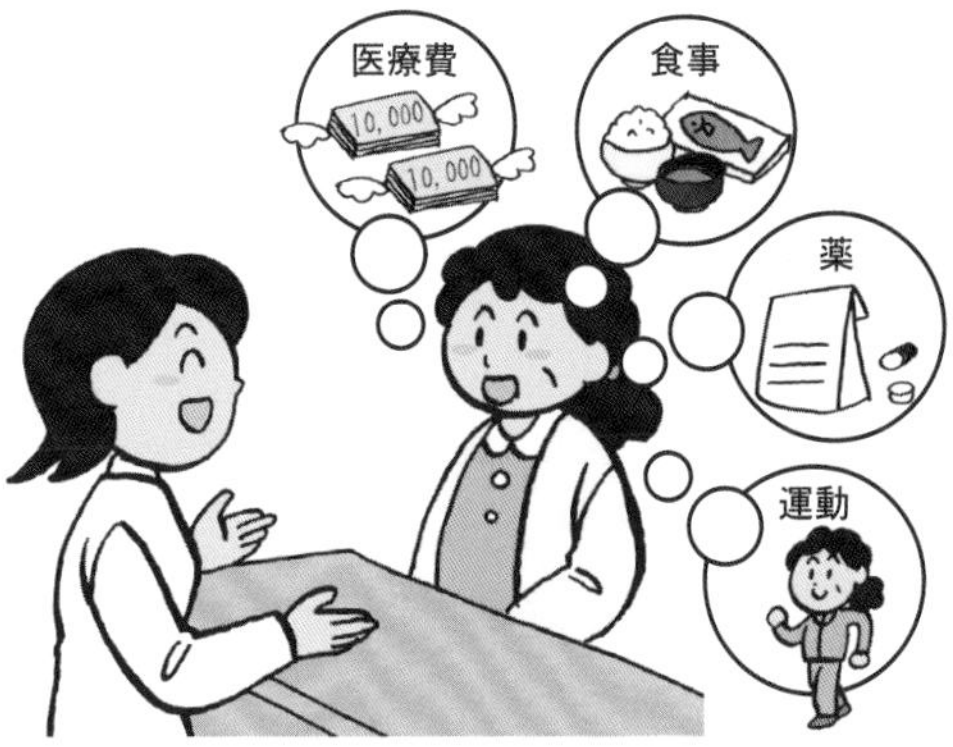

図2　糖尿病療養指導士

1型糖尿病の最新治療

1型糖尿病は、膵臓から全くインスリンが出なくなってしまう状態であり、インスリンを外から補うという治療が必要です。通常はインスリンを1日4回、自分で皮膚に注射します。

現在のインスリンの針の太さは0.2mmくらいですのでほとんど痛みはありません（図1）。インスリンを適切に補うことができれば、普通の人と全く同じ生活を送ることができます。最近は1日4回インスリン注射を行う代わりに、インスリンの入った手のひらサイズの機器を24時間装着する「インスリンポンプ」という治療も広く行われるようになりました（図3）。血液をとらずにいつでも血糖値が目で見える仕組みを備えたものもあり、患者さんの生活はより便利に、血糖値の調節はよりうまくいくようになっています。

当科は、長野県内で多くの患者さんに「インスリンポンプ療法」を行っています。また、今後は新たな治療方法の1つとして、インスリンを分泌する細胞を肝臓の中に移植する「膵《すい》島移植《とういしょく》」を移植外科と協力して行っていく予定です。

糖尿病療養指導士とは？

糖尿病についての専門的な知識を活用して、患者さんがより正しい方法で自分の治療に向き合えるようサポートする医療スタッフのことです。糖尿病学会が認定した「日本糖尿病療養指導士」と地域の専門病院などが中心となって認定した「地域糖尿病療養指導士」があり、現在、長野県内では合わせて1,000人以上が療養指導に携わっています（図2）。

循環器内科

あなたの息切れの原因は心不全かもしれません

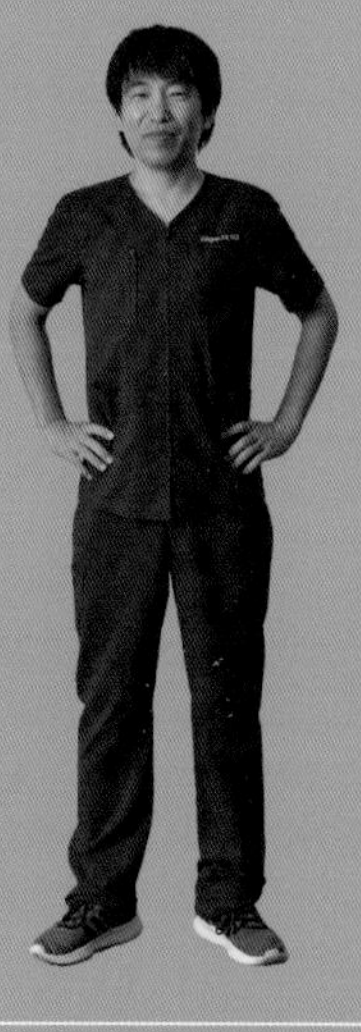

講師
三枝 達也
（さいぐさ たつや）

心臓が十分に働かない心不全

心臓は全身に血液を送ったり、汲み上げたりするポンプの役割をしています。心不全は心臓が十分に働かず、循環する血液が不足する状態です。体のいろいろな部位に血液が溜《た》まったり（うっ血）、十分な血液が送り出されなくなり（低心拍出《ていしんぱくしゅつ》）、呼吸が苦しい、足がむくむ、だるい、などの症状になります。心不全になる原因はさまざまなものがあるので、それらに応じた治療が必要になります。放置すると徐々に悪くなり、寿命を縮めてしまう病気です。

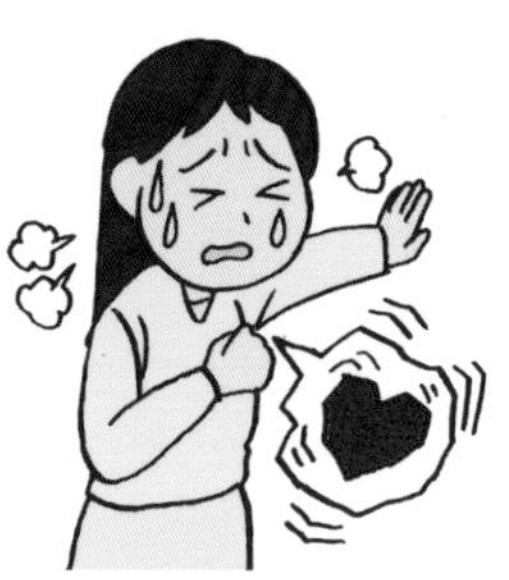

進行する心不全

心不全には大きくわけて4つの段階があります。症状が出現する前の心不全予備軍であるステージA、B、症状が出現したステージC、Dです。

心不全は症状がないときから進行していきます。血圧が高い、糖尿病がある、たばこを吸っているなどは、心不全の予備軍といえます（ステージA）。さらに、心筋梗塞《しんきんこうそく》など動脈硬化《どうみゃくこうか》に伴う疾患、不整脈など他の心臓病がある方は、心不全直前の状態です（ステージB）。

心不全を発症すると（ステージC、D）、肺に水分が溜まり（肺うっ血、胸水《きょうすい》）、呼吸が苦しくなったり、足に水分が溜まりむくんだりします。寝ていると呼吸が苦しく、座った状態で呼吸が落ち着くことがあります（起座呼吸《きざこきゅう》）。

また、血液が十分に体をめぐらないため、疲れやすい、だるいなどの症状が現れます。尿を作る腎臓《じんぞう》に十分な血液が循環せず、排尿の量、回数が少なくなることがあり、結果として体内に余分な水分が溜まるため、体重が増加します。

心不全の検査

●診断するための検査

心不全を疑う場合、まず胸部X線写真、心電図、血液検査、心臓超音波検査を実施します。

胸部X線写真では、息切れの原因となる肺うっ血、胸水がないか調べます。心電図では、心拍数が適正かどうか、狭心症《きょうしんしょう》や心筋梗塞の有無、心筋の異常を疑う所見がないか調べます。血液検査では、心臓のストレス度を表すBNP（脳性ナトリウム利尿ペプチド）や、NT-proBNP（BNP前駆体のN端フラグメント）の検査値が上昇することが特徴です。心臓超音波検査では、心臓の動きの低下、心臓弁の機能異常（弁膜症）など、心臓の働きの良し悪しが分かります。

●原因を調べる検査

狭心症や心筋梗塞の原因となる冠動脈《かんどうみゃく》（心臓を栄養する血管）の狭窄《きょうさく》や閉塞《へいそく》（狭くなったり、詰まったりすること）がないか、心臓の筋肉そのものに異常がないかを、心筋シンチグラフィー*、心臓CT、心臓MRI、カテーテル検査で調べます。

カテーテル検査は局所麻酔を用いて、手首、首、足の付け根などから血管内に細い管を挿入して行う検査です。原因だけでなく治療効果を調べることもでき、必要な情報が多く得られます（写真1）。

＊シンチグラフィー／放射線を出す薬を体内に取り込み、計測することによって、目的の臓器や組織の働き、動き、病変の有無や状態を調べる検査

心不全の治療

●症状を緩和する治療

まずは薬物療法です。心臓の負担を軽減するために血圧を下げ（降圧薬）、余分な水分を尿として排出（利尿剤）します。心臓の動きが低下している場合は、強心剤の点滴を併用します。

通常は数日で改善しますが、心臓機能がひどく低下している場合は、カテーテルを用いた機械的心臓補助装置［大動脈内バルーンパンピング、補助循環用ポンプカテーテル、経皮的心肺補助装置（ＥＣＭＯ）など］を併用することがあります。

●再発をしないように予防する治療

薬物療法では、アンジオテンシン変換酵素阻害薬／アンジオテンシン受容体拮抗薬、β遮断《しゃだん》薬、ミネラルコルチコイド受容体拮抗薬などが、心臓の負担を軽くして心不全の悪化を防ぎ、さらに、長期的にみて予防に効果があることが証明されています。

最近では糖尿病治療薬の一部が心不全再発予防に有効であることが認められたり、新たな心不全治療薬が使用可能となったことで、日常診療に取り入れています。

狭心症や心筋梗塞など虚血性心疾患《きょけつせいしんしっかん》、弁膜症《べんまくしょう》、不整脈疾患が心不全の原因である場合、心臓治療チーム（ハートチーム）で協議のもと、カテーテル治療や心臓外科手術を行います。

心臓リハビリテーションによる運動療法は、これらの治療と同様にとても重要です。個人の心肺機能に応じた適正かつ必要な運動療法を実践しています（写真２）。

重症な心不全では、標準治療を行っても改善しないことがあり、自身の心臓機能の回復が期待できず、年齢、身体的状況、家庭環境を考慮した上で、心臓移植をお勧めすることがあります。移植ドナーが現れるまでは、埋め込み型補助人工心臓（ＶＡＤ）を挿入し、家庭生活を送りながら移植に向けて待機することになります。

CHECK POINT　体に負担が少ないカテーテル治療

カテーテル治療は胸を切り開かずに処置を行うため、治療後の回復が比較的早く、入院期間が短いことが特徴です。
心臓や足の血管狭窄、閉塞に対しては、バルーン（風船）をつけたカテーテルを血管内に送り込み、狭くなった血管部分を膨らませて広げる治療や、ステント（金属製の網状チューブ）を血管内に留置して血流を確保する治療で血管を広げて（経皮的冠動脈形成術）、血流改善を目指します。
不整脈に対しては、カテーテルを用いて原因部位を根本から焼いて治療します（カテーテルアブレーション）。またペースメーカーという脈を補う機器を体内に埋め込むことで、心拍を適正に調整します。心臓弁膜症に対しては、カテーテルを用いた人工弁留置、クリップによる接合不全修復術（2021年度開始予定）を行います。
自身がカテーテル治療の対象となるか専門医に相談してみましょう。

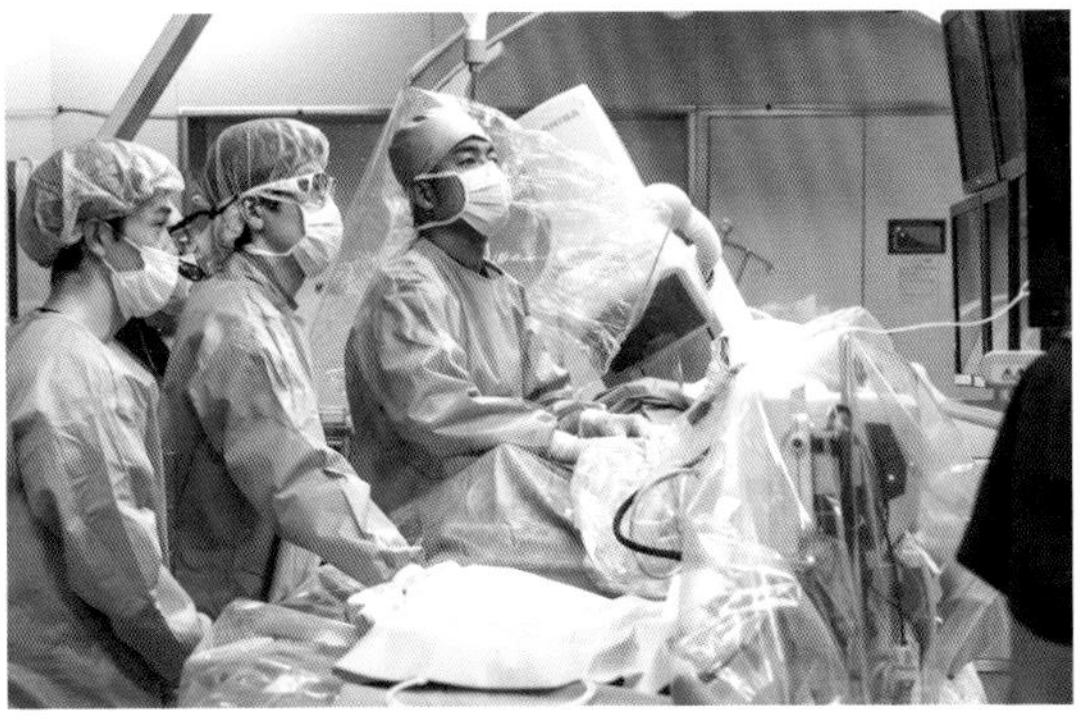

写真１　カテーテル検査室の様子

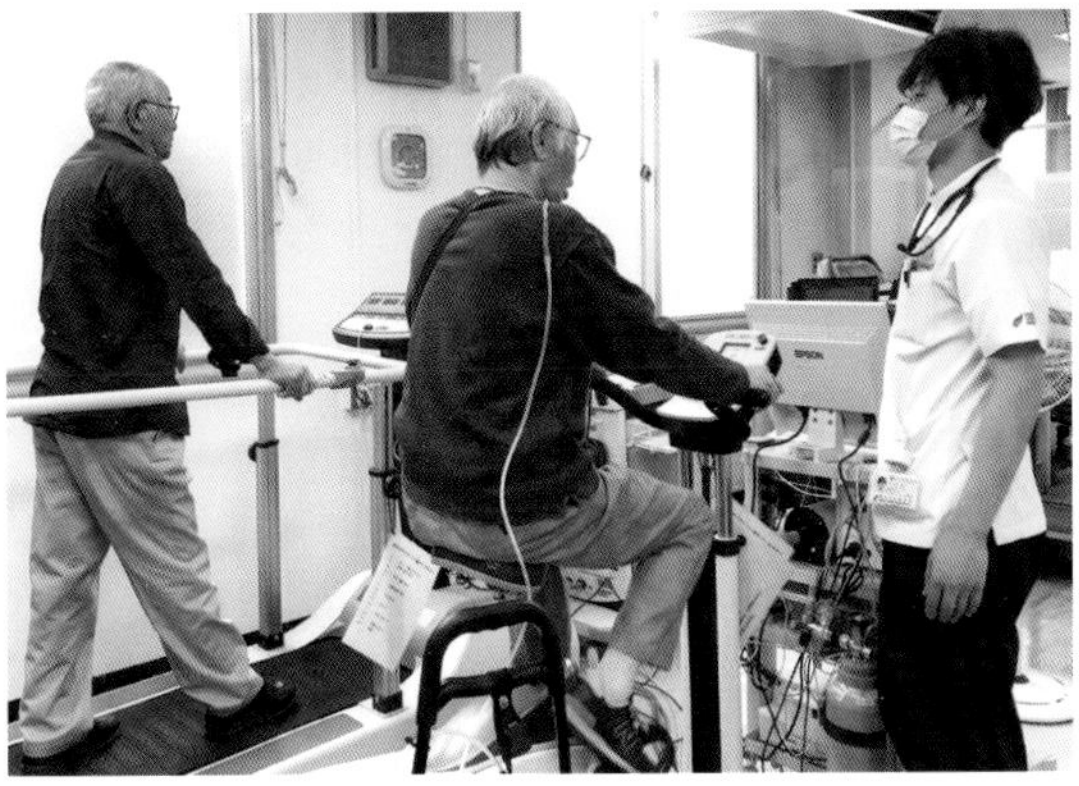

写真２　心臓リハビリテーションの様子

当科の特徴

急性心不全に対する急性期治療、狭心症や心筋梗塞に対する緊急カテーテル治療など、一刻を争う重症急性心疾患に対しては、当院の高度救命救急センターと連携して24時間365日対応しています。胸痛がある場合は、循環器内科医師に直通で電話相談できる「胸痛センター」（0263-37-2222）も開設しています。

生まれつき心臓に異常がある先天性心疾患の専門外来を開設しています。長野県立こども病院と連携し、成人後の疾患管理を行っています。心不全と同様に息切れ症状を起こす肺高血圧症は治療困難な疾患とされてきましたが、近年の薬物療法と血管治療の発展により回復経過が改善しています。当院では、肺高血圧専門外来を開設し、早い段階から適切な検査や治療を行うようにしています。

循環器疾患に対して個々の症例に応じて最適な治療法を選択するために、循環器内科、心臓血管外科を中心とした治療チーム（ハートチーム）で協力して診療を行っています。常に最新の治療ができる環境を整えています。

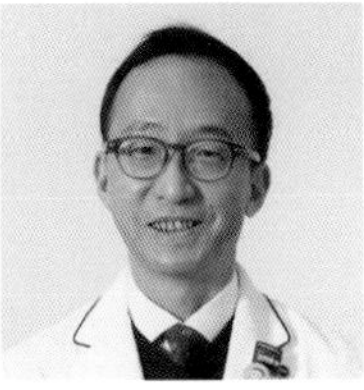

科長
桑原 宏一郎
（くわはら こういちろう）

泌尿器科

生活の質に直結！アナタの知らない頻尿・尿失禁の世界

講師
皆川 倫範
（みながわ とものり）

普段はできない「おしっこ」の話──排尿機能とは

おしっこ（排尿）の話は、普段あまりしませんよね。それは「正常の排尿機能」があるからです。多くの人は「正常の排尿機能」について意識せず、日々黙々とトイレに通います。しかし、「正常の排尿機能」が失われると大変です。尿が近い、尿の回数が多い症状を頻尿《ひんにょう》といいます。夜３回もおしっこに行ったら、朝からクタクタです。尿が漏れる「尿失禁」は、とても悲しい気持ちになります。そういった問題に取り組むのが、泌尿器科の仕事です。

おしっこで困ること──排尿機能にかかわる病気

「正常の排尿機能」とは、膀胱《ぼうこう》と尿道の機能のことです。男性では前立腺もかかわります。膀胱・尿道を中心とした骨盤臓器の解剖を「図１」に示します。排尿の機能は、①尿を溜《た》める（蓄尿）、②溜まったら感じる、③体外に放出する（狭義の排尿）、以上を繰り返すことです。排尿機能の正常な人は、ほとんど意識することなく①から③を繰り返して行います。

しかし、排尿機能は、さまざまな原因により障害されます。主に、加齢現象・前立腺肥大症・神経の病気が原因となります。ここでは、代表的な排尿機能の病気である、過活動膀胱・前立腺肥大症・神経因性膀胱について解説します。

過活動膀胱は、尿を我慢できなくなる病気です。トイレが我慢できず、駆け込むようなことがしばしば起こります。尿失禁（尿漏れ）になることもあり、苦しく悲しい気持ちになります。40歳以上の男女の14・1%、すなわち国内には約１０４０万人の患者さんがいると推定されています。原因はさまざまですが、高齢者で多くみられるので、加齢現象という側面があります。

前立腺肥大症は、男性だけの病気です。膀胱内にある尿の出口に前立腺があります。原因は不明ですが前立腺が大きくなり、膀胱の出口を塞《ふさ》ぐのでおしっこが出にくくなります（図２ａ）。重症例では排尿が全くできなくなります。

膀胱・尿道は神経でコントロールされています。従って、脳梗塞《のうこうそく》、脊髄《せきずい》の損傷、糖尿病などさまざまな神経の病気に影響されます。神経の障害により発症した排尿機能の障害を、「神経因性膀胱」と呼びます（図２ｂ）。

神経因性膀胱では、神経の障害部位や程度により、膀胱が麻痺して感覚（尿意）がなくなったり、膀胱が勝手に収縮して尿失禁を起こしたりします。

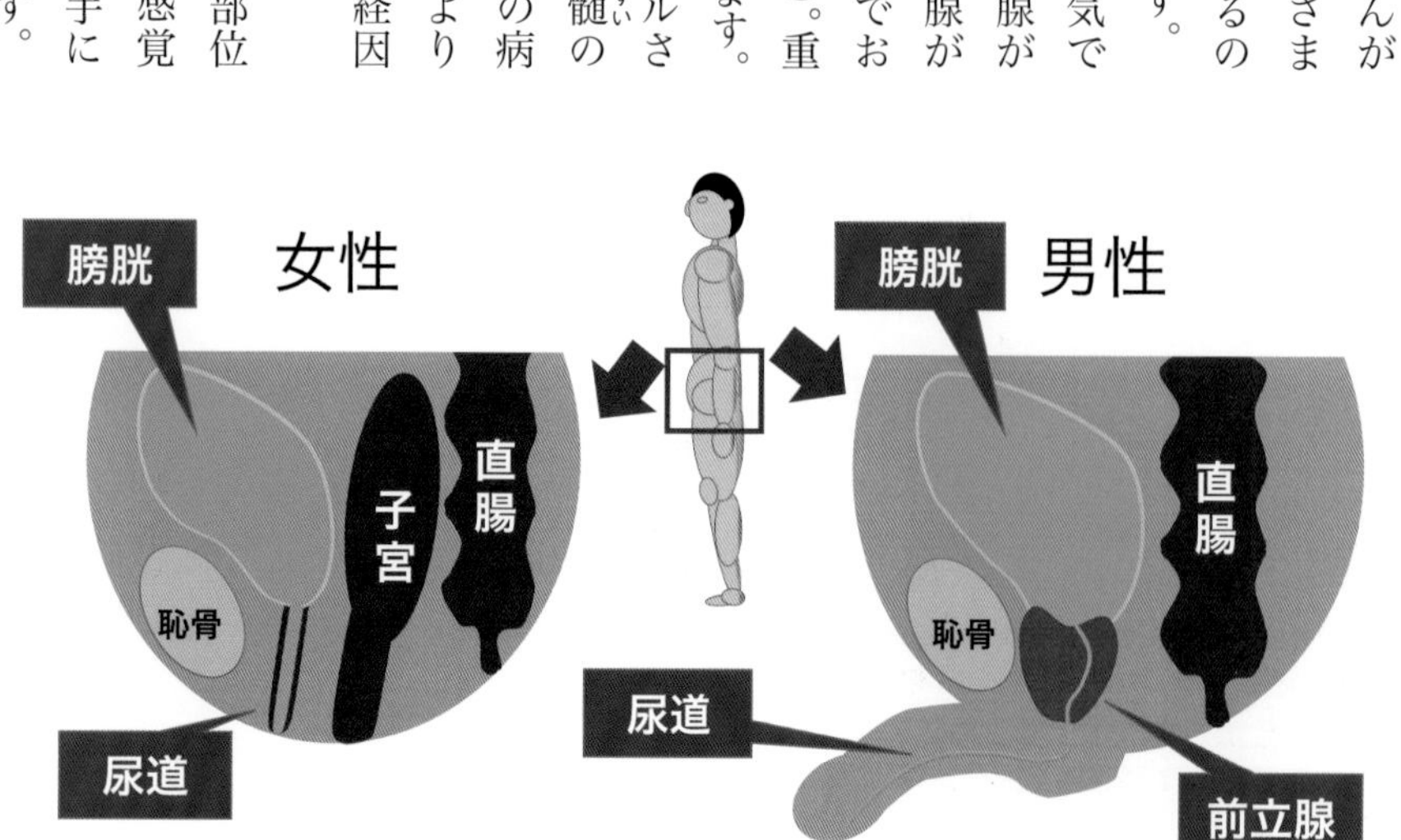

図１　骨盤臓器の解剖

おしっこ、ちゃんと出てるかな？—— 排尿機能の検査

排尿機能にかかわる病気の診療では、まずは患者さんの言うことをよく聞くところから始まります。いつからどのように発症したのか聞いて、症状の点数をつけ、重症度を判定します。そして、尿検査・超音波検査・尿流測定検査などを行います。

尿に出血・感染症がないかなど、尿検査でチェックします。超音波検査は腎臓《じんぞう》・膀胱・前立腺を体への負担なく観察できる検査です。尿流測定検査は、計量器の中に排尿することで、尿の勢いを測定する検査です。尿の出かたを観察して、排尿障害の重症度を判定します。さらに詳細な排尿機能の評価をする必要があれば、膀胱内圧測定検査を行います。

膀胱内圧測定検査では、尿道から膀胱内にカテーテルと呼ばれるチューブを挿入し、膀胱内部の圧力を測定します。これらの検査・評価の結果で排尿障害が重度の場合、さまざまな合併症が起こる可能性が高いといえます。膀胱炎や腎盂腎炎《じんうじんえん》などの感染症や、腎臓の機能障害が代表的な合併症です。

排尿機能の診療では、排尿そのものだけでなく合併症の管理も重要です。

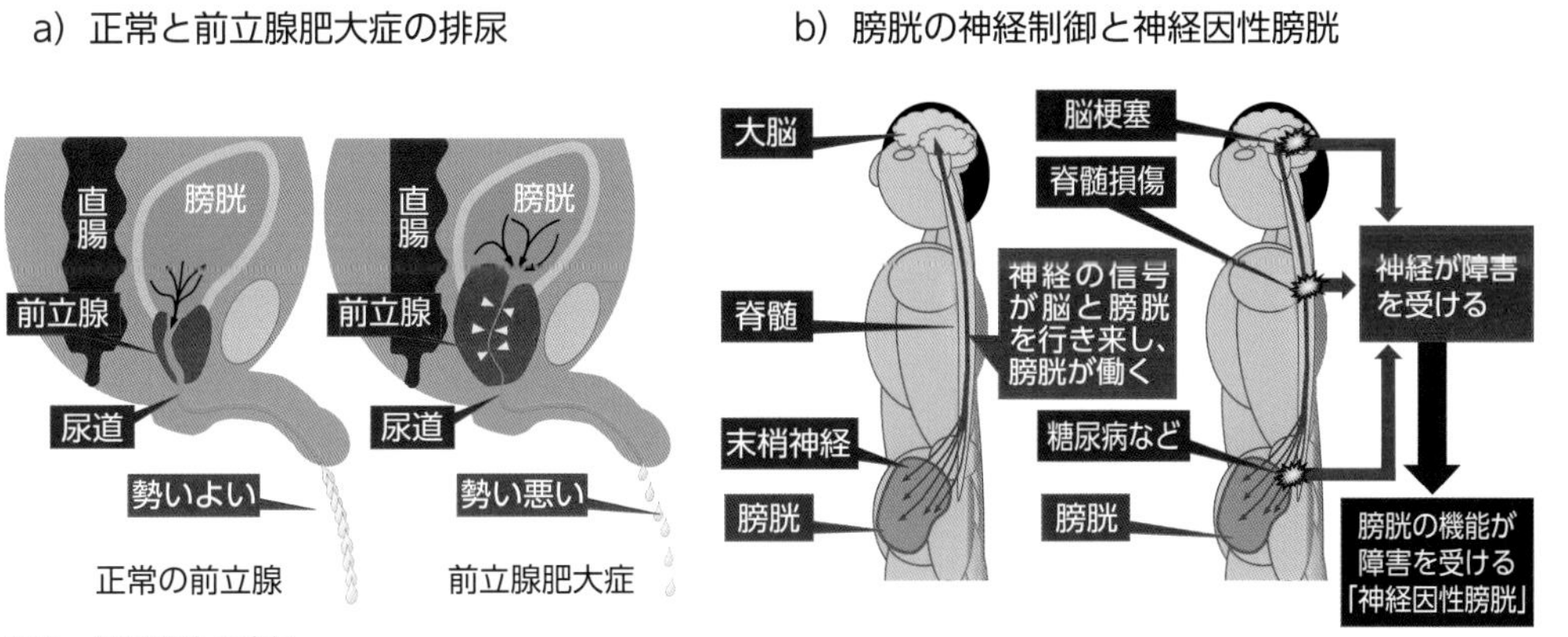

図２　排尿機能の病気

どうやって治療するの？

排尿機能にかかわる病気の治療には、薬の治療と手術があります。例えば、過活動膀胱を弱める治療薬や前立腺肥大症の症状を良くする薬、前立腺を小さくする治療薬など、さまざまな薬の治療があります。しかし、十分な効果が得られない場合、手術治療を行うことがあります。

当院で最も多い排尿機能の手術は、前立腺肥大症の手術です。肥大した前立腺の内部をレーザーや電気メスでくり抜いて、排尿障害の原因である尿道の閉塞《へいそく》を改善させます。

そのほかに、女性の尿失禁を止める手術として、メッシュと呼ばれる網状のシートで尿道を支える尿道スリング手術というものがあります。

また、最新の治療としては、人工道《じんこうどう》括約筋《かつやくきん》という人工物を用いた失禁の手術、膀胱の神経を刺激するペースメーカーのような機器を用いた失禁の治療（仙骨神経刺激療法《せんこつしんけいしげきりょうほう》）、膀胱内にボツリヌス毒素を注入して筋肉をゆるめる効果を利用する過活動膀胱・尿失禁の治療が登場しています。

このように私たち泌尿器科は、さまざまな治療手段を用いて、排尿障害で苦しむ患者さんの治療を行っています。

前立腺がんの「切らない治療」—— 小線源治療

転移のない初期の前立腺がんは、手術や放射線で治療します。放射線には、「外照射」と「内照射」があります。体外からのビームでがんを焼く外照射に対し、組織内部に放射線を出すカプセルを埋め込み、カプセル内からのビームでがんを焼く治療が内照射です。埋め込むカプセルは5mm程度で、50～100個埋め込みます。内照射には“小線源治療”、“ブラキセラピー”といった別名があります。

小線源治療の特徴は、周囲臓器の被ばく量および合併症が少ないことで、「合併症の少ない切らない治療」として登場しました。当院では2008年から導入し、低悪性度の初期がんに限定して、2020年11月現在まで263症例の患者さんに治療を行っています。近年では、外照射との併用療法や、小線源・外照射・ホルモン療法を併用した「トリモダリティ治療」を導入し、悪性度の高い前立腺がんにも数多く取り組んでいます。

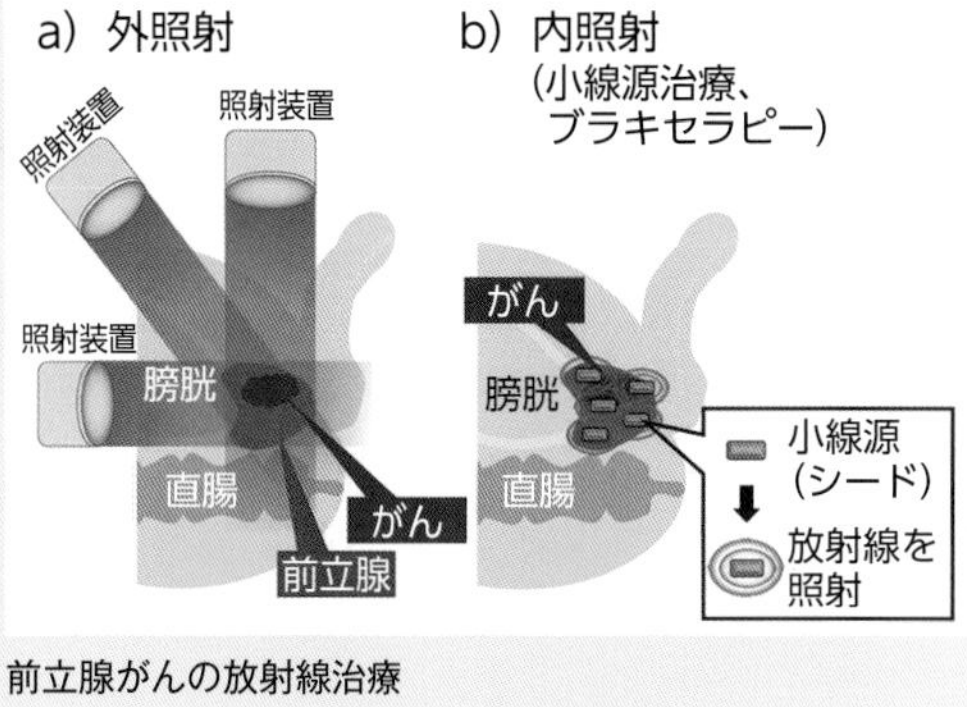

前立腺がんの放射線治療

眼科

白内障の手術 難症例や持病のある患者さんにも対応

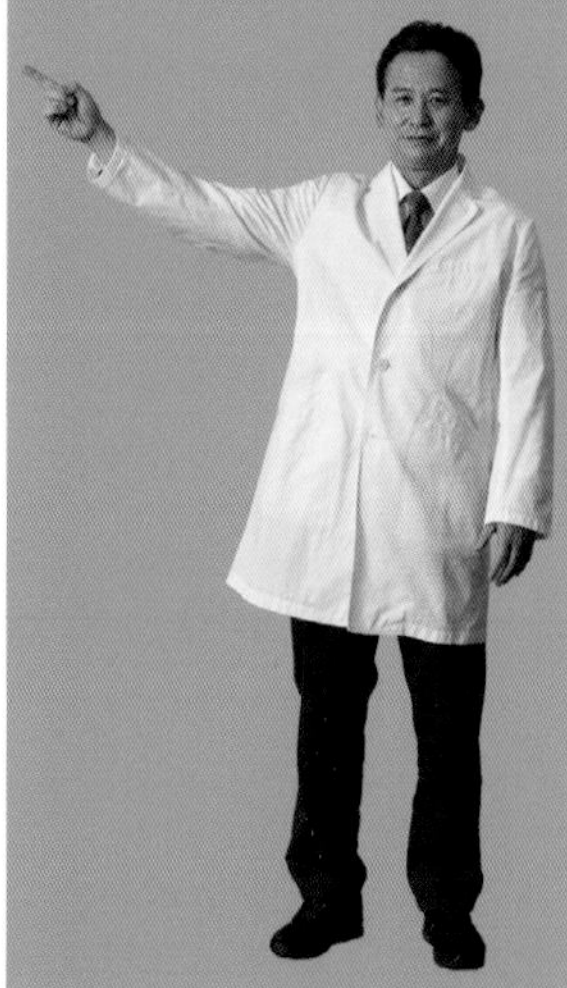

科長
村田 敏規
（むらた としのり）

白内障は白く霞んで見えなくなる病気です

白内障は、髪の毛が白髪になるように、年をとると透明だった目の中のレンズ（水晶体）が白く濁ってしまうため、ものが霞《かす》んで見えにくくなる病気です。眼鏡が曇ってしまったときのように、白く霞んでものがよく見えない状態になります。
眼鏡の曇りは、布で拭き取れば見えるようになりますが、目の中の水晶体の濁りをとり除き、視力を回復するには手術が唯一の方法です（写真）。

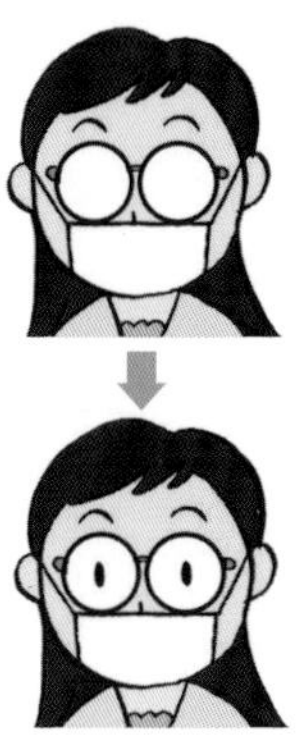

白内障は、眼鏡の曇りを布でふくような手術が必要です

難しい症例への対応

白内障の患者さんに高齢の方が増えており、水晶体を支えているチン小帯が弱ってしまっている、あるいは水晶体を手術で砕いて除去したくても、硬くて砕けなくなっているなど、加齢が原因で手術を難しくしています。

この場合、白内障手術だけでなく、急きょその場で、硝子体手術《しょうしたいしゅじゅつ》という別の手術を併せて行うことが必要になるケースがあります。当院にはそういった難症例に対応できる設備と経験のある眼科医がそろっています（表）。

リスクの高い方への対応

脳梗塞《のうこうそく》や心筋梗塞《しんきんこうそく》、全身でリスクの高い病気を持つ患者さんには、総合病院での白内障手術をお勧めします。

白内障の手術中は、大きな精神的ストレスがかかることから、血圧が上昇します。そうした患者さんのリスクをゼロにすることはできませんが、総合病院での手術には、万が一、目以外の全身的なトラブルが生じたときに、眼科単科の病院や医院での手術よりも、早い対応が可能になるメリットがあります。

全身麻酔手術

白内障手術は短時間で終わりますが、局所麻酔での手術がどうしても怖くて受けられないという患者さんもいます。また、高齢化社会の中、普段は普通に生活されている軽度の認知症を持つ白内障患者さんも、局所麻酔での

以下のような方の白内障手術に対応可能です
● 糖尿病・糖尿病網膜症の治療を受けている方
● 緑内障の治療を受けている方
● 網膜剥離を起こしたことのある方
● 軽度の認知症があり、白内障手術は困難と言われている方
● その他、種々の理由で白内障手術が難しいと言われている方

表　対応可能な白内障

手術が困難な患者さんの予備軍となります。

そうした患者さんに対応するため、当院では数は限られますが、全身麻酔での白内障手術が選択可能です。

日帰り手術

これまで当院では、入院が必要な患者さんの白内障手術を中心に行ってきました。手術前日か当日に入院し、手術の翌朝診察して、経過が良ければ退院してもらってきました。

しかし、新型コロナウイルス感染症の影響で、入院制限がかかった時期に必要な手術が施行できず、救える視力が救えないことを経験しました。

この反省から、白内障手術に限らず、入院せずに日帰りで手術を行うことを計画しています。当院での白内障手術の一般的なスケジュールを図に示します（図）。

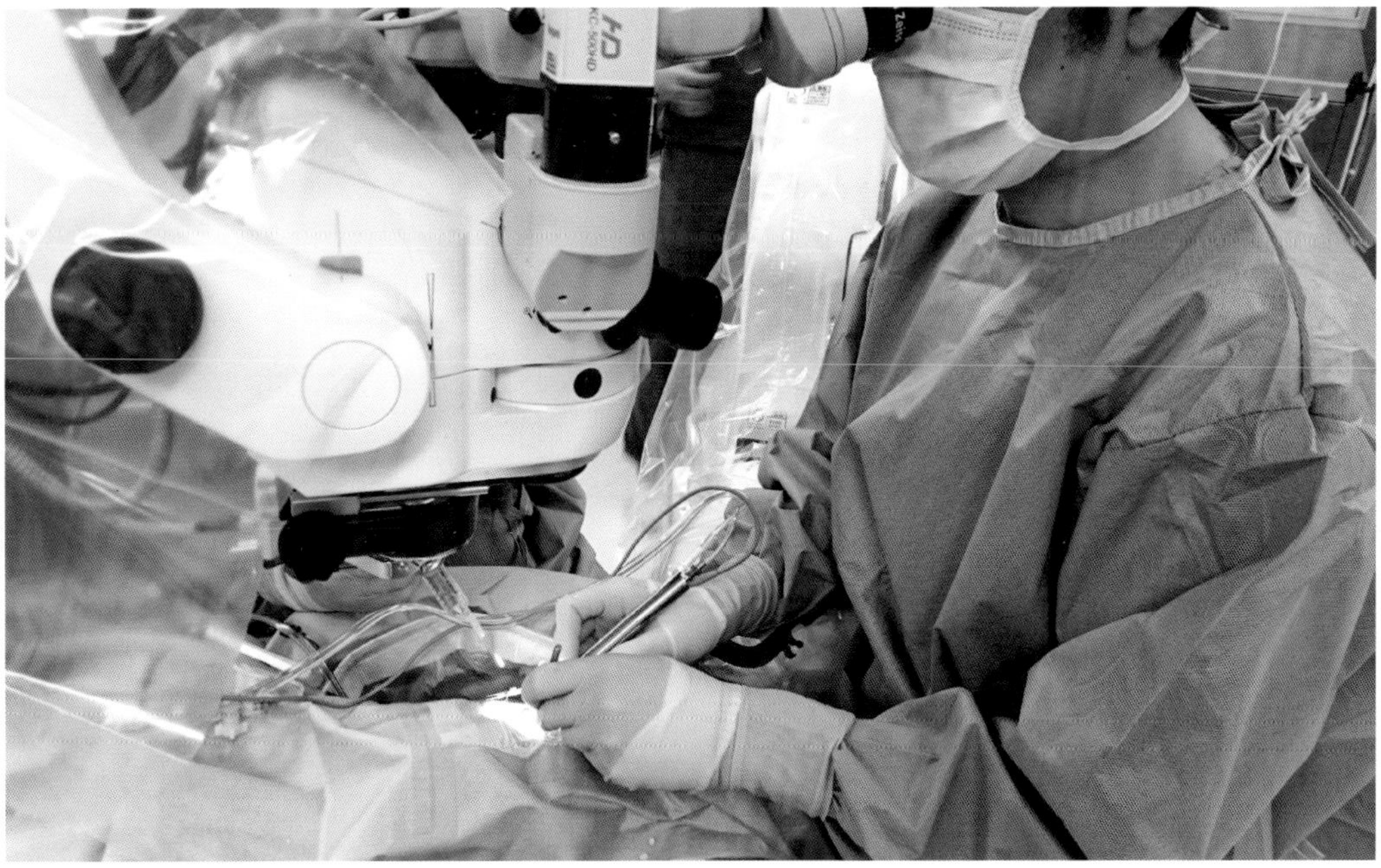

写真　白内障手術の様子。清潔に安全に手術を行うよう努めています

白内障手術のスケジュールの代表的な日程

● 信大病院からご自宅が遠い患者さん

１日目	２日目	３日目	１週間後
入院	手術	朝診察後退院	術後診察

● 信大病院からご自宅が比較的近い患者さん

１日目	２日目	１週間後
入院・手術	朝診察後退院	術後診察

原則午前10時頃までに入院をお願いしています

● 信大病院からご自宅が近い患者さん

感染症流行など入院できない事態に備えて
今後日帰り手術を整備していく予定です

注：ご自宅からの距離は１つの検討項目です。目の状態、全身の病気などをもとに、どのスケジュールで手術を行うかを適宜個別に相談させていただきます

図　白内障手術のスケジュール例

糖尿病黄斑浮腫と抗 VEGF 療法

糖尿病患者さんの白内障手術は、糖尿病黄斑浮腫《おうはんふしゅ》や糖尿病網膜症《もうまくしょう》の悪化といった後遺症で視力が出にくい場合があります。当院は、糖尿病黄斑浮腫と糖尿病網膜症の治療で実績も多く、さまざまな状況に対応可能です。

糖尿病黄斑浮腫は、糖尿病網膜症のように失明の原因とまではなりませんが、就労年齢層において失業や運転免許の喪失など、社会的な問題を引き起こす視力低下の原因となります。近年では眼内に抗 VEGF 薬（浮腫を退縮させる薬）を投与する治療の登場によって、黄斑浮腫の視力予後は大きく改善されています。この抗 VEGF 療法は、入院や手術が不要で外来で施行が可能だというメリットがあるものの、薬剤が眼内から代謝されるため一定期間で効果がなくなり、治療の継続が必要である点が課題となっています。当院では糖尿病黄斑浮腫に対して、積極的に治療および治験を行っています。

【診療実績】

当院の白内障手術（単独手術）件数

年度	白内障 単独手術件数
2015年度	268件
2016年度	347件
2017年度	285件
2018年度	356件
2019年度	332件

麻酔科蘇生科（ペインクリニック）

帯状疱疹の治癒後も続く痛みへのアプローチ

准教授
田中 聡
（たなか さとし）
助教（診療）
村上 育子
（むらかみ いくこ）

帯状疱疹と帯状疱疹後神経痛

帯状疱疹《たいじょうほうしん》は、免疫力が低下したときに、脊髄神経《せきずいしんけい》節《せつ》や脳神経節に潜んでいる水疱《すいほう》・帯状疱疹ウイルスの活動が再活性化することによって起こる痛みを伴う疾患です。痛みは徐々に改善しますが、数人に1人が帯状疱疹後神経痛《たいじょうほうしんごしんけいつう》に移行します。帯状疱疹後神経痛は、皮膚症状が治った後も3か月以上残る神経の痛みです。灼《や》けるような、刺されるような痛みで、程度は軽いものから夜も寝られないほどの強いものまであります。

痛みに関する治療

帯状疱疹に関連した痛み（帯状疱疹関連痛）には、皮疹《ひしん》（皮膚にできる発疹）前に起きる痛み、皮疹とともに生じる痛み、皮疹治癒後も残る帯状疱疹後神経痛があり、痛みの起きる仕組みが異なるため、治療も適宜変更する必要があります。

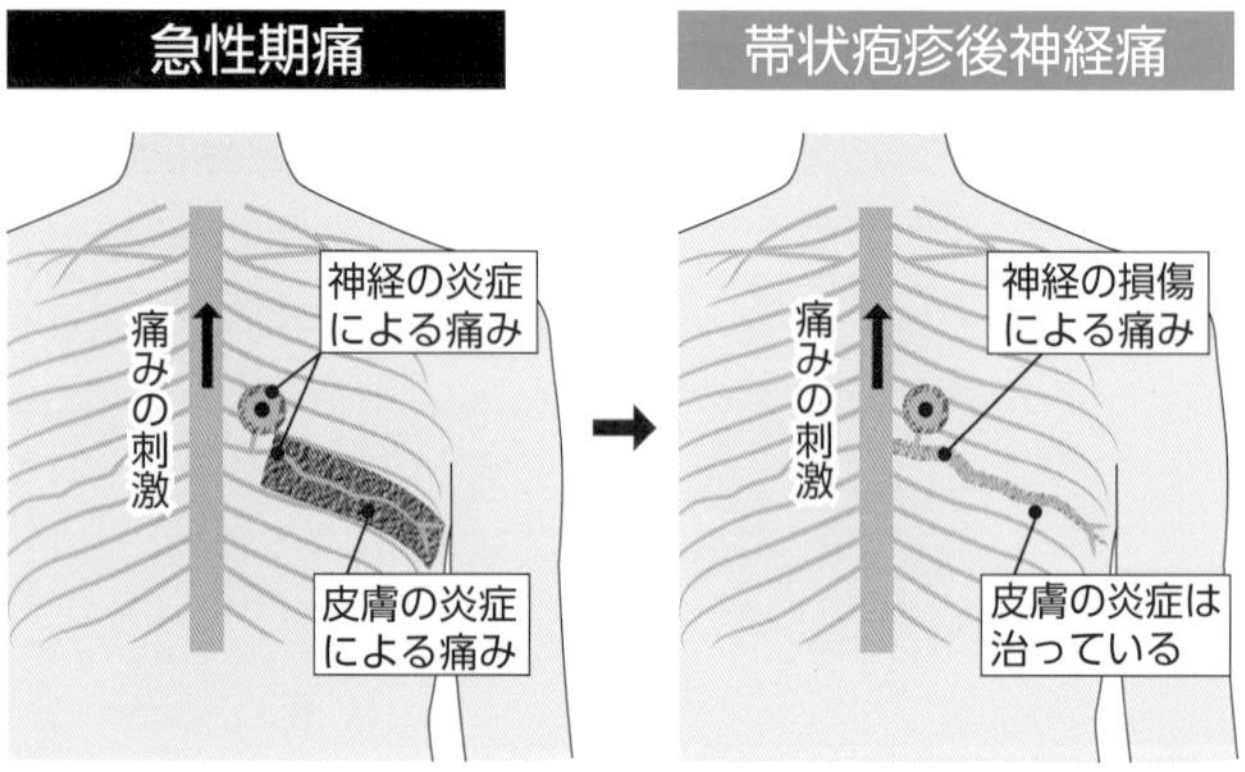

図　帯状疱疹関連痛

まずは、早期（3日以内）に抗ウイルス薬の投与を始めることが効果的です。主に皮膚科で行われる治療で、皮膚症状が早く治り、痛みも早く軽減します。

早期の治療開始にもかかわらず、強い痛みを生じた場合や、帯状疱疹後神経痛に移行した場合は、ペインクリニック（痛みを治療する専門の診療科）の治療対象となります。

ペインクリニックでは、発症からの時間や痛みの場所、性状、程度により、最も効果的で安全な方法を提案します。ペインクリニックの医師は、痛みそのものを確認するような検査を行うのではなく、問診で患者さんに自覚症状の細かい変化を聞き、相談しながら治療を行います。

具体的な治療法は、主に神経ブロックと薬物療法です。神経ブロックは、局所麻酔薬やアルコール、高周波熱凝固*により、神経伝達を遮断《しゃだん》し、痛いという情報が中枢神経系に伝わらないようにする治療です。神経ブロックは高い鎮痛効果が期待されますが、針を刺す必要があり、出血や感染といった合併症が生じる可能性があるため、適応を見極め、慎重に実施します。

薬物療法では、消炎鎮痛薬や抗てんかん薬、抗うつ薬、ときには医療用麻薬も使用します。さまざまな副作用があるため、鎮痛効果とそれらの副作用を評価して、投与量あるいは薬剤の種類を変更します。

予防

帯状疱疹と帯状疱疹後神経痛の発症を減少させる2種類のワクチン（生ワクチンと不活化ワクチン）が、50歳以上の方を対象に国内で承認されています。

両ワクチンの大きな違いは、「明らかに免疫異常のある方や免疫抑制をきたす治療を受けている方」に使用できるか否かです。ほかにも、予防効果や接種回数、費用などが異なります。

ワクチンの使用で帯状疱疹の発症を減少させられますが、帯状疱疹後神経痛への移行を完全に予防する方法は、まだ確立されていません。

＊高周波熱凝固／高周波の電磁波により針の先端から熱を発生させ、神経を構成しているタンパク質の一部を凝固して、神経の働きを長期間抑える方法

精神科

職場復帰をアシストします ——リワークプログラム

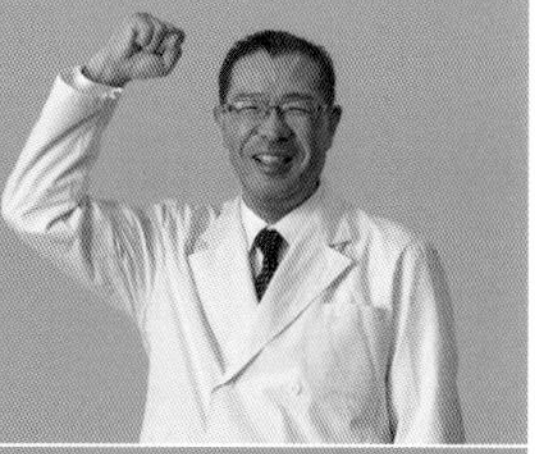

科長
鷲塚 伸介
（わしづか しんすけ）

リワークとは？

うつ病の治療は、休息と薬、そしてカウンセリングが基本です。しかし、これらの治療により回復して仕事に戻ったものの症状が再発して、短期間のうちに再び休職する患者さんが増えてきました。自宅でゆっくり休んでいた状態から、いきなり職場に出勤するのでは、ギャップが大きすぎる場合もあります。

当院では、こうした患者さんに対して、復職後の再発予防と就労継続を目的とし、休養と仕事の間を埋めるリハビリテーションである「リワークプログラム（以下、リワークと略します）」を２０１４年から行っています。

リワークの内容

Step 1で、２～３週間の作業療法に休まず参加できた方について初期評価を行います。そこでリワーク導入可能と判断された場合は、Step 2に移行します（図）。

ここでは、①病気や治療を正しく理解し、再発予防の注意点を学ぶ「教育プログラム」、②仕事に準じた作業を行い、復職に必要な集中力や持続力の回復を目指す「個別プログラム」、③コミュニケーションの取り方や、人と共同して作業に取り組むときのコツを学ぶ「集団プログラム」などを行っています。

また、ものの見方や考え方が悲観的すぎたり、柔軟性に乏しい患者さんは、うつ病を再発しやすいことから、それらの修正につながる「心理プログラム」や「メタ認知トレーニング」*を取り入れています。このようなプログラムを踏まえたうえで、なぜ自分がうつ病になったのかを振り返る「自己分析レポート」を書いてもらい、参加者全員の前で発表して終了となります。

プログラムの進行は、リハビリテーション部の作業療法士を中心に、精神保健福祉士、公認心理師、薬剤師など多職種によって行われ、精神科主治医とも随時連携しています。

リワークの効果

リワークによって期待される効果は、病気に対する理解が進み、自分の強みと弱みを把握する自己洞察が深まることです。適切な感情の出し方やコミュニケーションの取り方、集中とリラックスの切り替え方などが身につくことで、ストレス対処力が強まるのが重要なポイントです。

当院ではリワークを実施した患者さんのうち、70％余りの方が復職に成功しています。復職した患者さんの90％以上が再休職せずに2年以上仕事を続けています。うつになってお休みした後、なかなか仕事に戻れないでいる方は、リワークへの参加を主治医と相談してはいかがでしょうか。

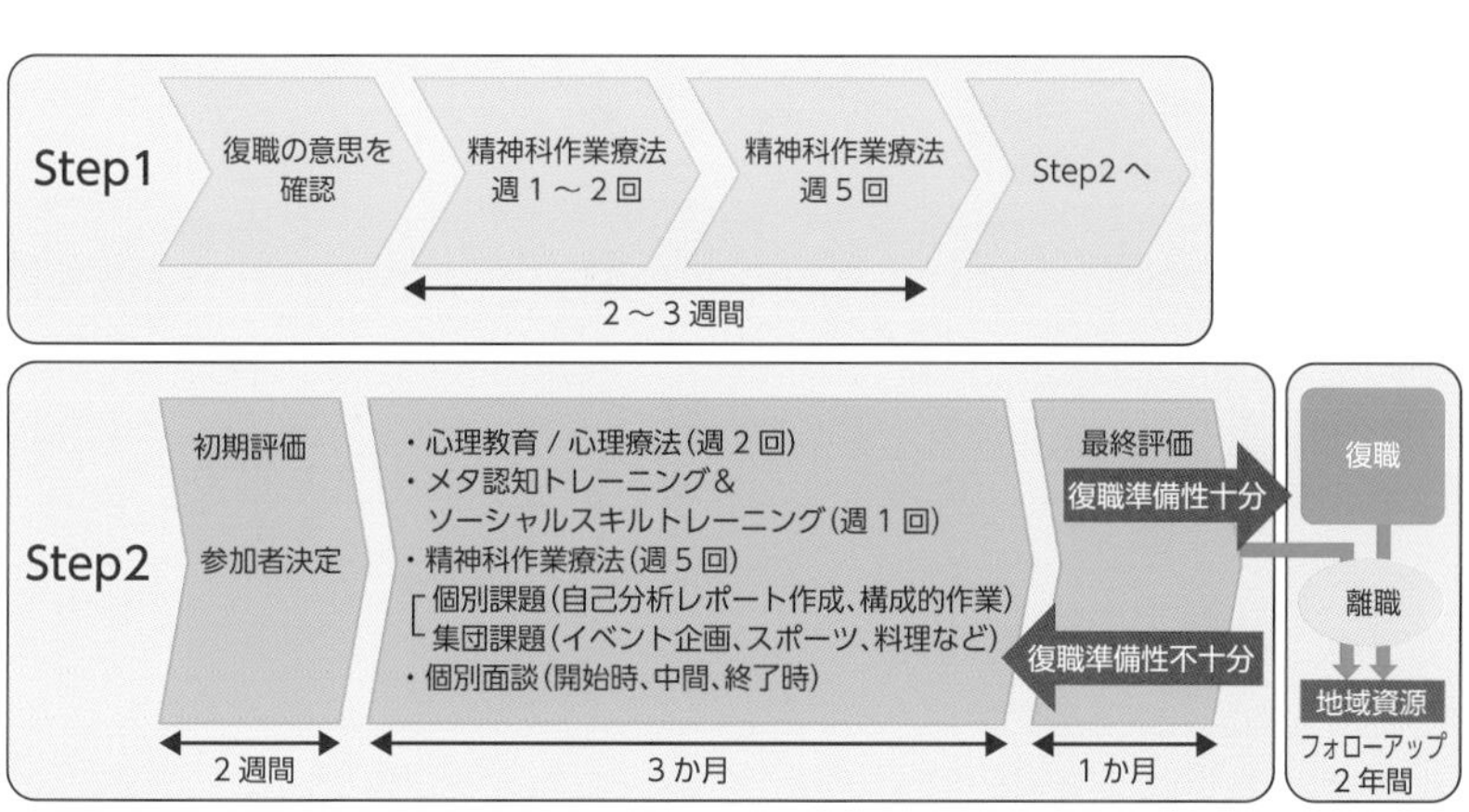

図　リワークプログラムの概要

＊メタ認知トレーニング／「考え方の癖」によって、わずかな情報から結論に飛躍したり、誤った記憶にこだわり過ぎるなどの、認知の歪みを減らすためのトレーニング

Topic 2

海外渡航者ワクチン外来

海外出張や留学される方々をサポートします

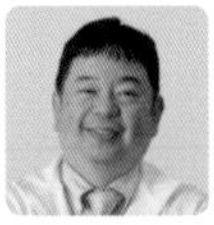

感染制御室　副室長
金井 信一郎
（かない しんいちろう）

はじめに

海外では、日本と気候や衛生環境が異なることから、渡航したときには、さまざまな感染症に注意する必要があります。感染症には、食べ物・飲み水を介するもの、動物や昆虫を介するものなどがありますが、感染症予防の正しい知識を持てば、感染のリスクを大幅に減らすことができます。

当外来は旅行や留学、赴任などで海外に滞在する方の感染症予防のため、ワクチン接種を主な目的とした専門外来で、渡航中に必要なマラリア予防薬の処方や渡航時の健康診断、留学などに必要な英文証明書の発行も行っています。

感染症を専門とする医師が安心して海外渡航できるようサポートしますので、気軽に相談してください。

海外に行く前に

ご自身でも、渡航先の衛生状況や、今どんな感染症が流行しているかなどの情報を事前に入手し、病気にならないための注意事項を確認しておきましょう。

厚生労働省検疫所（FORTH）のホームページには渡航国や地域別の情報があり、有用な情報を得ることができます（表1）。当外来を受診しない場合でも、海外に渡航することが決まった時点で一読されることをお勧めします。

FORTH／厚生労働省検疫所ホームページ（渡航国・地域別情報） https://www.forth.go.jp/destinations/index.html	
外務省海外安全ホームページ https://www.anzen.mofa.go.jp/kaian_search/	

表1　渡航先の感染症情報を入手するには？

必要なら予防接種を！

予防接種で防げる感染症の場合は、予防接種を受けて、あらかじめ抵抗力(免疫)をつけておくことをお勧めします。

必要な予防接種は、滞在地や滞在期間、滞在地で何をするかによって異なります。また、種類によっては、免疫ができるまで数週間かかったり、数回接種しないと効果が期待できないものもありますので、1か月以上の余裕をもって予約してください。

当外来では国内承認ワクチンだけでなく、渡航先や渡航までの日程によりA型肝炎、狂犬病、腸チフスなどの輸入ワクチンの接種も広く行っています(表2)。

輸入ワクチンは国内未承認ですが、海外では一般的に使用されており、安全性は国内承認ワクチンと大きな違いはありません。

万が一、重大な副作用があった場合も、輸入業者による輸入ワクチン被害救済保証制度が設けられています。

国内承認ワクチン	輸入ワクチン
・A 型肝炎ワクチン ・B 型肝炎ワクチン ・破傷風トキソイド ・日本脳炎ワクチン ・不活化ポリオワクチン ・髄膜炎菌４価 ACWY ワクチン ・麻疹風疹混合ワクチン ・水痘ワクチン ・おたふくかぜワクチン　など	・A 型肝炎ワクチン ・狂犬病ワクチン ・腸チフスワクチン ・成人用三種混合ワクチン （ジフテリア、破傷風、百日咳《ひゃくにちぜき》）

表2　当外来で接種可能な主なワクチン

Topic 3

皮膚・排泄ケア認定看護師

患者さんのスタイルに合った快適な生活のために

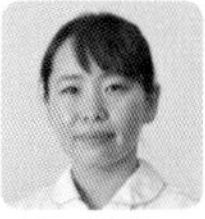
看護部 皮膚・排泄ケア認定看護師
上條 実名子
（かみじょう みなこ）

皮膚・排泄ケア認定看護師は、創傷《そうしょう》、ストーマ、失禁についての看護の専門家です。主な活動は以下の3つです。

●創傷ケア

創傷*には術後創、テープなどによるスキントラブルや床ずれ（褥瘡《じょくそう》）などがあります。特に、床ずれは寝たきりの患者さんだけでなく、どの患者さんにも起こる可能性があり、一度悪化すると治るのに時間がかかります。

床ずれのケアで重要なことは〝予防〟です。そのため、マットレスの種類の変更や体位変換、予防的なスキンケアなどを病棟看護師と共に検討します。

床ずれが発生した場合は、病棟看護師を中心に処置やケア方法を検討し、必要なときには多職種で構成したチーム（皮膚科医師・薬剤師・管理栄養士）で回診やミーティングを行い、専門的な知識を生かして対応しています。

*創傷／内外からの力が加わることによって、皮膚や軟部組織が傷ついた状態

●ストーマケア

ストーマとは、手術によってお腹《なか》に新しく造った便・尿の排泄口（出口）のことで、人工肛門や人工膀胱《ぼうこう》、瘻孔《ろうこう》（腸や膀胱などと体外をつなぐ交通路）などがあります。人工肛門、人工膀胱の保有者は、腹部から便・尿が出るため、体に特別な袋をつけて生活することになります。ストーマ装着後の患者さんの心理的な不安や、身体的な負担はとても大きいため、看護師のかかわりが重要となります。

入院中は病棟看護師と連携して、ストーマ造設に伴う手術前・後の心理ケアを行い、退院後の生活を見据えてストーマ装具を用いた管理ケア・練習を行っていきます。

退院後は医師と連携しながら、ストーマケア外来で患者さんごとの生活状況に合ったケア方法の提案や、トラブルの対応などを行っています（写真）。

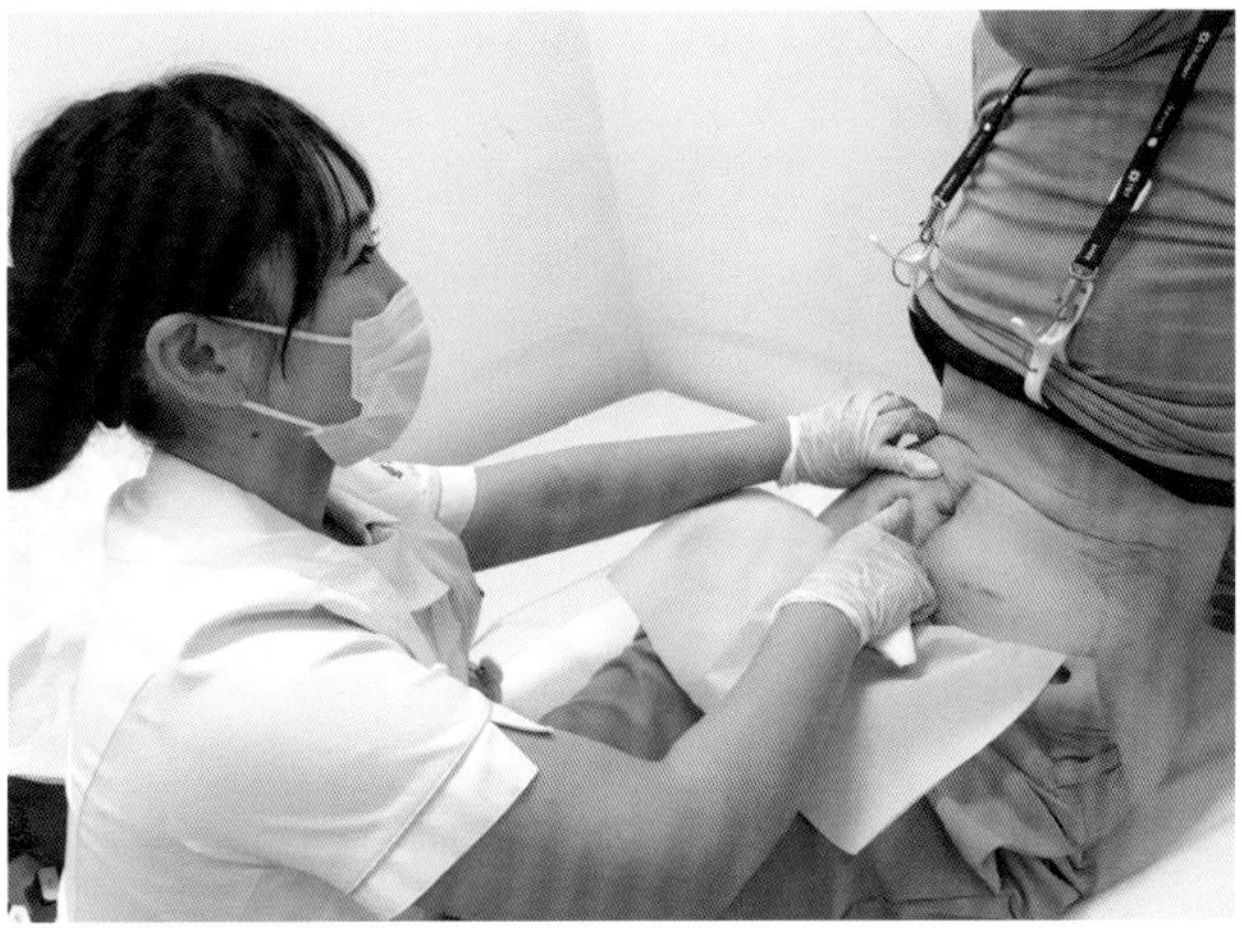

写真　ストーマケア外来での処置

●排泄ケア

排泄は、人が生きるうえで必要不可欠なことであるとともに、人の尊厳にかかわる重要な行為です。治療や手術による合併症や副作用によって尿・便失禁が起こることがあり、皮膚に赤みやただれ、かぶれなど、皮膚障害は多岐にわたります。そのケアの中心はスキンケアに関することですが、プライバシーにかかわる問題でもあり精神面への配慮も大切です。

失禁による皮膚障害への対策ケアに加え、食事や内服など総合的にケアを行っていきます。それらに問題が生じた患者さんへ、適切な管理方法を専門的な視点から指導・実践し、安心して日常生活を送ることができるよう支援していくことを目指しています。

スキンケア・排泄ケアは患者さんの生活の質を大きく左右します。どの患者さんにも安心して快適な生活を過ごしてもらえるように、さまざまな相談に対応していきたいと思います。

薬剤指導

薬剤師から
普段飲んでいる薬の確認、
入院後に処方されたお薬の
説明をさせていただきます。

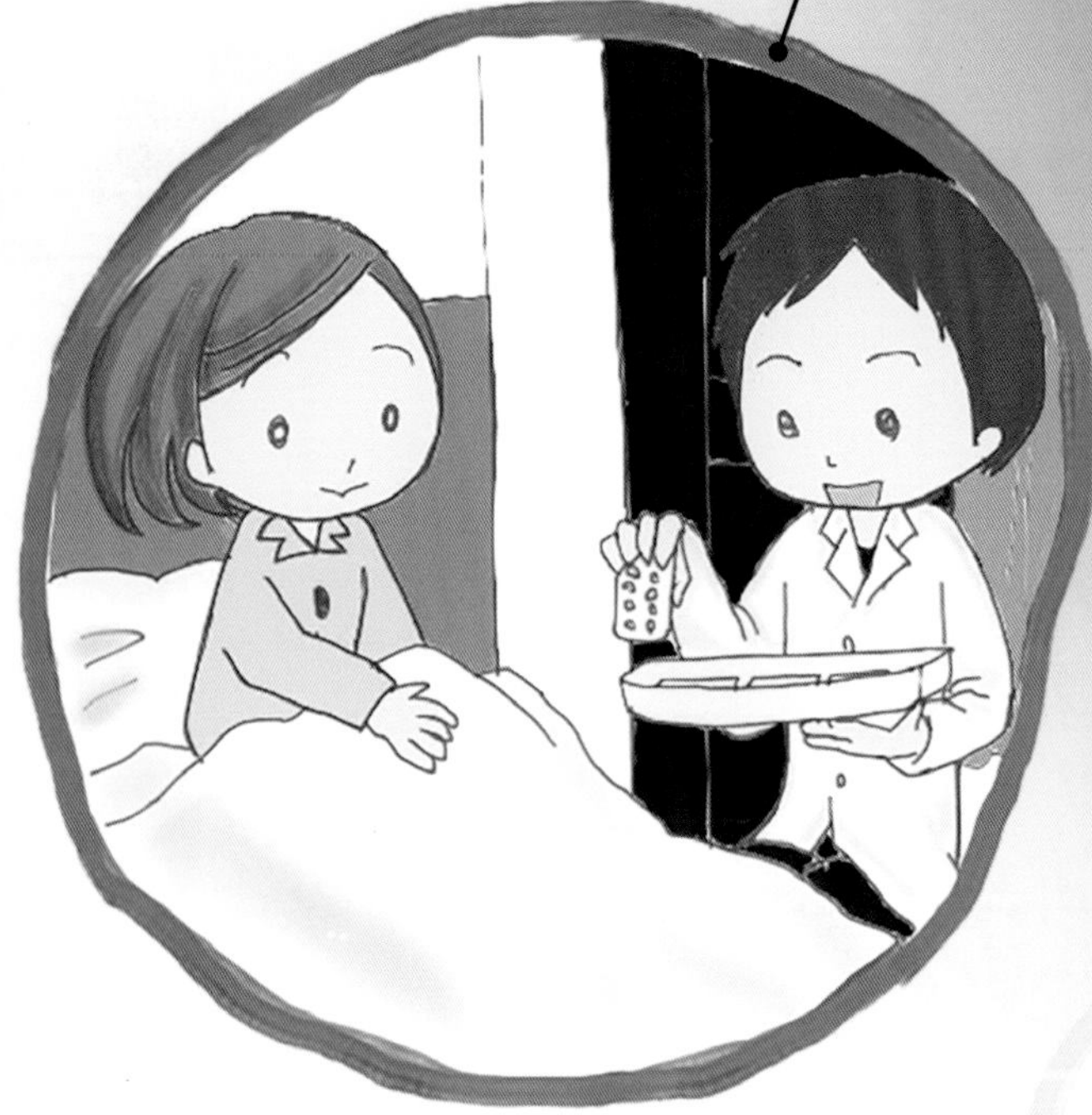

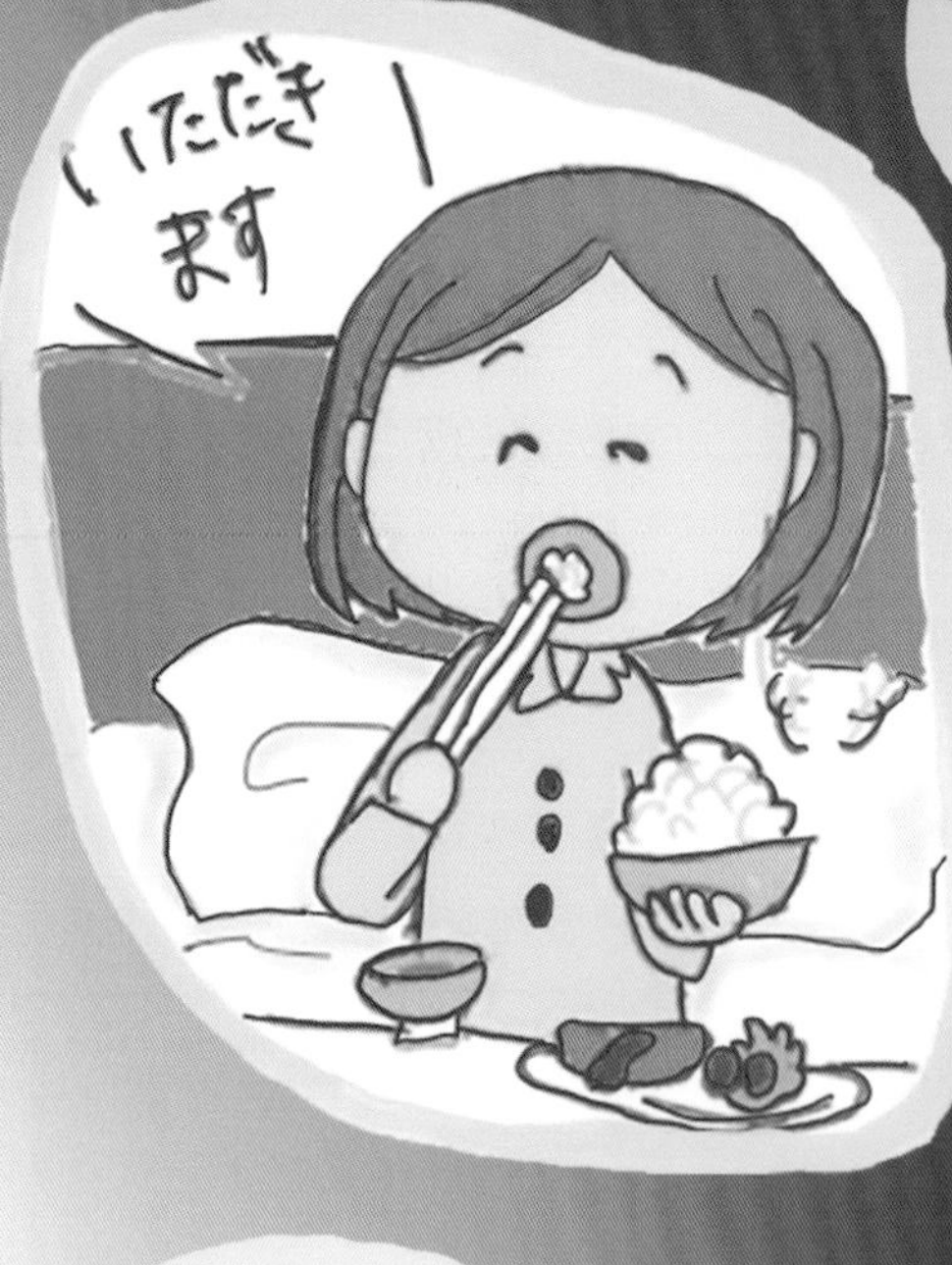

18:15頃

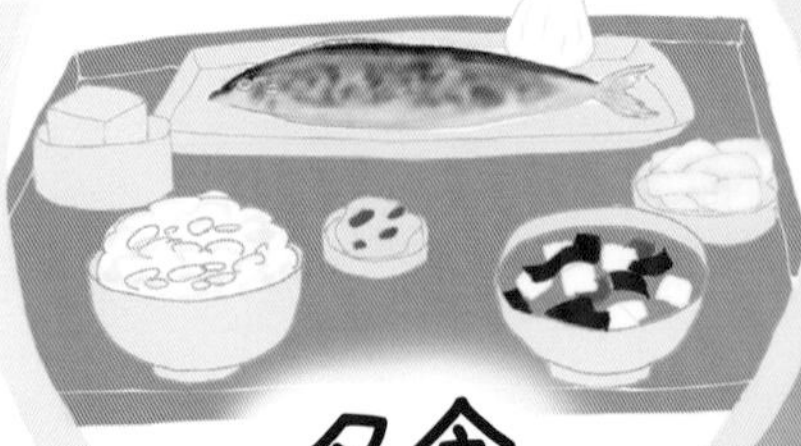

夕食

21:00
就寝

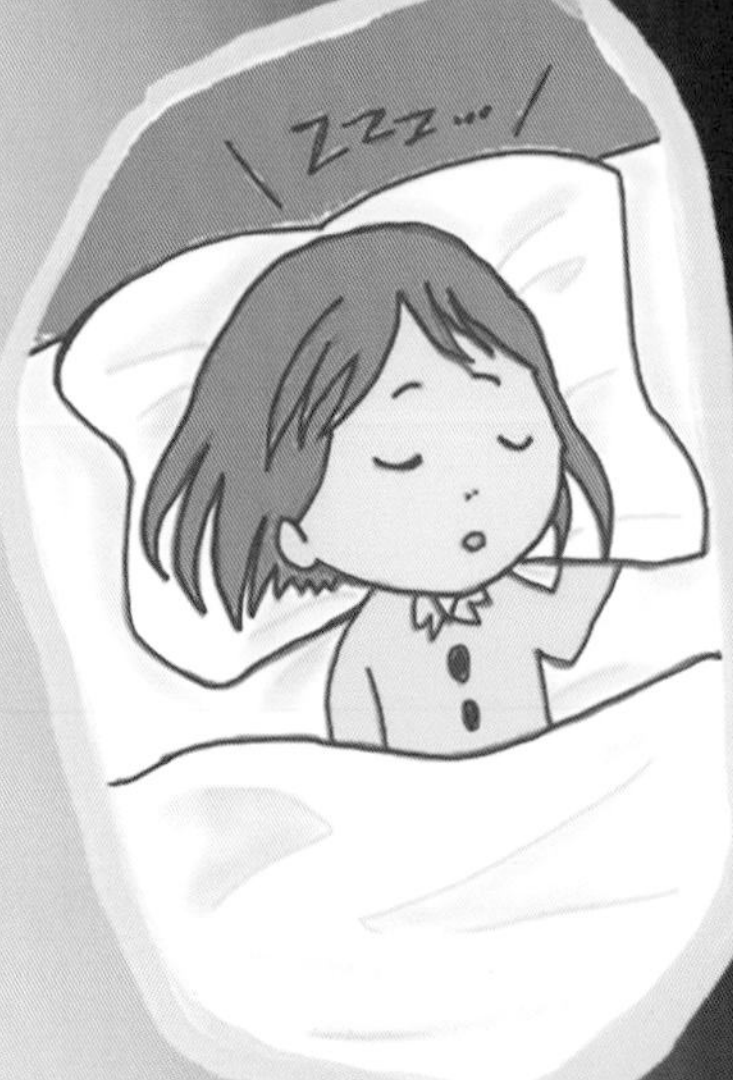

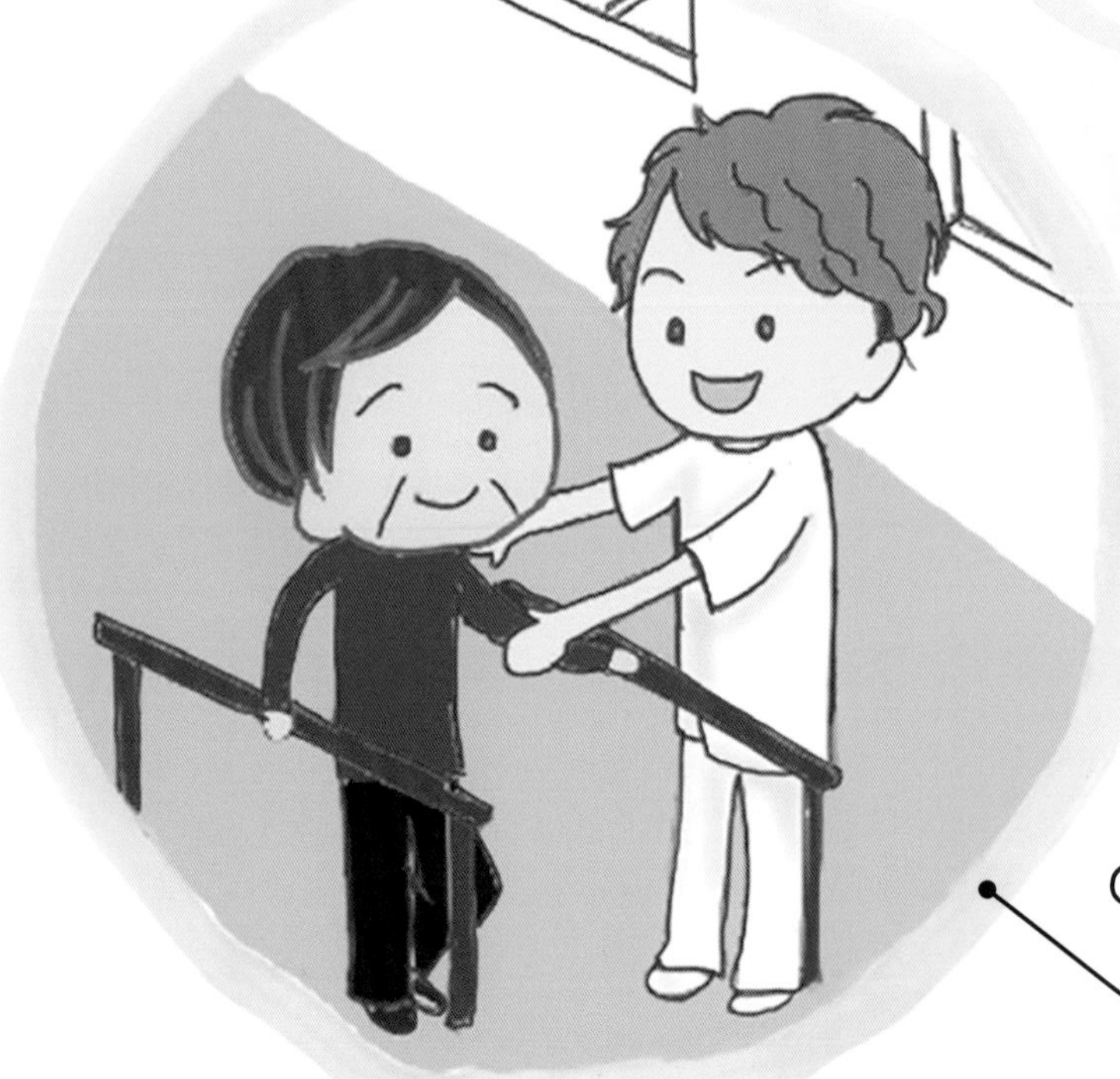

リハビリ

早期社会復帰が
できるよう
歩行訓練を行います。

郵　便　は　が　き

料金受取人払郵便

渋谷局承認

313

差出有効期間
2023年5月
31日まで

1 5 0-8 7 9 0

218

東京都渋谷区道玄坂 2-16-4
野村不動産渋谷道玄坂ビル 2F

バリューメディカル

「よりよい医療を届けたい ――
信大病院の最新治療」編集部 行

□□□-□□□□	ご住所		
			男　女
ふりがな お名前		Eメール アドレス	
お電話 番　号	（　　　　）　　　―	年齢	歳
職　業	1. 会社員　2. 管理職・会社役員　3. 公務員・団体職員　4. 自営業　5. 主婦 6. シルバー世代　7. 自由業　8. 医療従事者　9. 学生　10. その他（　　　　）		
今回お買い上げの書店名 市区町村　書店			

バリューメディカルでは、今後の企画の参考にするために、お客様にアンケートへのご協力をお願いしています。ご回答いただいた内容は、お名前、ご住所、ご連絡先などのお客様を特定できる部分を除いて集計し、統計資料として利用させていただきます。はがきは集計後速やかに断裁し、6カ月を超えて保有することはありません。

書　名	よりよい医療を届けたい—— 信大病院の最新治療

1　この本をどこでお知りになりましたか

①新聞記事（新聞名　　　　　　　）　②雑誌記事（雑誌名　　　　　　　）
③テレビ・ラジオ（番組名　　　　　　　）　④書店で見て
⑤病院で見て　⑥人にすすめられて
⑦その他　（　　　　　　　　　　　　　　）

2　この本をお買い求めになった動機を教えてください（複数可）

①信州大学医学部附属病院に通院・入院しているから
②以前、信州大学医学部附属病院に通院・入院していたから　③治療方法を知りたいから
④健康情報に興味があるから　⑤セカンドオピニオンの参考にしたいから
⑥その他　（　　　　　　　　　　　　　　）

3　この本に対する評価をお聞かせください

情報量	多い	適当	少ない
読みやすさ	読みやすい	どちらでもない	読みにくい
表紙デザイン	良い	普通	悪い
タイトル	良い	普通	悪い
価格	安い	ちょうど良い	高い

4　参考になった項目を教えてください

5　信州大学医学部附属病院にご意見・ご要望がありましたらお書きください

6　病気や治療方法などで知りたいことがありましたら教えてください

7　この本についてのご意見やご感想、健康や医療に関して興味のあることを教えてください

信大病院の1日

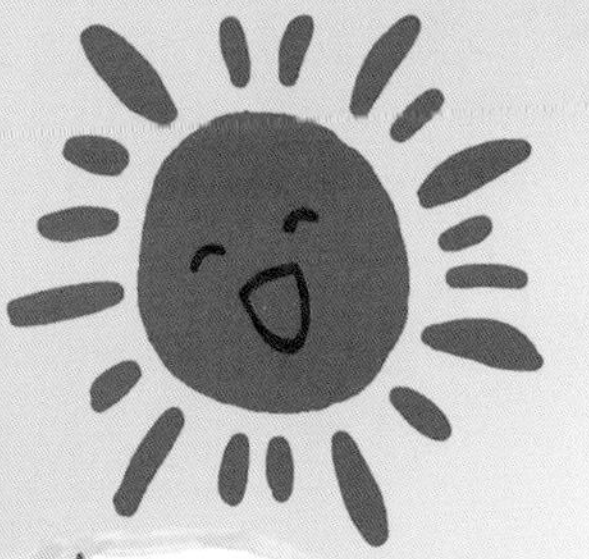

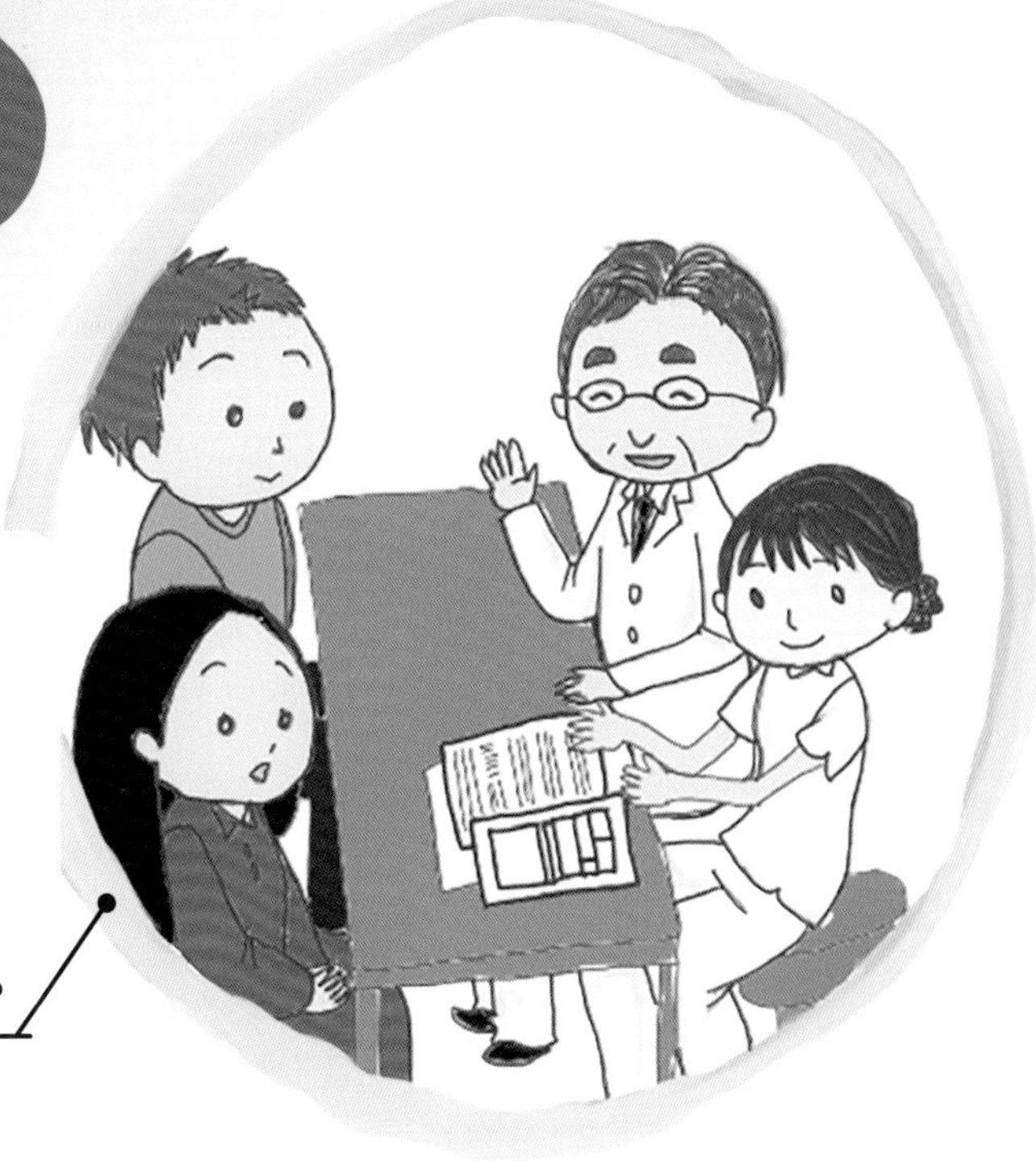

治療方針の説明

医療行為の内容など
医師や医療従事者が
説明をします。
内容をご理解いただき、
合意を得て治療を開始します。

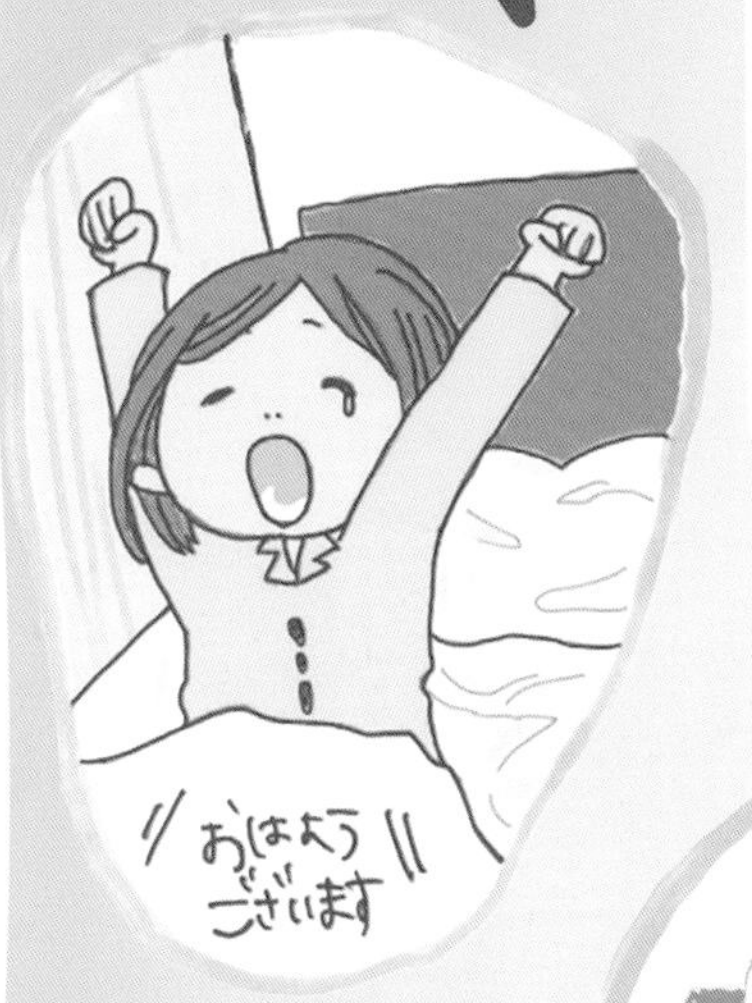
おはようございます

6:00
起床

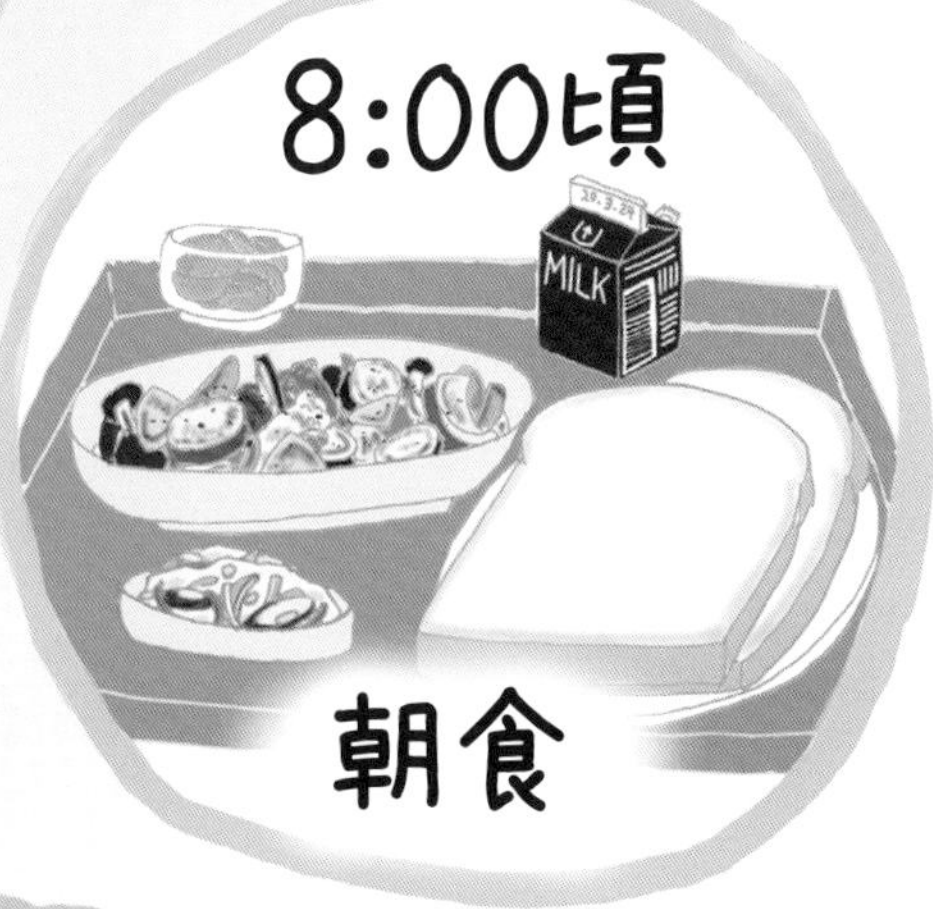
8:00頃
MILK
朝食

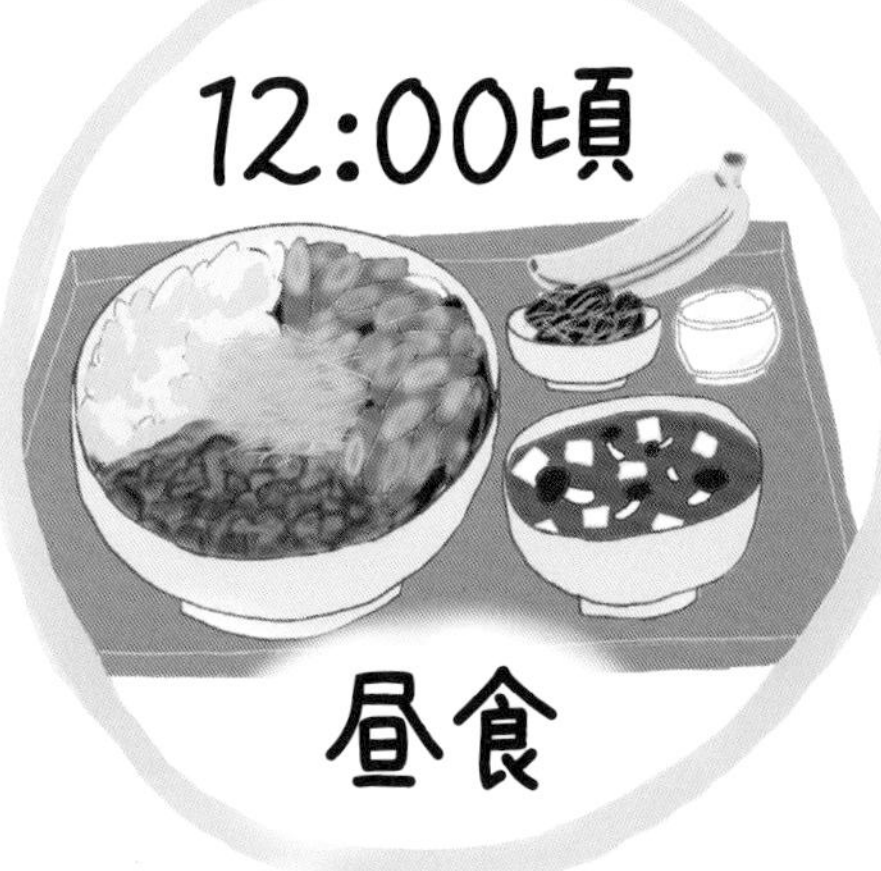
12:00頃
昼食

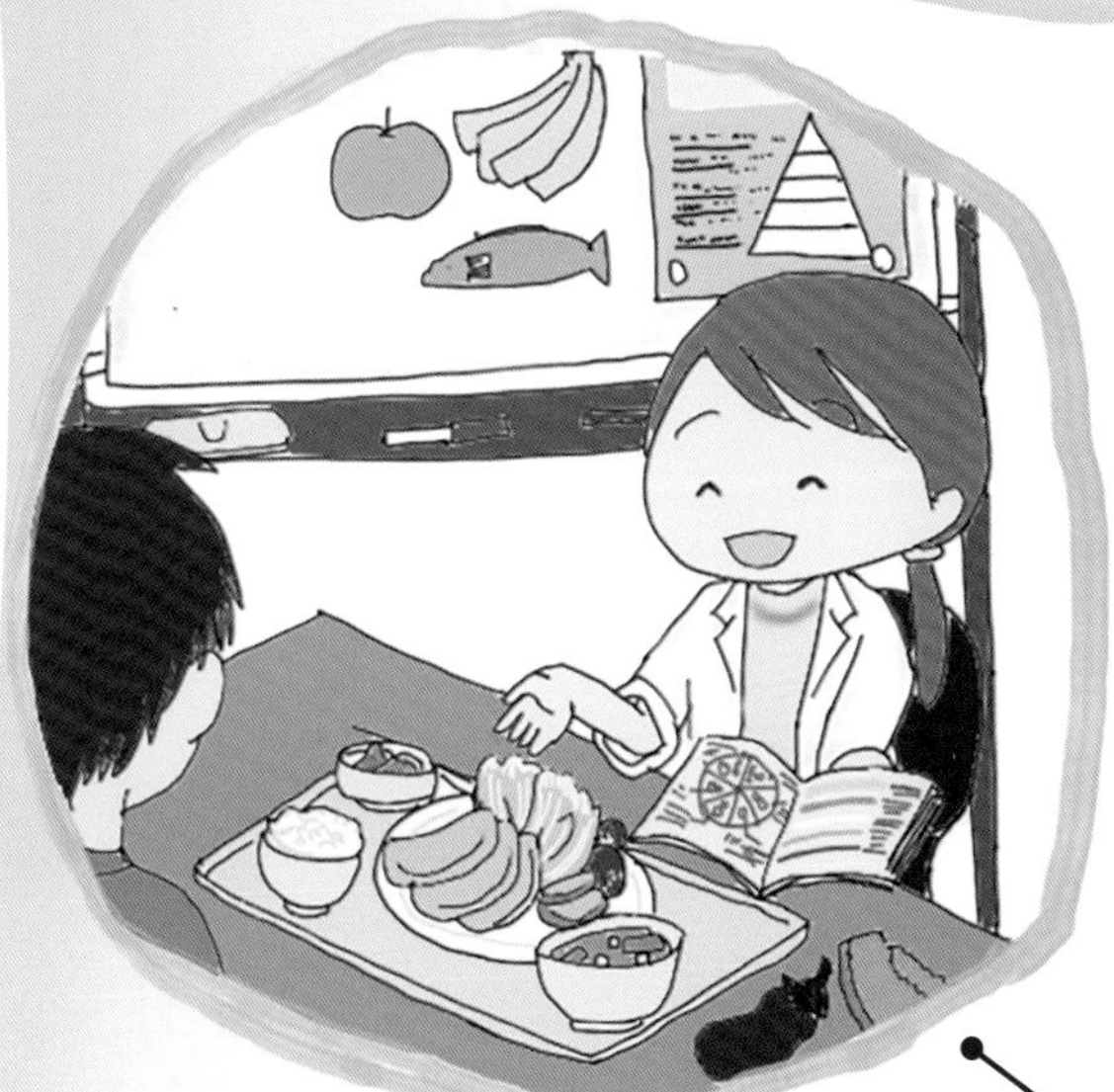

各種検査

患者さんの状態を確認するため、
必要に応じて血液検査など、
各種検査を行います。

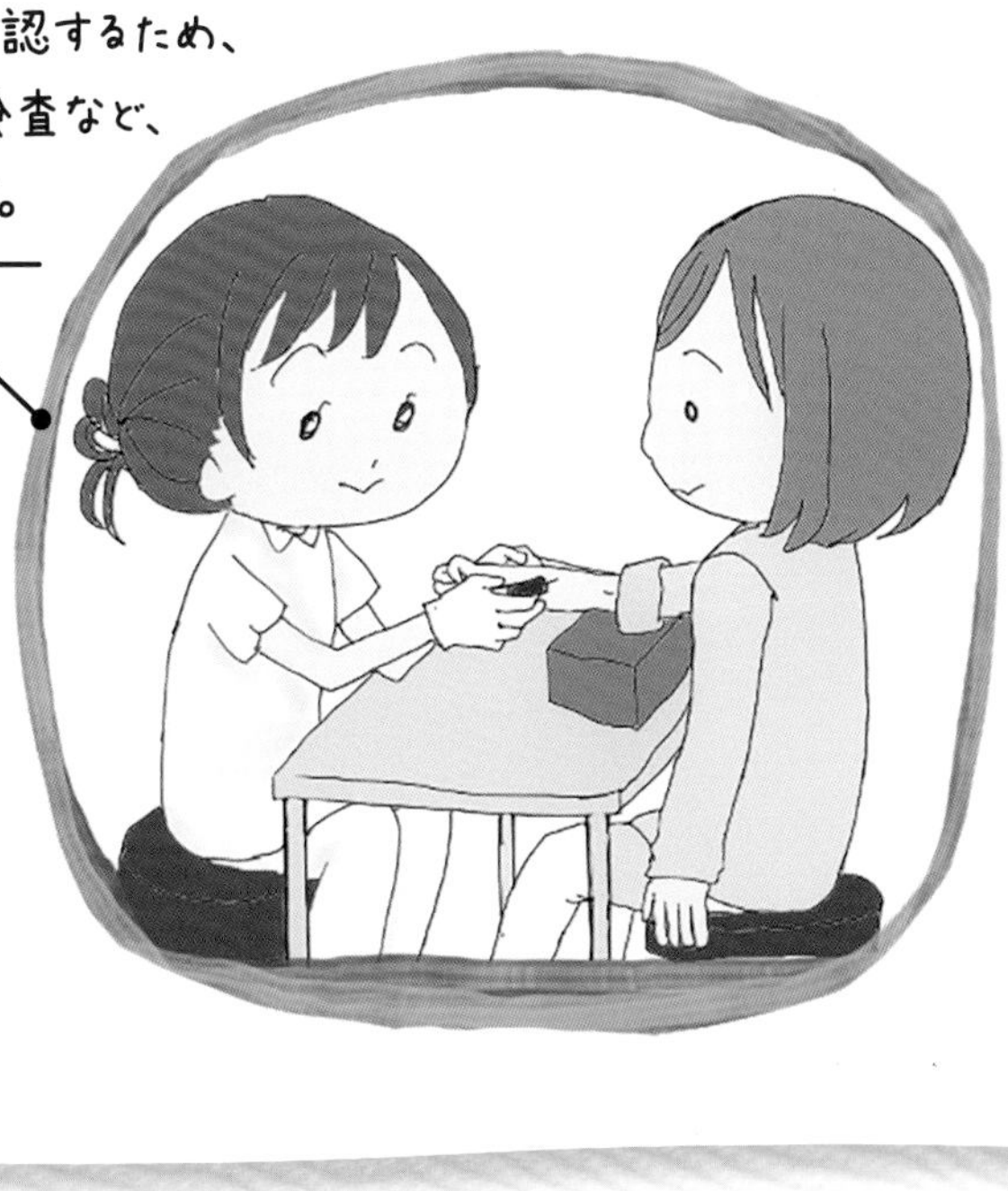

栄養指導

入院前や入院後の
食生活に関する
相談・指導を
行っています。

産科婦人科

良性疾患から初期のがんまで婦人科疾患に対する腹腔鏡下手術

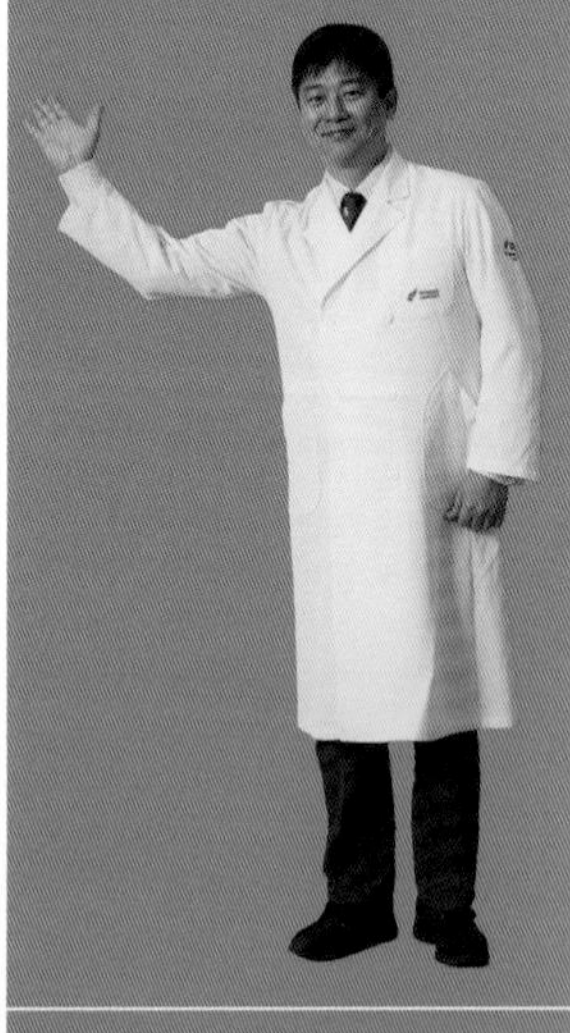

准教授
宮本 強
（みやもと つとむ）

腹腔鏡下手術とは？

お腹《なか》の中の空間（スペース）を腹腔《ふくくう》といい、この中に子宮、卵巣、腸管などの臓器が存在しています。腹腔鏡下手術《ふくくうきょうかしゅじゅつ》では、お腹の壁に、腹腔に通じる５～12mmの小さな穴を４～６か所開け、ポート（炭酸ガスや手術器具を出し入れする細い筒）を装着します。

炭酸ガスで腹腔を膨らませたあと、そのポートから腹腔鏡というカメラと手術用の鉗子《かんし》（はさみに似た形の金属性の医療器具）や電気メスを腹腔内に挿入して、手術を行います。

傷が小さいため美容的に優れ、「術後の回復が早く入院期間や社会復帰までの時間が早い」といったメリットがあります。

婦人科疾患の特徴

子宮・卵巣などに発生する疾患のうち（図1）、頻度《ひんど》が高い「子宮筋腫《しきゅうきんしゅ》」（子宮の筋肉の〝こぶ〟）や子宮内膜症（子宮内膜が子宮以外の場所にできる疾患。「卵巣の子宮内膜症」では内部に出血を繰り返し、チョコレート色の古い血液が貯留した「チョコレート嚢胞《のうほう》」を形成）は30～40歳代に多く、過多月経（月経血量が多いこと）や月経痛、不妊症などの原因となります。

卵巣に発生する「卵巣腫瘍《らんそうしゅよう》」はさまざまな種類がありますが、特に内部に毛髪や脂肪が貯留する奇形腫は若年者に多い疾患です。また、子宮がんの発症年齢ピークは、「子宮頸《しきゅうけい》がん」が35～45歳、「子宮体がん」が50歳代と比較的若年であることが特徴的です。

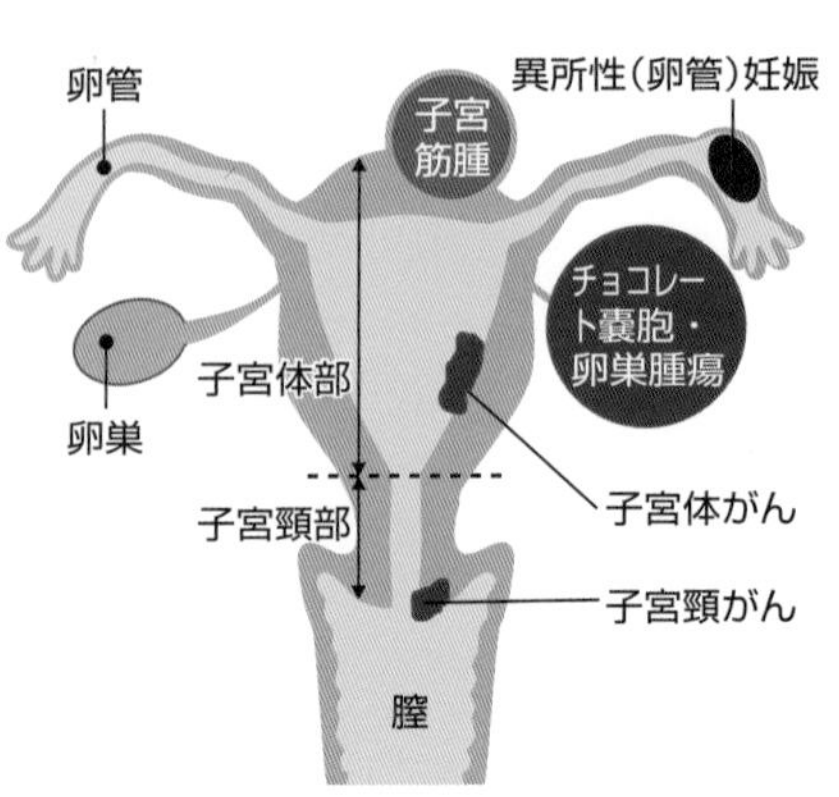

図１　婦人科臓器（子宮・卵巣など）と主な疾患

このように婦人科疾患では、仕事や子育てなどに忙しい働き盛りの時期に手術が必要になることが多く、低侵襲《ていしんしゅう》（手術創《しゅじゅつそう》が小さく体への影響が少ない）で、入院期間および社会復帰までの時間短縮が可能な腹腔鏡下手術のメリットは特に大きいと考えられます。当院では子宮頸がん・体がんに対しても積極的に腹腔鏡下手術を行っています。

適応疾患

腹腔鏡下手術の適応疾患を「表」に示しました。腹腔内に手術スペースがとれないほどの高度の癒着《ゆちゃく》や巨大腫瘍の場合を除き、ほとんどの良性疾患が対象になります。子宮筋腫や卵巣腫瘍では、腫瘍が大きいことにより腹腔外に取り出すために分割が必要となることがあります。もしも、悪性腫瘍の疑いがある場合には、分割により腫瘍を広げてしまう危険性があるため、腹腔鏡下手術の対象にはできません。

一方、子宮全摘術では摘出する子宮を切断した膣から取り出すことができるため、分割することなく摘出が可能な大きさの子宮の場合は、悪性腫瘍であっても腹腔鏡下手術の対象になります。現在、初期の子宮頸がん、子宮体がんに対する腹腔鏡下手術が保険診療で認められており、当院でも積極的に取り組んでいます。子宮頸がんは、腫瘍径2cm以上の場合、腹腔鏡下手術では再発率や死亡率が明らかに上昇することが示されているため、2cm以下が適応とされています。

良性疾患	妊娠・妊孕《にんよう》関連
良性卵巣腫瘍	異所性(子宮外)妊娠
子宮内膜症	不妊症関連疾患
子宮筋腫	**悪性腫瘍**
子宮腺筋症	子宮体がんIA期
骨盤臓器脱・子宮脱	子宮頸がん (腫瘍径2cm以下)

表　腹腔鏡下手術の適応疾患

手術の方法

「図2」に各手術による代表的なお腹の傷を示しました。腹腔鏡下手術では、お臍《へそ》の部位より腹腔鏡カメラを挿入し、そこから得られた映像をもとに、ほかの3～5か所から挿入した細長い腹腔鏡用鉗子や電気メスなどを用いて手術します。開腹術に比べて大きい視野で手術を行うことができ、カメラを寄せることで、さらに拡大した視野で、細かい血管まで確認しながら手術することができます。

腹腔鏡下手術用機器の技術革新は目覚ましく、現在、カメラとモニターは4Kの解像度がごく普通に使用されており、もはや肉眼では太刀打ちできません。このようなことから腹腔鏡下手術では開腹術よりも精緻な手術が可能となり、出血量も開腹術より一般的に少なく手術することができます。

また最近では、腹腔鏡下手術に手術支援ロボットを用いたロボット支援下手術が行われるようになってきており、当院でも子宮体がん手術に導入を開始しました（図2、コラム「ロボット支援下手術」）。腹腔鏡下子宮全摘術では開腹術の約半分の術後3～4日で退院可能です。

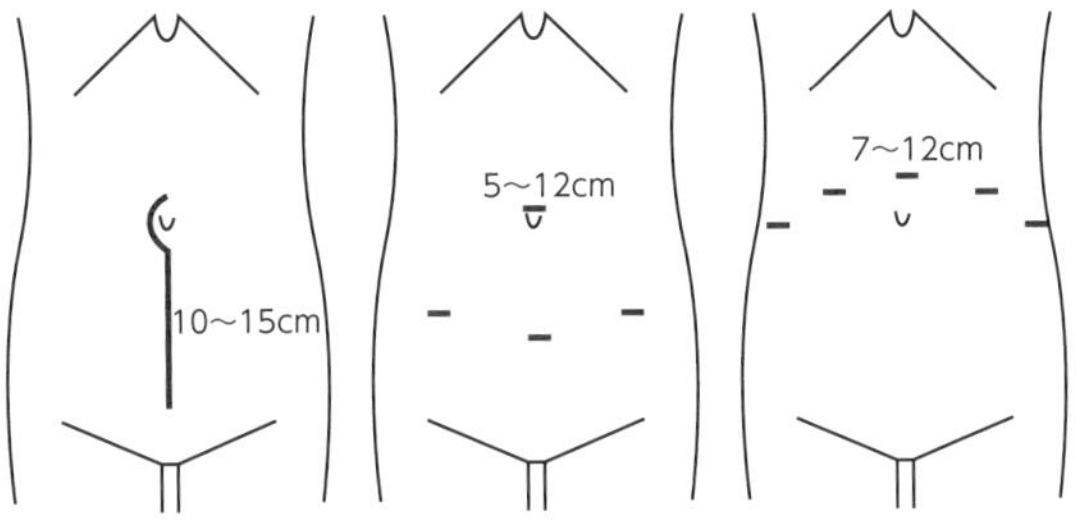

図2　腹壁切開創部の違い

早期発見のために

子宮体がんや子宮頸がんの腹腔鏡下手術対象は、再発率が低い初期がんのみです。これらのがん治療で大切なのは、早期発見であることに疑いの余地はありません。子宮体がんは月経不順や閉経後、肥満で発症しやすく、不正性器出血（月経以外の出血）が代表的な症状であり、初期がんや前がん病変（がんになる前段階の病変）のうちから出やすいため、放置せずに産婦人科を受診することが重要です。

子宮頸がんの場合は、前がん病変や初期がんは全くの無症状であり、不正出血や帯下（おりもの）増加、腹痛などの症状が出てからの受診では、進行がんとなっている頻度が高いです。早期発見のためには、「自治体や職場、人間ドックなどで子宮頸がん検診を受けることが最も重要」です。自治体検診は20歳から対象となります。

日本は、子宮頸がん患者が増加傾向である唯一の先進国であり、特に若年者の検診受診率が著しく低いことが大きな問題と考えられています。

遺伝性乳がん卵巣がん症候群

「遺伝性乳がん卵巣がん症候群（HBOC：Hereditary Breast and Ovarian Cancer)」は、ある遺伝性のがん症候群で、乳がんや卵巣がんを発症しやすくなります。日本人の卵巣がん患者の約15％がHBOCです。HBOCでの卵巣がんは早期発見できないタイプが多いことが特徴で、卵巣がん発症前に両側の卵管卵巣を摘出する「リスク低減卵管卵巣摘出術(RRSO)」が推奨されています。

RRSOの手術手技は良性卵巣腫瘍での卵管卵巣摘出術と同様であり、「腹腔鏡下手術で低侵襲に施行可能」であるにもかかわらず、卵巣がん発症予防効果は高く、HBOC全体での死亡率低下効果も確認された非常に有用な治療法です。2020年4月より当院をはじめ、特定の医療機関において保険診療での施行が可能となりました。

ロボット支援下手術

腹腔鏡下手術に手術支援ロボットを使用したロボット支援下手術が行われるようになり、当院でも子宮体がん手術に導入を開始しました。ロボット支援下手術では術者は専用の操縦席で3D画面を見ながらロボットを操作します。腹腔鏡用の鉗子やハサミは直線状の形状で曲げることができませんが、ロボットの鉗子には関節があり、手と同じように動かすことができ、操作性が高いことが大きなメリットです。またロボットではカメラと鉗子の“手振れ”が完全に克服されています。今後、さらに操作性や安全性が増した機器の開発が進められていくことが期待されます。

乳腺・内分泌外科

増えている乳がん——治療の個別化が進んでいます

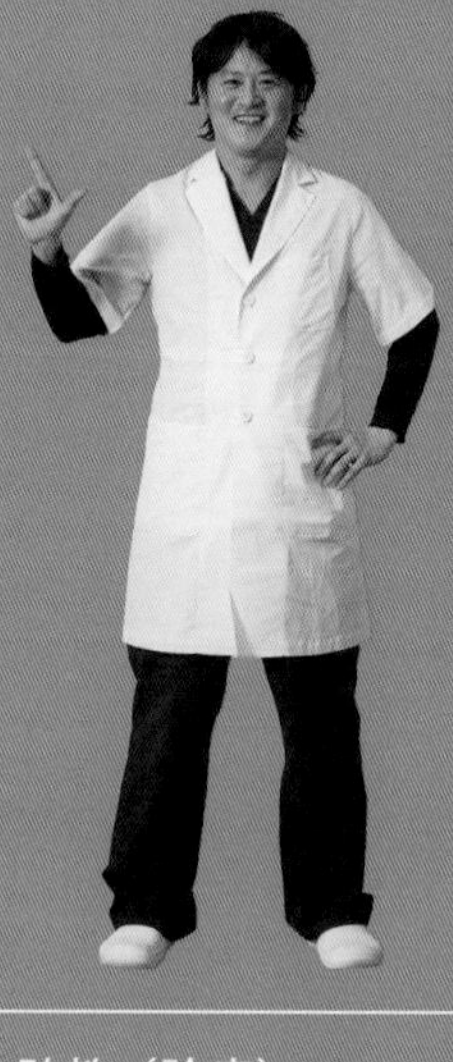

助教（診療）
大場 崇旦
（おおば たかあき）

女性のがんの2割を乳がんが占めています

乳がんは女性に発生するがんの中で最も頻度《ひんど》が高く、今や日本人女性の9人に1人が乳がんにかかると推定されています。年齢別にみると、発症頻度は30歳代から増え始め、40歳代後半でピークを迎え、最近は70歳以上でも増加しています。
診断や治療の進歩により、乳がん患者さん全体での10年生存率は85%以上になっており、早期に発見できれば十分に完治が期待できる疾患になっています。

乳がんの症状

乳がんの主な症状は、乳房のしこりや乳房の皮膚のくぼみ、乳頭からの分泌物やただれなどで、痛みはないことが多いです。乳がんは、乳腺組織を構成している「乳管」や「小葉」の上皮細胞と呼ばれる細胞が、がん化することで生じてきます。

がん細胞が乳管や小葉の中にとどまっているものを「非浸潤《ひしんじゅん》がん」、がん細胞が乳管や小葉を包んでいる膜を破ってしまったものを「浸潤がん」と呼びます。

浸潤がんになると、リンパや血液の流れに乗って転移を起こす可能性が出てきます。しこりとして触ることができる乳がんは浸潤がんであることが多いです。

非浸潤がんの場合は、しこりを触れることは少ないですが、乳管の中にとどまっている乳がん組織から出血が起こり、乳頭から分泌物として出てくることがあります。

診断のための検査

乳がんを見つけるためには、マンモグラフィ検査（図1①）や超音波検査（図1②）が役に立ちます。これらの検査でしこりが認められた場合は、しこりに針を刺して組織を採取する針生検という検査を行い、顕微鏡検査で乳がんかどうかを診断します。

乳がんには比較的おとなしい性質のものから、増殖が早く活発なものまで、さまざまなタイプがあります。乳がんのタイプは、乳がん細胞が女性ホルモンであるエストロゲンの受け皿（エストロゲン受容体）と、がんの増殖能の目安の1つであるHER2（ハーツー）というタンパク質を持っているかどうかなどから決めます。針生検の検査でこれらも調べることができるため、どのようなタイプの乳がんかも診断することができます。

乳がんの診断となった場合、MRI（磁気共鳴画像）検査（図1③）で、乳房内での病変の広がりを確認します。また、CT（コンピューター断層撮影）検査で肺、肝臓、骨といった臓器に転移がないかどうかを調べます。

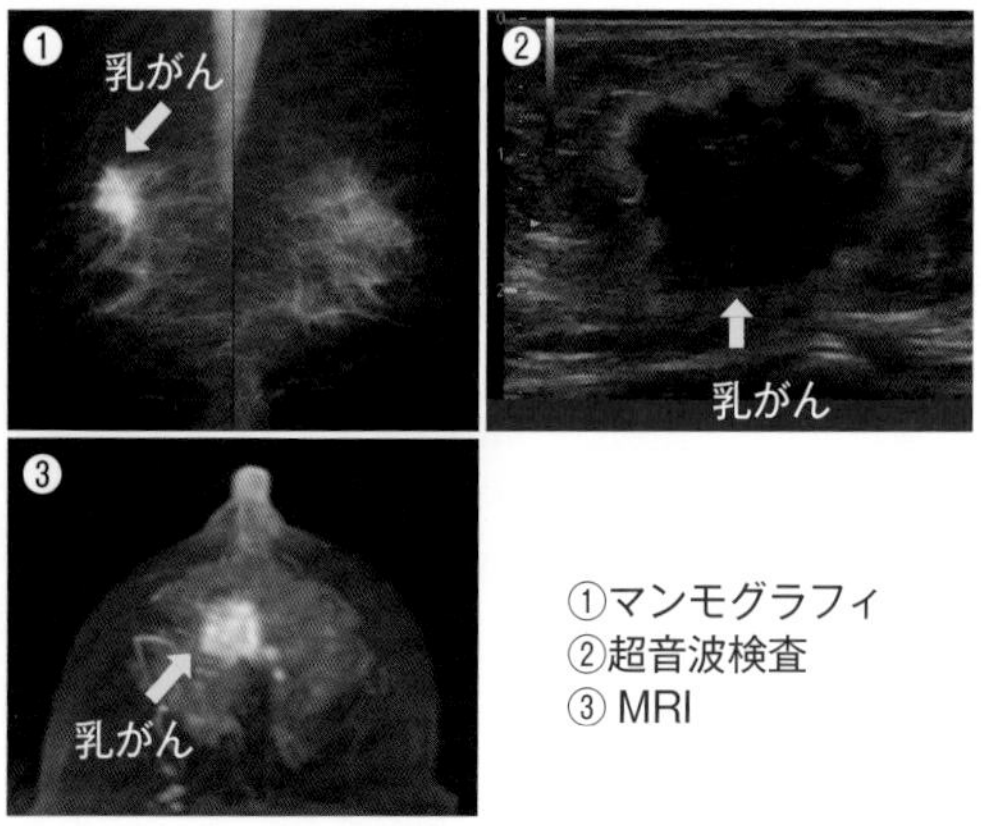

①マンモグラフィ
②超音波検査
③ MRI

図1　乳がん患者さんの画像の検査

乳がんの治療―個別化が進んでいます

ほかの臓器に転移が認められない場合には、乳がんを完全に治すことを目的に、局所（乳がんのある場所）に対する治療と全身的な治療を組み合わせて治療を行います（図２）。

局所に対する治療には手術と放射線治療があり、全身的治療は薬による治療となります。浸潤がんの場合には、CTなどの画像検査で病変が認められなくても、がん細胞が体のどこかに潜んでいる可能性があるため、手術や放射線治療だけではなく、薬による全身的な治療が必要になります。

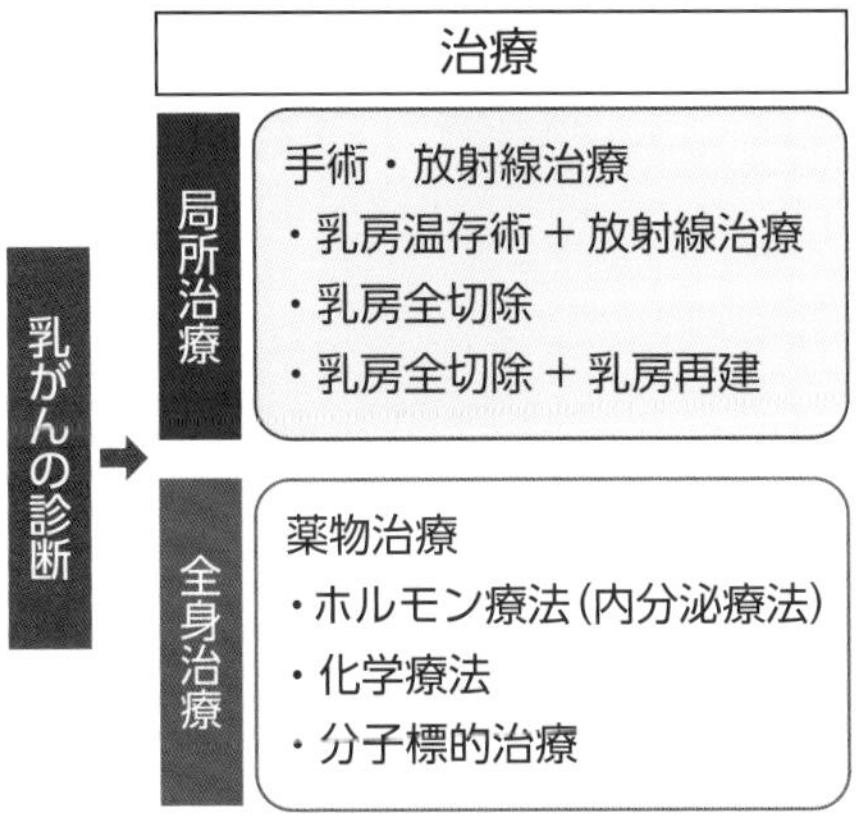

図２　乳がんの治療

手術の方法は、しこりの大きさや場所と患者さんの希望を考慮に入れて、それぞれの患者さんに適した方法を決めていきます（図３）。

しこりが小さい場合には、乳房を残す乳房部分切除術（乳房温存手術）を選択することもできます。乳房部分切除を行った場合には、残った乳房にがんが再発するのを予防するために、放射線治療を行います。乳房全切除術を行う場合には、乳房再建手術を行うことも可能ですので、形成外科の先生とも相談し、手術の方法や時期を決定していきます。

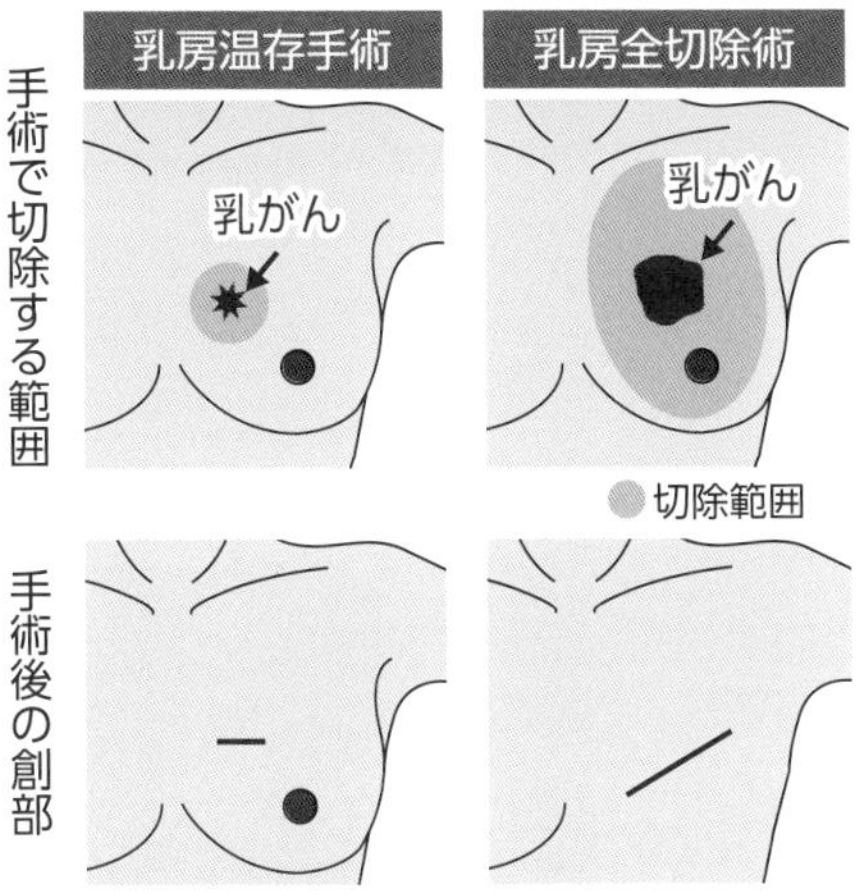

図３　乳がんの手術

薬による治療は、乳がんのタイプによって使う薬が変わってきます。エストロゲン受容体を持っている乳がんはエストロゲンを餌《えさ》にして増える性質がありますので、エストロゲンの働きを抑える薬が有効です（ホルモン療法または内分泌療法と呼ばれます）。

また、HER2を持っている乳がんはHER2を狙い撃ちする薬（分子標的治療薬）が効果を発揮します。エストロゲン受容体、もう1つの女性ホルモンの受容体であるプロゲステロン受容体、HER2の3つすべてを持たない乳がんはトリプルネガティブ乳がんと呼ばれ、効果が期待できる治療薬は化学療法剤（抗がん剤）のみとなります。

内臓や骨に転移が起こった場合には、病気の進行を抑えるために薬での治療を続けていくことになりますが、内分泌療法とあわせて使う分子標的治療薬や、遺伝が関係している乳がんにだけ使用できる薬も使用できます。また、第4のがん治療として注目されている免疫チェックポイント阻害薬が、再発したトリプルネガティブ乳がんに対して使えるようになっています。

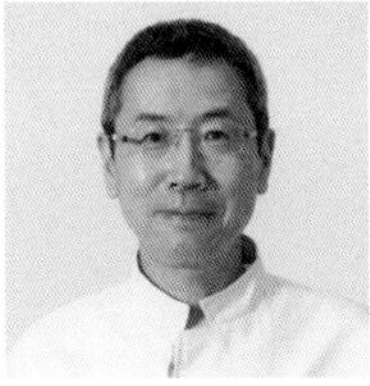

科長
伊藤 研一
（いとう けんいち）

形成外科で行う乳房再建

形成外科　助教　常川 主裕（つねかわ かずひろ）

当科で行う再建手術とは、生まれつき、大きなけが、がん手術などによって体の一部が欠損した患者さんに対して自分の体の一部から組織移植を行うものです。乳がん切除後に行う乳房再建手術の場合は、自家組織を使う方法と人工物（シリコンインプラント）を使って行う方法とがあります。いずれの方法も保険診療の範囲内で行います。

乳房再建を希望した場合には、どちらを選択するかは乳腺外科医師とも連携をとりながら、患者さんの背景（持病、体格、手術後の追加治療）からリスク、メリットを説明します。そのうえで患者さん自身の希望を含めて決定します。乳がん切除手術との同時再建だけでなく、治療が一段落してから再建を希望する患者さんにも対応しています。担当の乳腺外科医師に乳房再建の希望を伝えてもらえば、形成外科外来で手術に関する説明を行います。気軽に相談してください。

【診療実績】（2019年）
- 乳がん手術症例……180例
- 乳房温存手術……74例、乳房全切除 106例

全切除のうち、同時に乳房再建をした症例 11例
乳がんの手術症例数は年々増加しています。

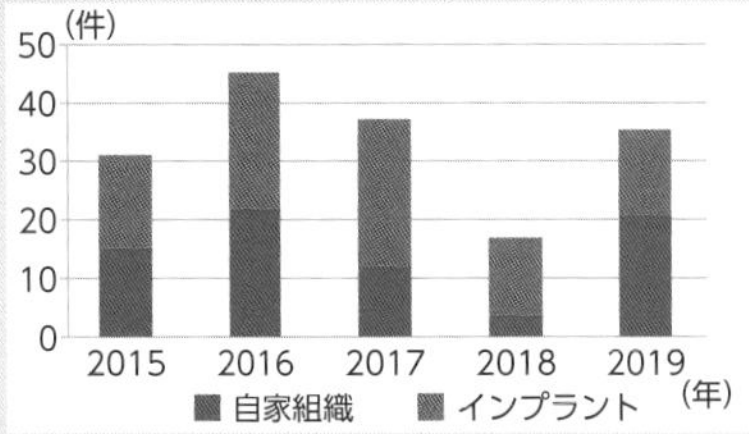

平均入院日数：自家組織による再建 15日、インプラントによる再建 8日

産科婦人科
（生殖医療センター）

治療効果と安全性を追求した 不妊治療の最前線

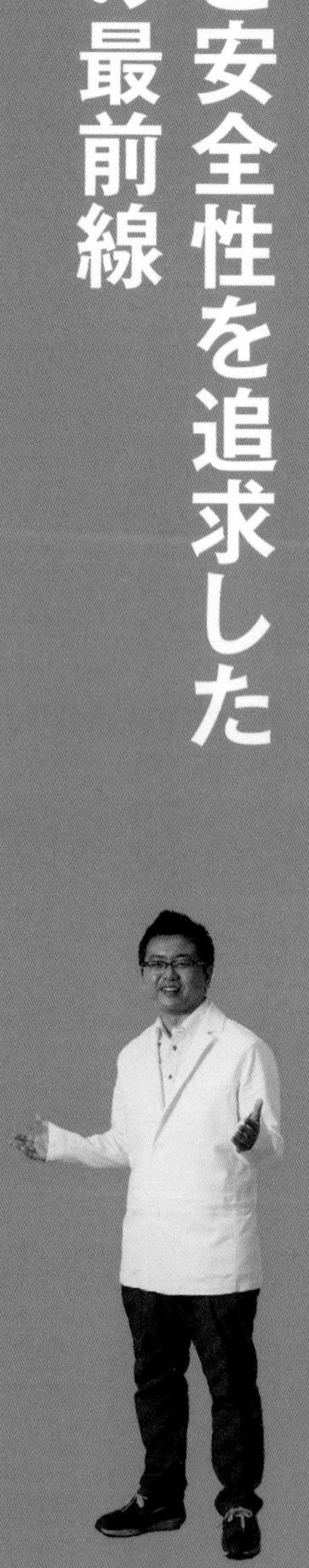

生殖医療センター
副センター長
樋口 正太郎
（ひぐち しょうたろう）

不妊症とは？

赤ちゃんを授かりたいと思って、一定期間（１年程度）、性交（セックス）を行っていても、妊娠しないカップルが10組中１～２組います。このように妊娠しづらい状態を不妊といいます。
男女ともに年齢が上がると妊娠しにくくなり、特に女性では35歳前後から妊娠する力が低下し、40歳以降ではかなり難しくなります。昔と比べて、妊娠を希望する年齢が上がっているため、不妊症のカップルは増えています。

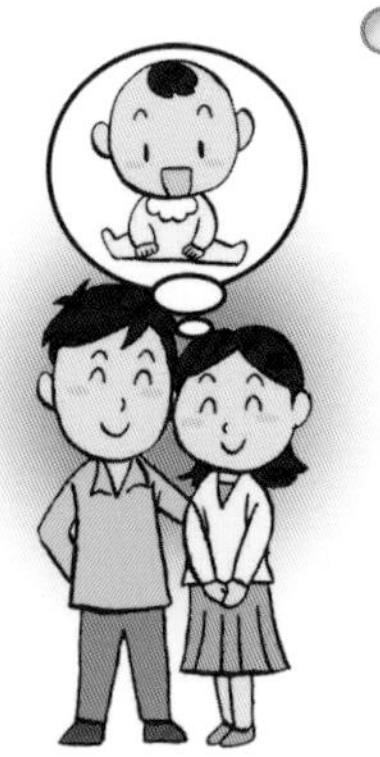

不妊症の原因究明

不妊症の原因を徹底的に調べ、適切な治療法を家族に提案します。正常に妊娠が成立するときは、卵巣から卵子が放出（排卵）され、卵管内で卵子と精子が出会い、受精が起こり、その後、受精卵は卵管から子宮に移動し、子宮内の壁にもぐりこみます（着床、図1）。妊娠しにくい場合、この一連の流れの中に異常があるかもしれません。

女性側では排卵にかかわるホルモン、卵管の閉塞《へいそく》がないかなどの検査、男性側では精子の数や元気さ（運動率）などを検査します。不妊症の約半数では精子の数が少ないなど男性側の異常がみられ、夫婦共に検査を進めていくことが必要です。

不妊治療は女性が産科婦人科を受診することからスタートすることが多く、どうしても女性主体になり、徐々に夫婦間で治療に対する意識のずれが生まれることがあります。夫婦が団結して、検査・治療にあたれるような説明を心がけています。

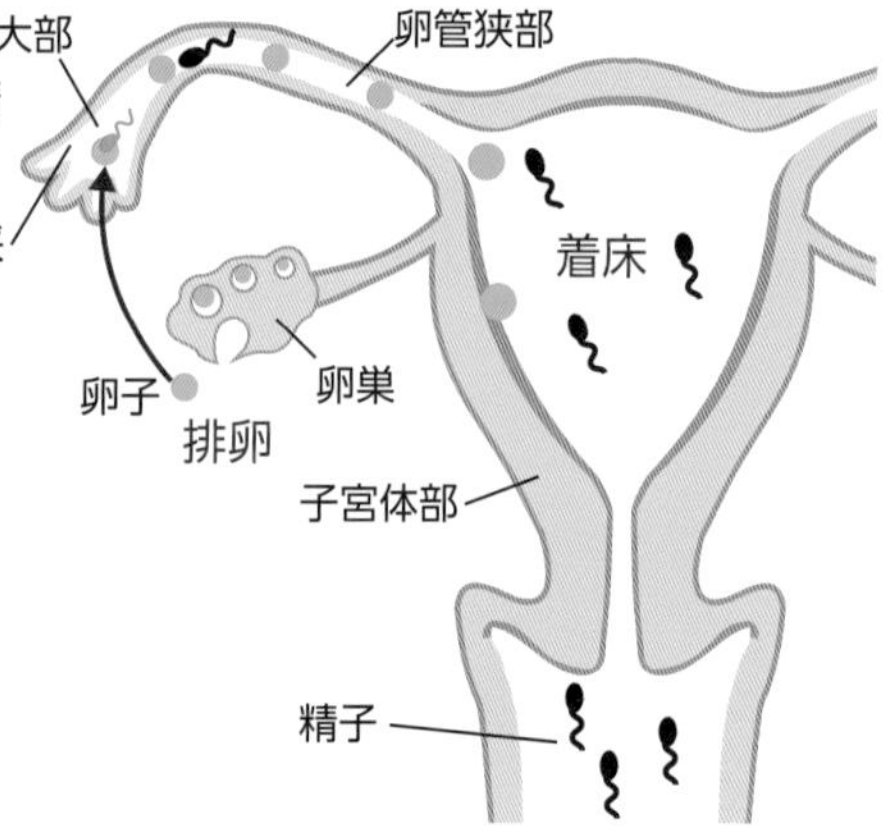

図１　妊娠成立までの流れ

●腹腔鏡検査

血液検査や画像検査などの一般的な検査では異常が見つからないことがあります。そのような場合も腹腔鏡《ふくくうきょう》というカメラでお腹《なか》の中を観察すると、半数以上の方に子宮内膜症や卵管周囲の癒着《ゆちゃく》といった不妊症の原因を認めます。

子宮内膜症では腹水中に卵子や精子の質を低下させる物質が含まれているため、不妊症と強く関係します。手術により病変を取り除き、お腹の中を洗浄すると、自然妊娠が得られやすくなり、術後数か月のうちに自然に妊娠された方を私たちも数多く経験しています。

月経の痛みが強く子宮内膜症が疑われる方、ほかに不妊症の原因がなく、卵巣機能が保たれている方に対して自然妊娠を目指し、積極的に腹腔鏡検査を行っています。

個別化治療

　卵子を体内から取り出し、精子と体外で受精させ、受精した卵を子宮内に移植して妊娠を目指す「体外受精－胚移植」、精子を卵子内に針を用いて送り込む「顕微授精」などの高度な生殖医療を提供する技術や設備が当院にはあります。

　現在、国内では体外受精や顕微授精で生まれる子どもは16人に1人と、まれではありません。体外受精・顕微授精では、まず腟から針を刺して卵子を回収する採卵が必要です。1回の月経周期で発育する卵子は通常1個ですが、これらの治療では薬剤によって卵巣を刺激します。それにより複数の卵子を効率的に発育、回収することで治療効果を高めます。

　卵巣を刺激する薬剤や投与方法は数多くあり、患者さんの年齢、卵巣の機能などを把握したうえで、経験やデータに基づき適切なものを選択し、治療の反応性によって微調整を行います。ただし、これらの治療には通院回数の増加や費用（自費）、採卵に関連する合併症（感染や出血など）も問題です。

　不妊治療への考え方、仕事の状況など患者さんの背景はさまざまなので、不妊症の専門看護師と、検査や治療に関する不安、仕事との両立などの問題点について、自由に話し合う機会を設け、患者さんの声を治療に生かせるように心がけています。

CHECK POINT　がん治療前の妊孕性《にんようせい》温存

「AYA（Adolescent and Young Adult：思春期・若年成人）世代」である15～30歳代で、年間2万人ががんと診断されています。がんの治療が進歩し、多くのがん患者さんは治っていますが、がん治療（化学療法や放射線治療）により、卵巣や精巣がダメージを受けるため治療後の妊娠が難しくなることがあります。治療後に妊娠できる可能性を残すため、がんの主治医と密に連携を取りつつ、体外受精の技術を用いて、卵子、受精卵、精子の凍結を行っています。

不妊治療の最新設備・技術

●タイムラプスインキュベーター

　インキュベーターというのは受精卵を育てる培養器のことです。温度、酸素濃度、二酸化炭素濃度などを受精卵が卵管や子宮内にいるときと同じにし、最適な環境を保っています。

　タイムラプスインキュベーターでは培養器内にカメラが備え付けてあり、10分ごとに写真を撮影することができます。受精卵を最適な環境のまま育てつつ、発育経過をまるで動画のように詳しく評価できます。

●Piezo-ICSI（ピエゾイクシー）

　顕微授精（ICSI）は受精や精子数に問題があるときに行います。一般的な顕微授精では、卵子の状態が悪い場合、卵子の圧迫や卵子細胞質の吸引が問題になることがあります。Piezo-ICSIでは、「図2」にあるように、卵子へのダメージがより少ないことが知られており、当科でも症例によって行っています。

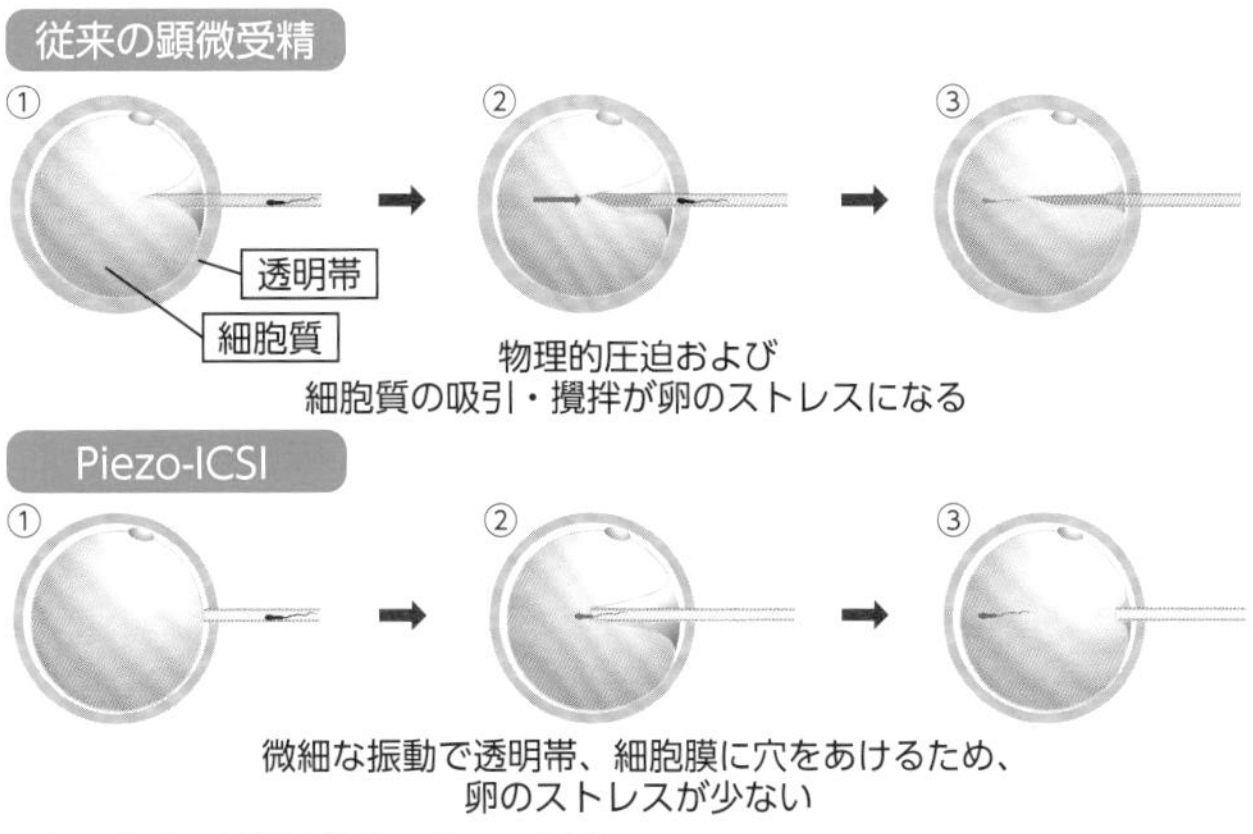
従来の顕微受精
①
②
③
透明帯
細胞質
物理的圧迫および
細胞質の吸引・攪拌が卵のストレスになる
Piezo-ICSI
①
②
③
微細な振動で透明帯、細胞膜に穴をあけるため、
卵のストレスが少ない

図２　従来の顕微授精と Piezo-ICSI

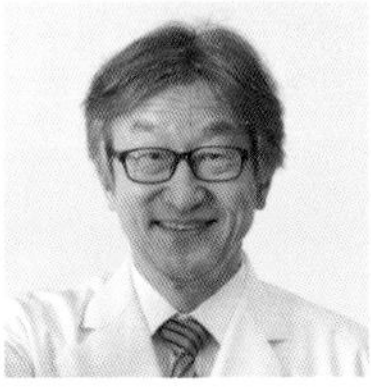

産科婦人科　科長
生殖医療センター センター長
塩沢 丹里
（しおざわ たんり）

ONE TEAM

　産科婦人科は専門分野により、不妊症・不育症チーム（生殖医療班）、子宮・卵巣などの腫瘍《しゅよう》の専門チーム（婦人科腫瘍班）、妊娠・出産管理の専門チーム（周産期班）に分かれています。チームは分かれていても、「赤ちゃんを希望する方が安全に赤ちゃんを授かり、育てる」という目的に向かって、手助けをしたい気持ちに変わりはありません。

　子宮や卵巣の病気を合併する方では、がん手術に用いられるような高度な手術技術が必要となることがあり、婦人科腫瘍班と治療にあたります。また、内科的な合併症がある方では、妊娠前の準備や妊娠中の管理について、事前に対策を考える必要があります。妊娠だけでなく、出産や育児が安全に行えるように産科医師と対策を検討します。

　各チームが高い専門性を生かしつつ、１つの目標に向かって連携していることが当科の特徴だと思います。男性不妊に関しては院内・院外の男性不妊専門の泌尿器科医師と連携を取り、適切な医療が受けられるように体制を整えています。

産科婦人科

慢性疾患や先天性疾患を抱える女性の妊娠・出産をサポート

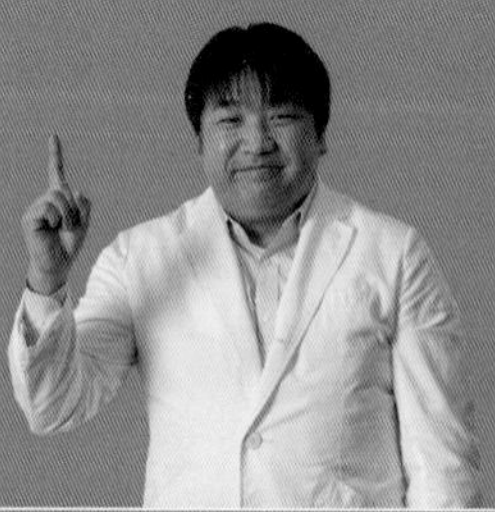

講師
菊地 範彦
（きくち のりひこ）［写真］
科長
塩沢 丹里
（しおざわ たんり）

合併症をもつ女性の妊娠・出産は増えています！

出産年齢の高齢化に加え、さまざまな病気の治療成績の向上に伴い、慢性疾患（糖尿病、高血圧、自己免疫疾患など）や先天性疾患（心疾患や遺伝性疾患）などの合併症をもつ女性の妊娠・出産が増えています。その合併症が妊娠自体に悪影響を及ぼしたり、妊娠によって悪化したりすることがあります。

妊娠前相談外来とは？

産科婦人科とかかりつけ医が連携して妊娠自体が可能かどうかも含めて、「より良い妊娠・出産」を目指し、妊娠前から合併症の状態をしっかり評価し、計画的に妊娠・出産へと導くことが重要です。自身のみでなく、家族にも合併症と妊娠・出産に関して理解してもらうことも大切です。

このような不安を抱える女性への情報提供や、カウンセリングのために「妊娠前相談外来」を開設しています。この外来は合併症妊娠だけでなく、これまでの妊娠・出産において問題（早産、妊娠高血圧症候群など）があった方も対象です。

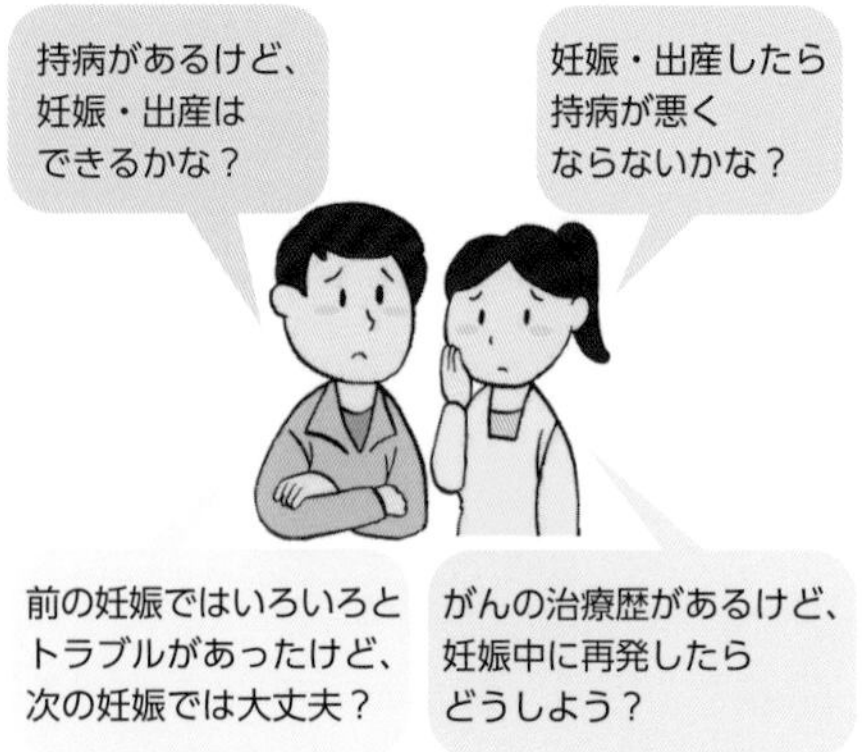
持病があるけど、妊娠・出産はできるかな？
妊娠・出産したら持病が悪くならないかな？
前の妊娠ではいろいろとトラブルがあったけど、次の妊娠では大丈夫？
がんの治療歴があるけど、妊娠中に再発したらどうしよう？

「妊娠前相談外来」では、このようなさまざまな悩みに対応します
図1　妊娠前相談外来

合併症をもつ女性の妊娠と出産の管理

妊娠・出産は母体にとても負荷がかかり、合併症があることによって母児《ぼじ》に重大な結果を招く恐れがあります。妊娠中も産科婦人科と関連診療科が密に連携して、妊娠経過や合併症の状態を十分に評価したうえで、分娩時期や分娩方法（自然分娩か帝王切開か）を検討します。早産となった場合には、新生児集中治療部門（NICU）と連携して対応します。また、病気によっては出産後に病状が安定しない場合もあり、継続的な診療を行います。

妊娠と薬外来

妊娠中に薬を使用する場合は、赤ちゃんへの影響について心配される方が多いです。薬のリスクを心配し、自身の判断で薬を中止する方もいますが、こういった場合には合併症が悪化し、かえって赤ちゃんに悪影響を及ぼす可能性もあります。

また、合併症の治療のために薬を飲んでいることを理由に、最初から妊娠をあきらめてしまう方もいます。産後には、薬を飲みながらの授乳は赤ちゃんへ影響しないかと心配する方も多いです。

当院では、このような不安を抱える女性への薬と妊娠や母乳への影響などについて、最新の情報に基づいて相談やカウンセリングを行う「妊娠と薬外来」を開設しています。

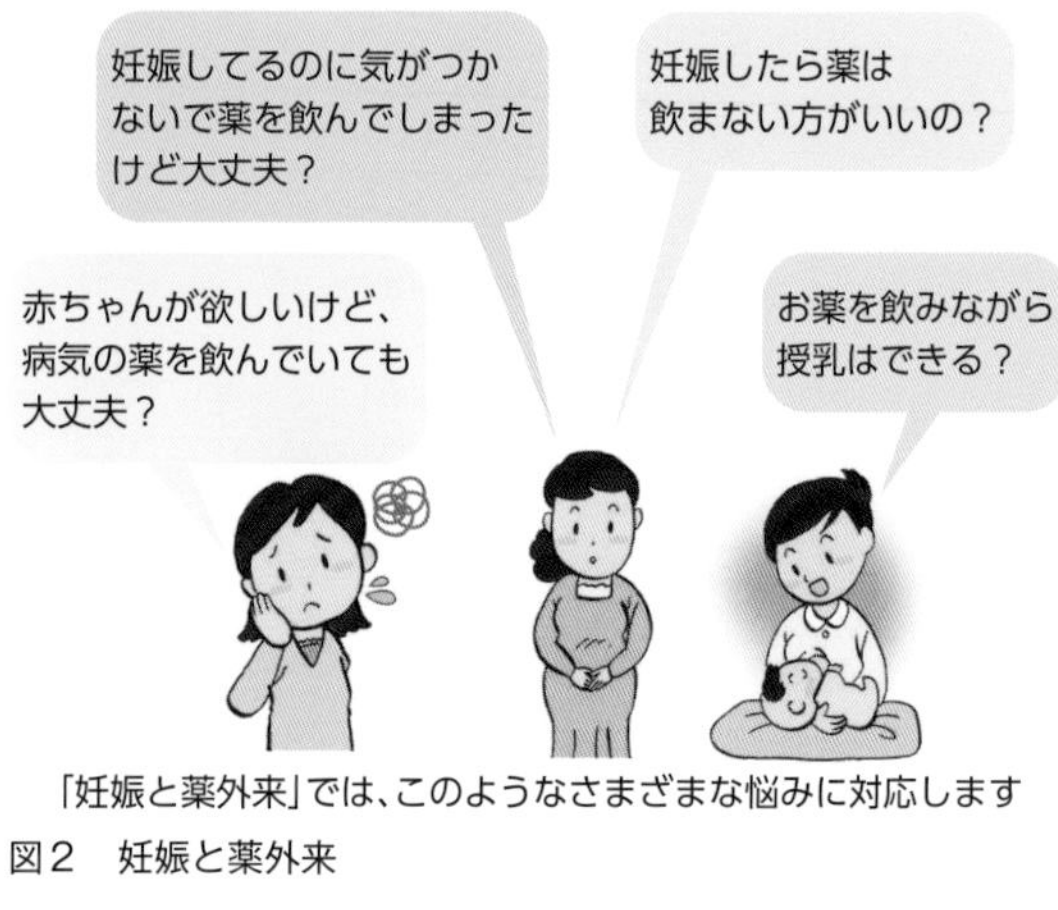
妊娠してるのに気がつかないで薬を飲んでしまったけど大丈夫？
妊娠したら薬は飲まない方がいいの？
赤ちゃんが欲しいけど、病気の薬を飲んでいても大丈夫？
お薬を飲みながら授乳はできる？

「妊娠と薬外来」では、このようなさまざまな悩みに対応します
図2　妊娠と薬外来

産科婦人科

更年期障害 1人で悩まず、まずは受診を

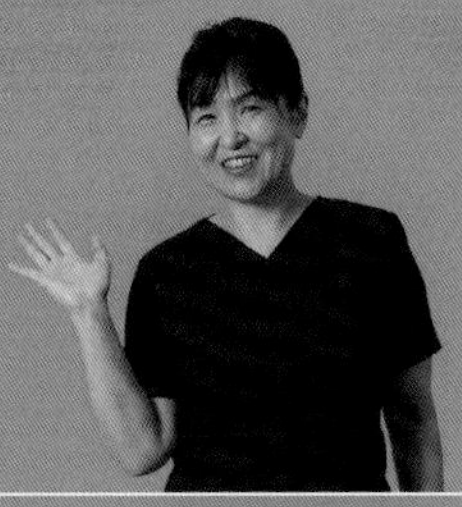

助教
内川 順子
（うちかわ じゅんこ）

更年期障害とは

女性は50歳くらいになると月経（生理）が止まり、これを「閉経」といいます。閉経の前後あわせて10年くらいの間を「更年期」と呼び、この頃はさまざまな体調不良が出やすくなります。それが生活に差し障りがあるほどひどい場合を「更年期障害」と呼びます。更年期障害は、女性ホルモンのエストロゲンが低下するために起こりますが、そこに生活環境によるストレスなどが加わると、さらに症状が出やすくなるとされています。

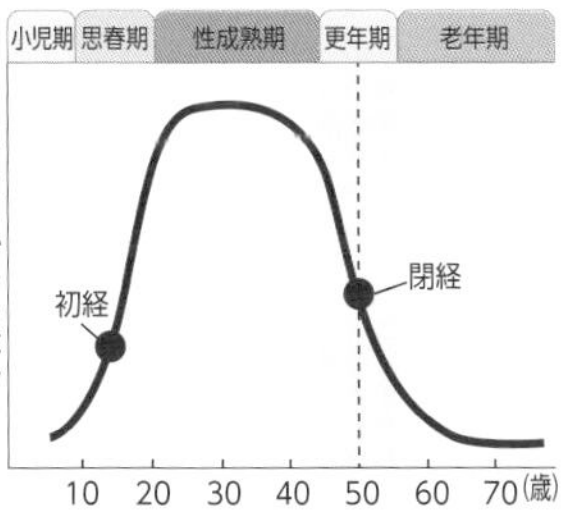

更年期障害の症状

疲れやすい、ほてり感（ホットフラッシュと呼びます）、発汗、冷え、頭痛、動悸《どうき》、めまい、関節痛、不眠、イライラする、憂うつになったりするなど、さまざまな症状が起こります。

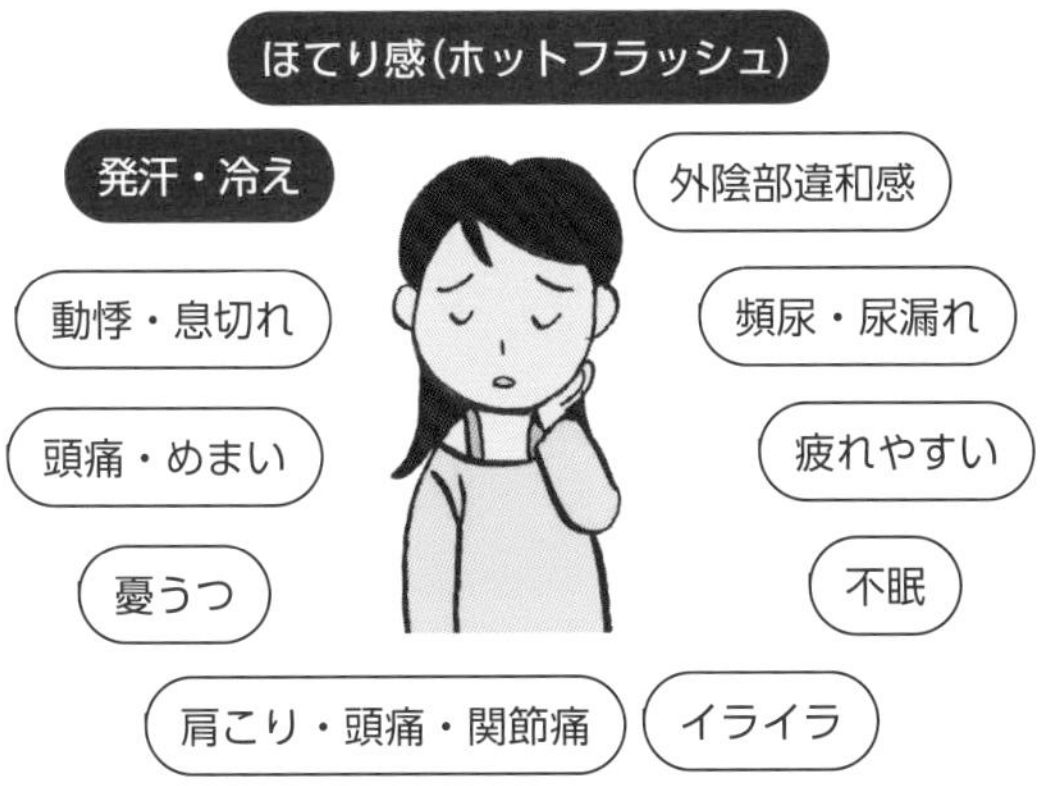
ほてり感（ホットフラッシュ）
発汗・冷え
外陰部違和感
動悸・息切れ
頻尿・尿漏れ
頭痛・めまい
疲れやすい
憂うつ
不眠
肩こり・頭痛・関節痛
イライラ

図　更年期障害の症状

また、エストロゲンが低下することにより、骨粗《こつそ》しょう症《しょう》（骨がもろくなり将来的に骨折しやすくなる病気）や萎縮性膣炎《いしゅくせいちつえん》（膣が炎症を起こしやすくなる病気）なども、この頃から起こりやすくなります。

検査・診断

基本的には、ほかの病気ではないことで診断される「除外診断」という方法になります。更年期障害ではなく甲状腺の病気のこともありますし、関節痛などは整形外科でも診てもらう方がよいと思います。憂うつになるなど、症状がひどいときには精神科に相談する場合もあります。月経不順だと思っていたら、子宮体がんだったなどということもあり、婦人科の診察や検査も行う必要があります。

更年期障害の治療

●セルフケア

体の変化に加えて、家庭や職場などでストレスがかかりやすい時期ともいわれており、そのためにさらに症状が出やすくなります。まずは自分をいたわって、心も体も充分休むよう心がけてみてください。バランスの良い食事をとる、体力維持や骨粗しょう症の予防のためにも軽い運動を行うなどのセルフケアもとても大切です。

●ホルモン補充療法

セルフケアだけでは対応できないときに行う、更年期障害の代表的な治療法です。エストロゲン製剤の内服（はり薬やぬり薬もあります）を行います。ごくまれに血栓症になったり、長い間投与すると少し乳がんになりやすくなるというデータもあり、定期的に血液検査や乳がん検診も行う必要があります。

●漢方薬、抗うつ薬など

体質にあった漢方薬の内服で症状が軽くなる場合があります。そのほか、症状に応じて必要な薬を投与します。

更年期障害かなと思ったら、1人で悩まず、まずはかかりつけ医を受診してください。

Topic 4

レディース病棟の紹介

常に女性のライフスタイルの背景を考えています

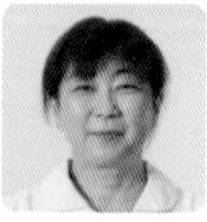

南病棟6階（レディース病棟）師長
所 真由美
（ところ まゆみ）

笑顔と丁寧なケアで温かさを感じてもらえる病棟です

２０１８年4月に開設した南病棟最上階の6階に、「レディース病棟」が誕生しました。病床数は35床で婦人科、乳腺・内分泌外科を中心とした女性専用の病棟になっています。入院している患者さんは10～90歳代と幅広い年齢層で、急性期*から緩和ケアまで多岐に渡るケアを実践しています。

ここに入院する患者さんは、家庭の中では「母親」であったり「妻」であったり、「娘」や「嫁」であったりと、さまざまな立場の方がいらっしゃいます。看護師は、そんな女性のライフスタイルの背景を常に考え、家族の思いも大切にしながら、さまざまな治療や療養生活での意思決定の支援にかかわっています。

特に、子宮・卵巣の摘出や乳房摘出など、女性にとっては大きな喪失感や不安・悲しみ、そしてボディイメージの変化などを伴うことには、同じ女性としての視点で寄り添い、丁寧なケアを心がけています。

少しでも早く元の生活に戻れるよう、医療ソーシャルワーカーに介入してもらったり、緩和ケアチームなど多職種と連携しながら、患者さんとその家族の気持ちに寄り添ったケアの実践を目指しています。

＊急性期／病気・けがを発症後、14日以内(目安)

外の眺めは気分も和らぎます

レディース病棟南側の病室からは松本市内が一望できます。

デイルームからは、西に乗鞍岳《のりくらだけ》が望めるほか、当院の外来棟屋上にあるヘリポートからのドクターヘリコプター発着を目の前に見ることができる、院内で一番見晴らしのよい場所となっています(写真1)。

窓際にはカウンターも設置され、患者さんがいすに座ってお茶を飲んだり、くつろぐことができます。また、手術中の家族の待ち時間などにも利用されています。カウンターの高さは、車いすでも利用できるようになっており、不自由なく患者さんも家族の方も利用いただけます(写真2)。

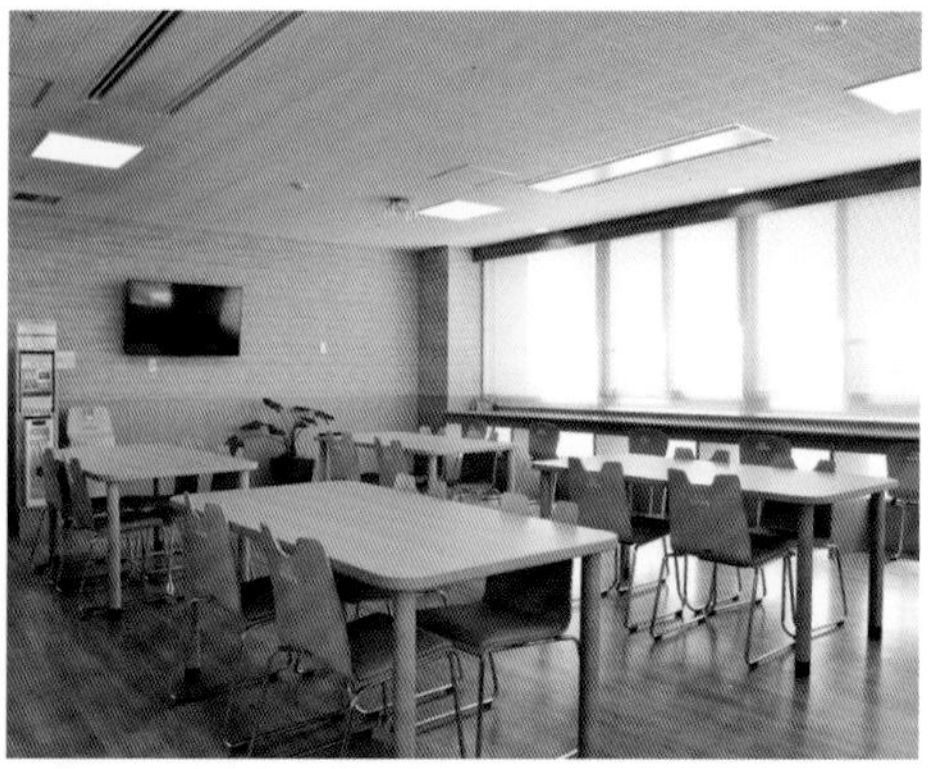

写真2　カウンターも設置されているデイルーム

自宅のリビングにいるような快適な部屋です

快適な入院生活を送ってもらうために「有料個室」を3室用意しています。3室とも南側に面しているため室内は明るく、見晴らしも抜群で、部屋によっては、ミニキッチンも用意しています。

患者さんのプライバシーを守るだけでなく、面会の方とも周囲に気兼ねなくお話をしてもらうことができます。そして、ゆっくりと睡眠をとることで治療効果の向上も期待できます。ぜひ、自宅にいるように、のびのびとご自身の生活空間として利用いただき、お過ごしください（写真3）。

安心して療養していただけます

レディース病棟にかかわる医療者は、基本的に全員女性スタッフです。毎日病室に立ち入る清掃業者のスタッフも女性です。医師や薬剤師、リハビリを行うための作業療法士や理学療法士の中には、一部男性スタッフもいますが、なるべく女性専用の空間として、気兼ねなく療養し

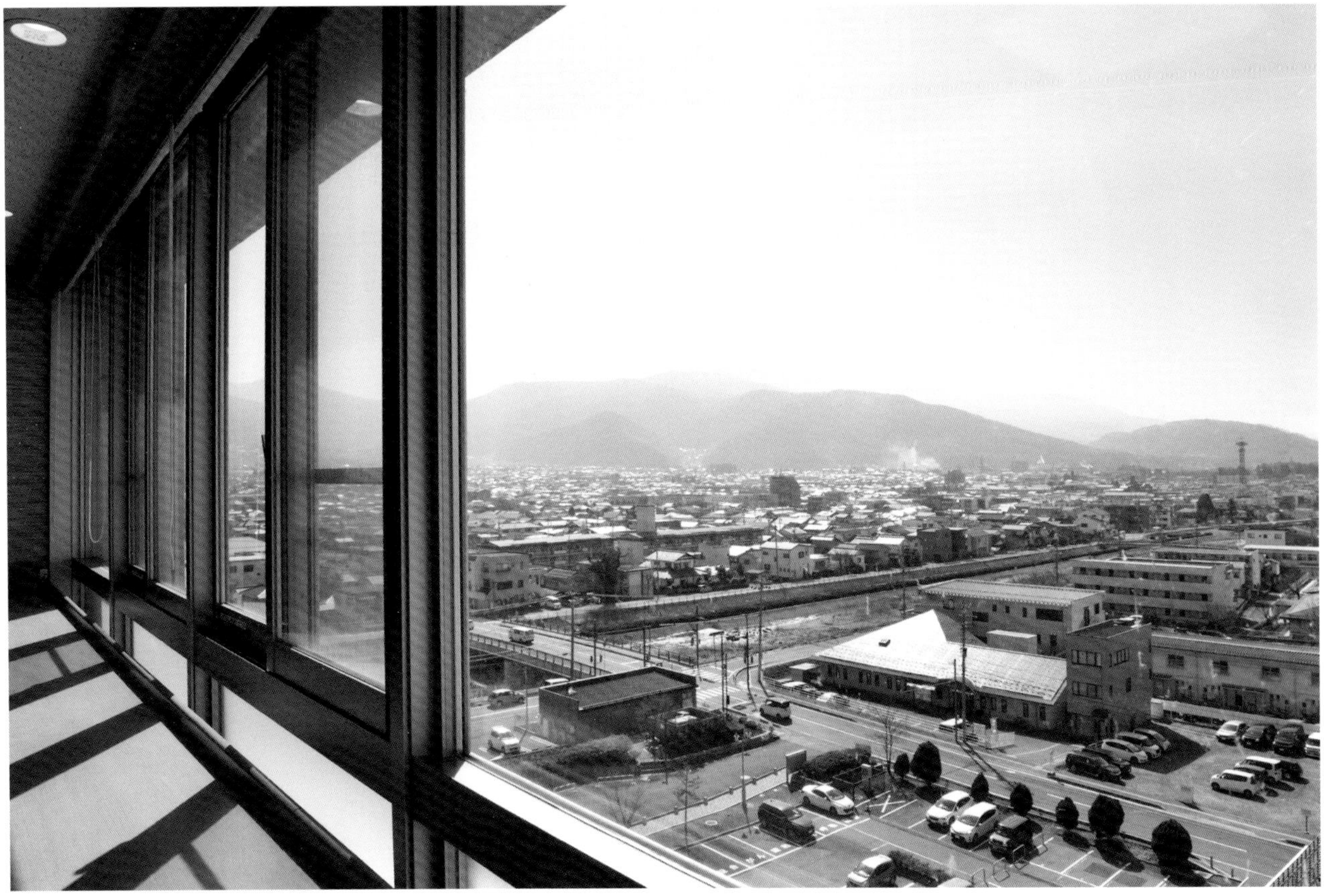

写真1　見晴らしのよいレディース病棟

ていただけるよう、配慮しています。

実際、患者さんからは「女性患者だけなので、とても安心です」「朝夕の洗面時に隣に男性の方が髭剃《ひげそ》りなどされていると、洗面時間をずらしたりしていました。ここはそんな心配もなくてうれしいです」などの声が届き、とても喜ばれています。

ブレストケアチーム

当院には乳がんと診断されたときから、患者さんが安心して治療を受けることができるよう支援する「ブレストケアチーム」があります。

乳腺・内分泌外科医師、レディース病棟の看護師、外来看護師、通院治療室の看護師、リハビリセラピスト、薬剤師、医療ソーシャルワーカーがチームとなって、それぞれの専門的観点に基づき、入院から外来、在宅までを通して患者さんをサポートしています。

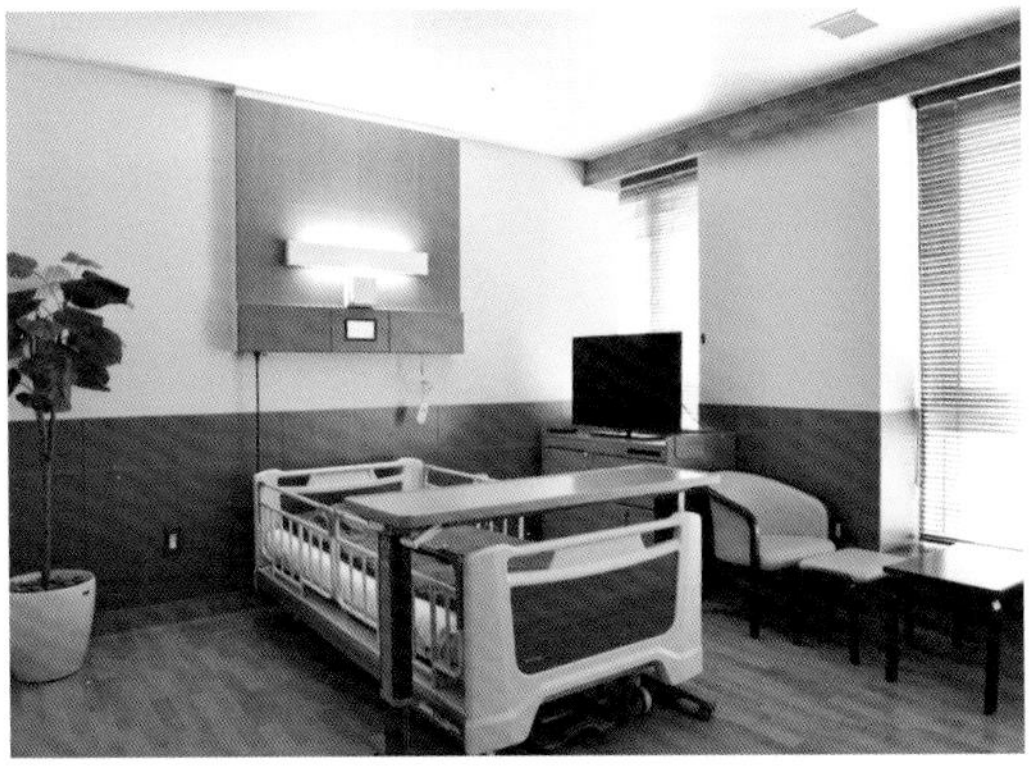

写真3　有料個室

また年に2回ほど、患者さん同士が集まって自由に話ができる「信大りぼんの会」という乳がん患者さんの集いを開催しています。

この会は、講演会とグループワークの二部構成で行い、グループワークは患者さんが興味のあるテーマのテーブルに着き、自由にお話ししていただく会です。

申し込みは不要で、自由参加になっており、何度も参加してくださっている患者さんもたくさんいます。「信大りぼんの会 ニュースレター」も発行しており、外来・病棟などに設置しています。

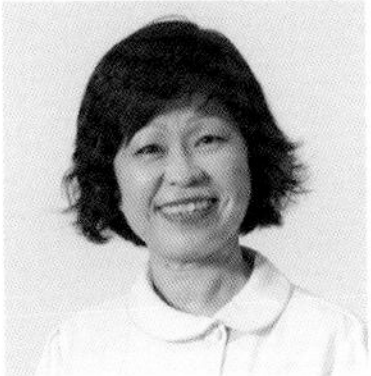

看護部　看護部長
伊藤 寿満子
（いとう すまこ）

より良い生活のために

Topic 5

栄養管理の専門家たち

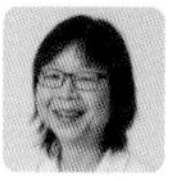

臨床栄養部　副部長
座光寺 知恵子（ざこうじ ちえこ）

臨床栄養部では、患者さんに満足してもらえる安全でおいしい、治療に適した食事提供と栄養管理で、栄養が過剰な状態・不足した状態を改善し、治療効果と生活の質の向上を目指しています。

また、多職種の専門家たちで構成された栄養サポートチーム（NST）が、患者さん一人ひとりに合わせた、より質の高い栄養管理を実践しています。

●糖尿病療養指導士

糖尿病・内分泌内科と連携し、適切な生活習慣についてアドバイスをします。食事療法の基本から食べ方まで、個人の生活スタイルに合った方法で血糖コントロールの手助けをします。

●腎臓病療養指導士

増加傾向にある慢性腎臓病《まんせいじんぞうびょう》の進行を抑える治療を腎臓病専門医と連携し、生活指導をします。

●がん病態栄養専門管理栄養士

がんの治療を受ける方と闘病を支える家族のために、栄養障害に加えて治療の副作用や、精神的ストレスによる食欲不振などの栄養相談に応じます。

●NST専門療法士

最良の栄養療法を提供するために、多くの職種が共同でかかわるNSTの中心的な役割を担っています。

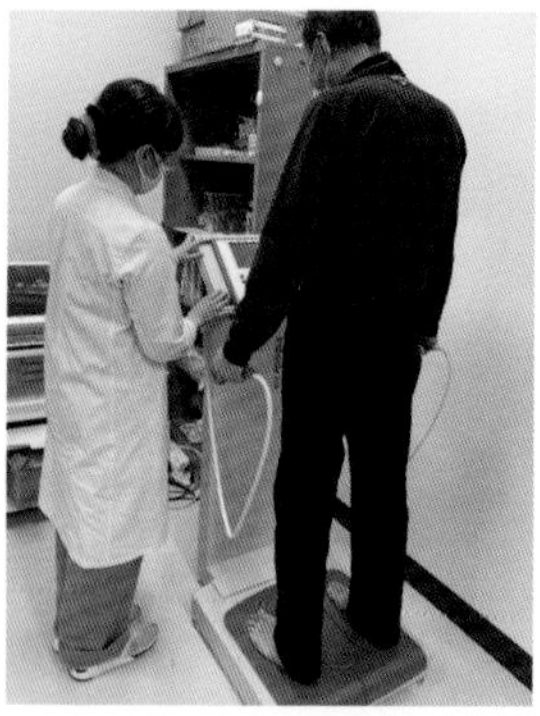

写真1　インボディ測定による栄養評価

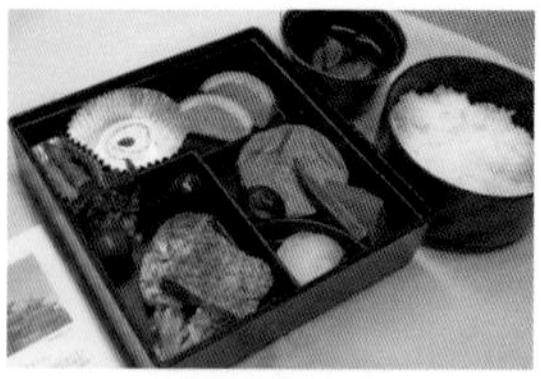

写真2　好評な弁当給食

「口の働き」「食べる」「飲む」をサポートします

Topic 6

口腔・嚥下ケア

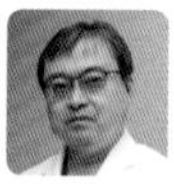

特殊歯科・口腔外科　助教
近藤 英司（こんどう えいじ）
科長　栗田 浩（くりた ひろし）
医員　荒川 裕子（あらかわ ゆうこ）

口腔・摂食嚥下外来

「最近上手く飲み込めない」「むせてしまう」「肺炎を繰り返している」。そんな症状でお悩みではありませんか?

人は、年齢が進むとともに飲み込む機能が落ちていきます。食べる、飲むは、人にとって重要な機能で、これが衰えてくると栄養不足、体重減少、抵抗力の低下、誤嚥性肺炎《ごえんせいはいえん》などの増加につながっていきます。

口腔《こうくう》・摂食嚥下《せっしょくえんげ》外来では、このような症状の方に対する診断や治療を行っています。お困りの方は、かかりつけ医に相談し、専門医の受診をお勧めします。

口腔嚥下ケアチーム

口腔嚥下ケアチームは、当院に入院中の患者さんの食べる、飲み込む、栄養、口の機能を多方面からサポートすることにより、療養中の病気の回復を側面から支援しています。

入院された際に、口や飲み込む機能を確認し、障害が疑われる段階から口腔嚥下チームがサポートを開始します。

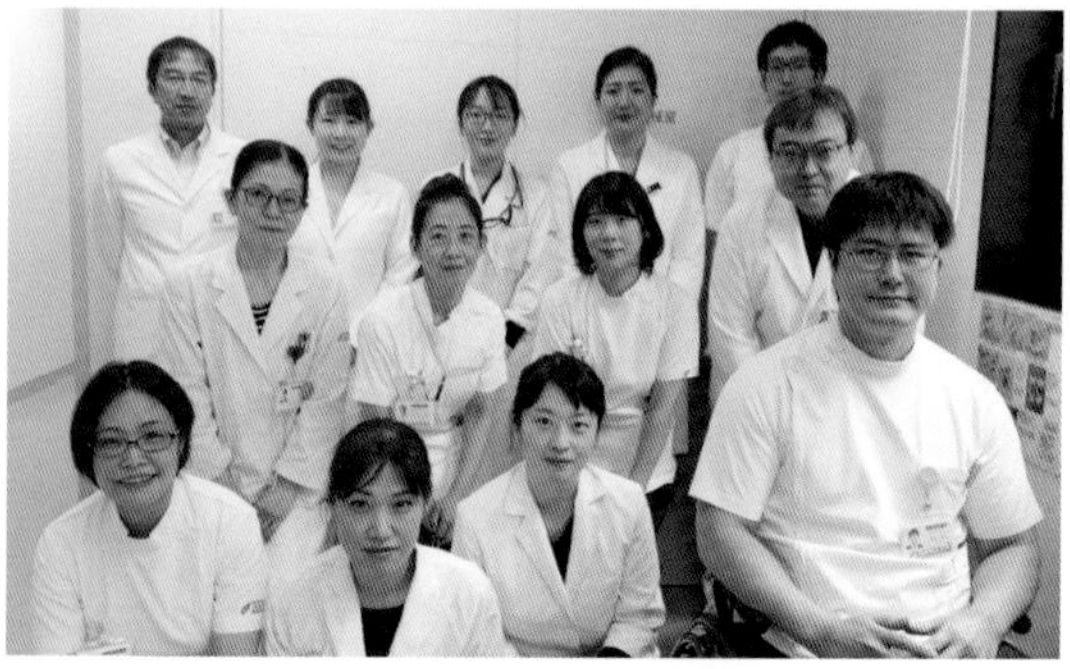

写真　口腔嚥下ケアチーム。医師、歯科医師、言語聴覚士、管理栄養士、歯科衛生士が連携し、多方面から患者さんの口腔、食べて飲む機能を支えています

Topic 7

顎が痩せた方でも治療ができます

歯科インプラント

特殊歯科・口腔外科　科長
栗田 浩（くりた ひろし）

特殊歯科・口腔外科　助教
酒井 洋徳（さかい ひろのり）

失った歯を補う方法として、入れ歯やブリッジ（隣の歯を使って橋わたし）を装着することが多いのですが、最近では歯科インプラント治療を希望される方も増えています。

歯科インプラントは、まず、なくなった歯を補うために、顎《あご》の骨の中にインプラント体（歯の根に相当する部分）を埋め込みます。数か月後、インプラント体が骨と癒合《ゆごう》*した後に、インプラント体に柱を立てて、そこに歯の部分を装着します（図1）。

インプラント体を埋め込むには、十分な骨が必要ですが、顎が痩《や》せていて骨が足りない方も多くいます。当院では、顎の骨を増やす（骨造成術）ことにより、顎が痩せている方にもインプラント治療を行っています（図2）。

顎の骨が痩せたり少なかったりしてもインプラント治療をあきらめずに、ぜひご相談ください。

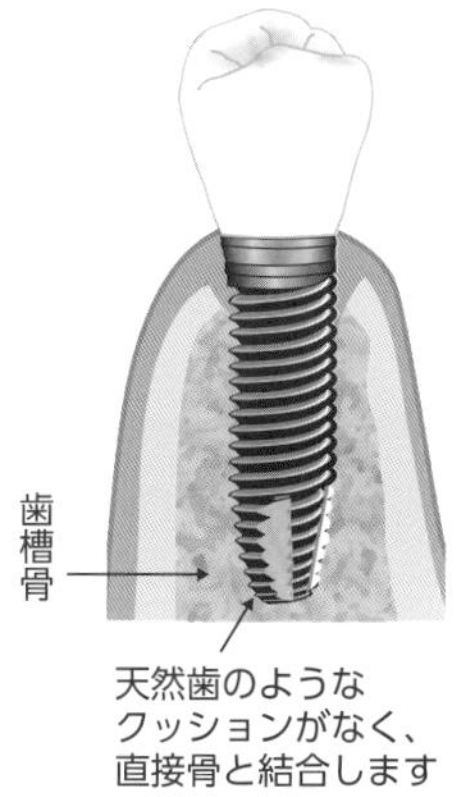

図1　インプラントによる歯

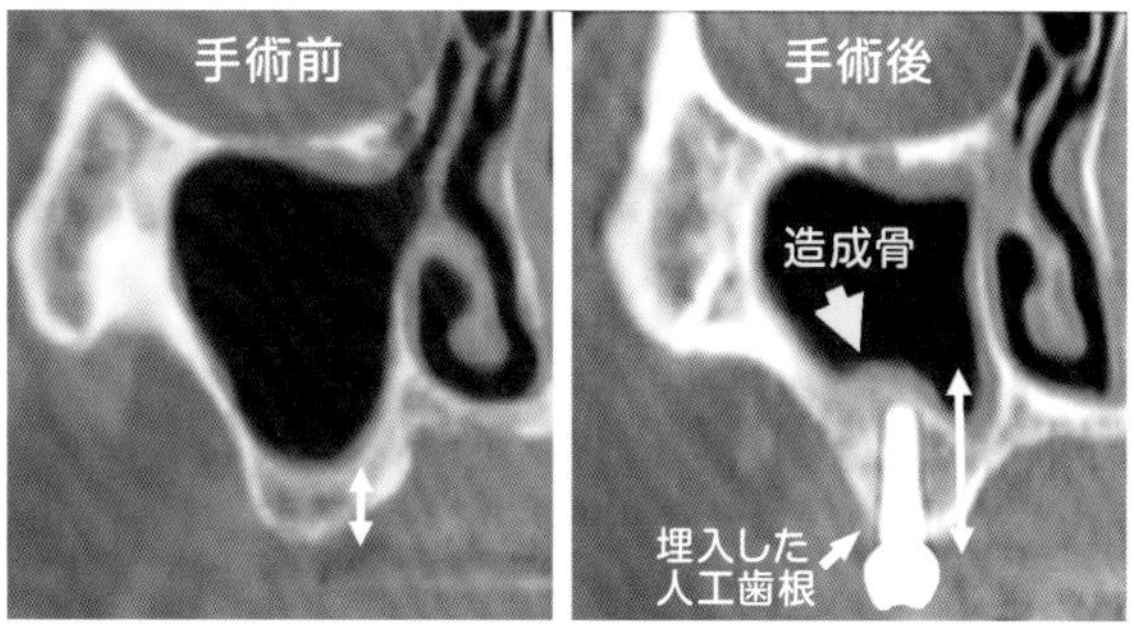

図2　骨造成術

＊癒合／離れていた皮膚や筋肉、骨などがくっつくこと

Topic 8

言語聴覚士

飲み込みの専門家

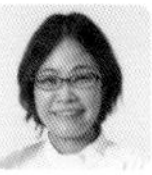

リハビリテーション部　副療法士長
寺島 さつき（てらしま さつき）

言語聴覚士は、発声や聴覚などの機能改善を支援するスペシャリストとして知られていますが、そのほかにも、食べること・飲むことの評価、リハビリテーションも行っています。

近年、高齢化が進み〝誤嚥性肺《ごえんせいはい》炎《えん》〟を発症する方が多くなっています。誤嚥とは、口や舌の筋力が低下し、ゴックンと飲み込む力が弱くなってしまうことにより、唾液や食べ物が誤って肺に入ってしまうことです。それによって起こる肺炎を誤嚥性肺炎といいます。

言語聴覚士は、誤嚥性肺炎の予防や病気によって食べること、飲むことが難しくなってしまった患者さんの治療を担当しています。飲み込みの力や食べ方を評価し、必要に応じて筋力を上げるリハビリテーションや適切な食事の形態を選び、食べ方の指導を行っています。

また、医師・歯科医師や管理栄養士と連携し、飲み込みの機能の検査を行ったり、食事の形態の相談をしたりとチーム医療としての一翼も担っています。

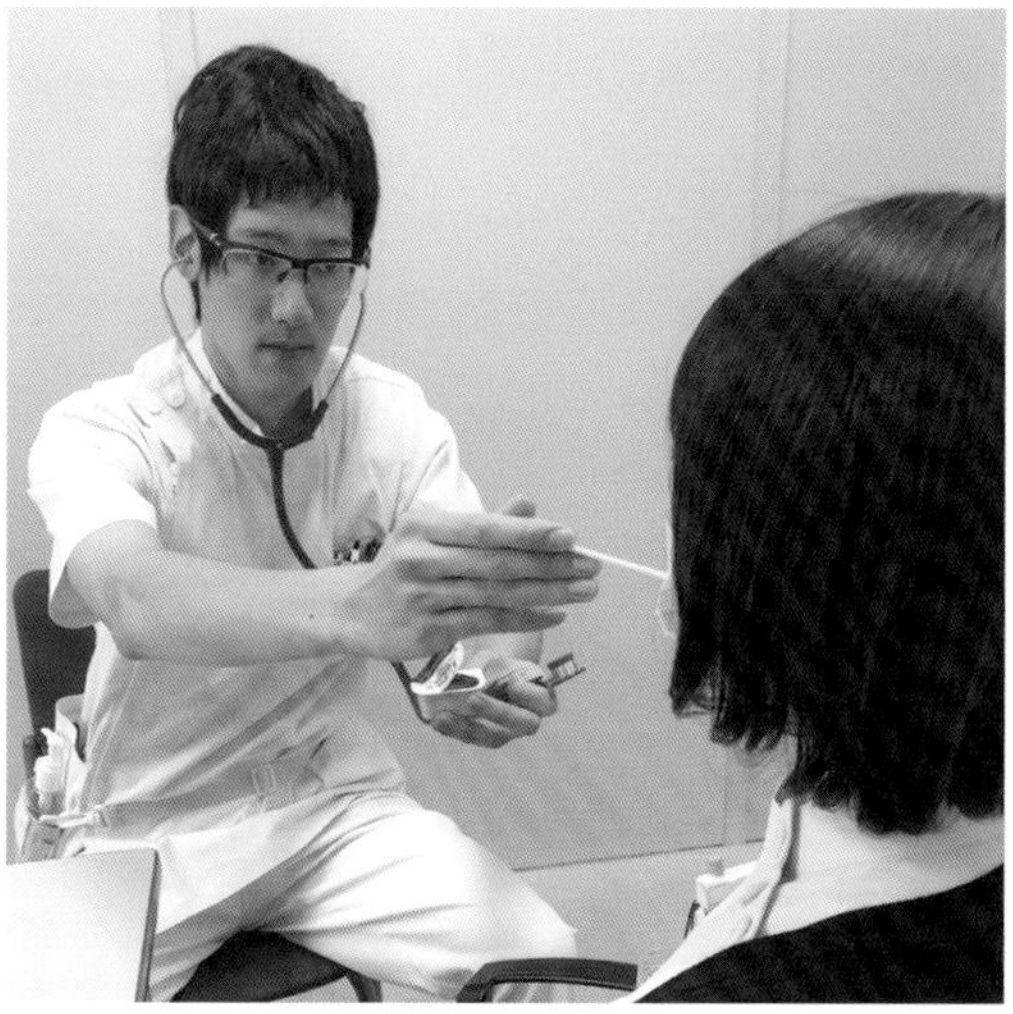
写真　摂食練習場面

小児科

小児内視鏡検査で早期診断—早期治療へ 子どもの慢性腹痛

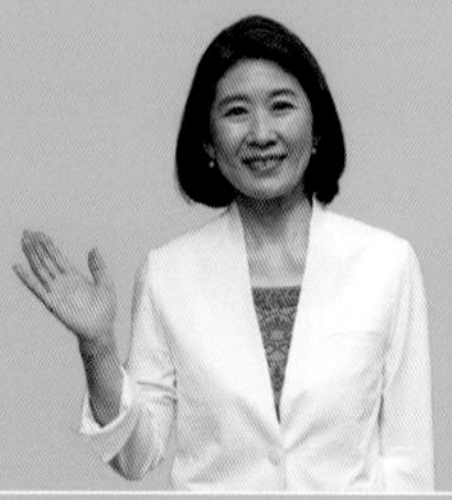

准教授
中山 佳子
（なかやま よしこ）

成長期の腹痛は早期の診断と治療が大切

一般的に、腹痛が間欠的[*1]であっても２か月以上続く場合を慢性腹痛といいます。子どもの慢性腹痛の原因は、早期に治療が必要な病気がある場合と明らかな疾病がない機能性腹痛とに大別されます。いずれも、年齢相応の発育と日常生活の維持を目標に治療します。腹痛のほかに発熱、嘔吐《おうと》、体重・身長の伸びが悪い、便に血が混じるなどの随伴《ずいはん》症状[*2]がある場合は、早めに医療機関を受診しましょう。

＊1　間欠的／一定の時間を置いて起こったりやんだりすること
＊2　随伴症状／何らかの症状に伴って起こる症状

小児内視鏡検査

腹痛の原因を詳しく調べるために、子どもの場合も消化器内視鏡検査が役に立ちます。この検査によって、逆流性食道炎、胃・十二指腸潰瘍《じゅうにしちょうかいよう》、ヘリコバクター・ピロリ感染胃炎、好酸球性胃腸炎・好酸球性食道炎、クローン病、潰瘍性大腸炎《かいようせいだいちょうえん》などを診断できます。疾患ごとに適切な治療を行うことで、症状の改善が期待されます。

当院では小児消化器病を専門とする小児科医が、上部消化管内視鏡検査（胃カメラ検査）、大腸内視鏡検査（大腸カメラ検査）、小腸内視鏡検査（カプセル内視鏡検査、ダブルバルーン内視鏡検査）を行っています。内視鏡機器の進歩によって、胃と大腸カメラ検査は、生後まもない赤ちゃんから行うことができます。

苦しくない検査

通常、内視鏡検査は大人でも大変な検査です。子どもからいわゆるＡＹＡ世代（15～30歳代）の若い方は、検査に伴う苦痛や不安を軽減することが常に重要です。

小児科で行う内視鏡検査は、原則として鎮静薬などで眠っている間に行います（図）。また、小さな子どもの検査には極細内視鏡（直径５～６㎜、うどん１本ほどの太さ）を使い、体の負担を軽くしています。

機能性腹痛の治療

内視鏡検査など詳しい検査で病気が見つからない場合は、不安や緊張が原因の機能性消化管疾患として治療します。これは、脳と腸がつながっている神経経路（脳腸相関《のうちょうそうかん》と呼びます）に支障をきたすことが主な原因とされ、機能性ディスペプシア*、過敏性腸症候群、便秘症などが含まれます。機能性腹痛に対しても、食事療法や薬物治療など、一人ひとりの子どもに適した治療を提案します。

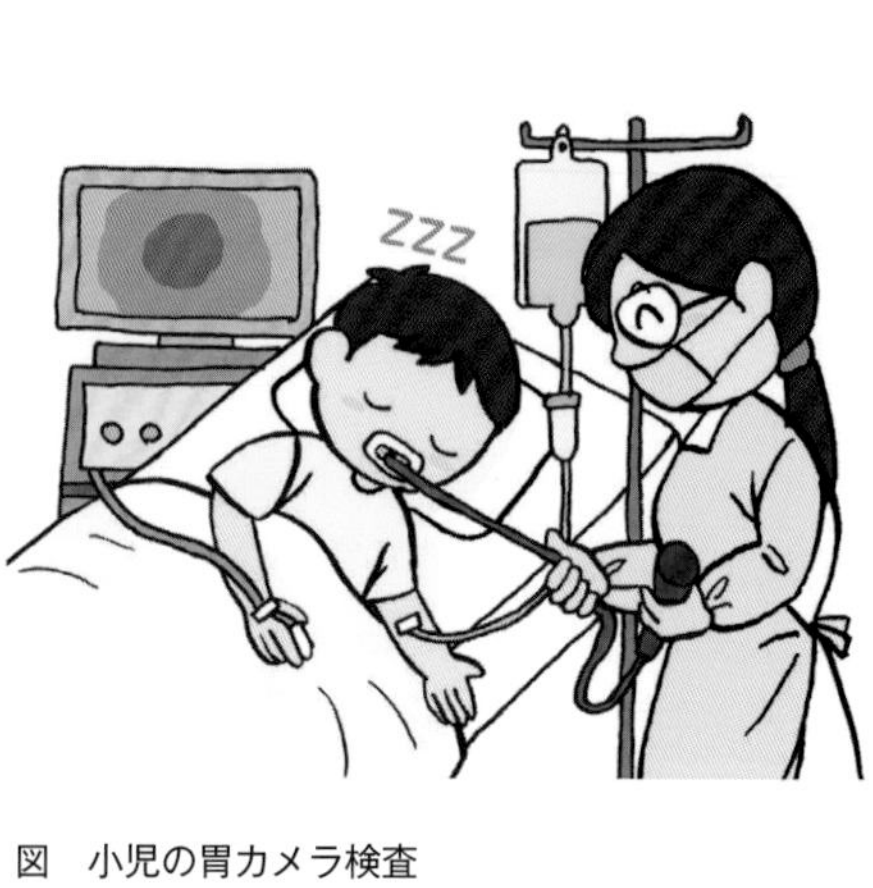

図　小児の胃カメラ検査

AYA 世代の医療と移行期医療

AYA（思春期および若年成人）世代とは、およそ 15 ～ 30 歳代の、小児と成人のはざまを意味します。高校生から 20 歳までの AYA 世代の方で、何らかの症状があり小児科での診療を希望される場合は、かかりつけ医の先生からの紹介があれば、小児科 AYA 外来で予約診療が可能です。

また、子どものときに発症した病気で、成人になっても引き続き診療の継続を必要とする患者さんに対して、医療が途切れなく継続されるよう、移行期医療支援に取り組んでいます。当院は、2020 年度から長野県の移行期医療支援センターの機能を担い、医療者・患者さん・家族・地域のスムーズな連携に取り組んでいます。

＊機能性ディスペプシア／胃もたれ、早期満腹感、みぞおちの痛みをはじめとする症状があるのに、内視鏡で観察しても粘膜に異常が認められない病気

てんかん診療部門

患者さん一人ひとりに合ったてんかん診療

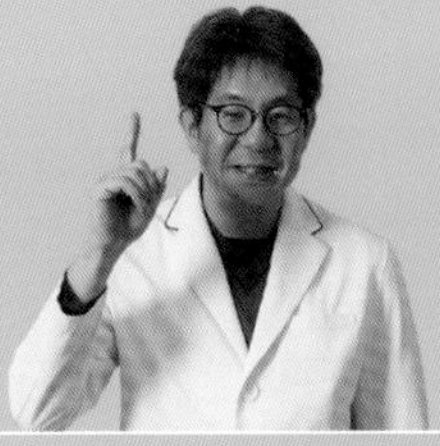

講師
福山 哲広
（ふくやま てつひろ）

てんかんって、どんな病気？

てんかんは脳の神経細胞が勝手に動き出すことで「てんかん発作」を起こす病気です。国内で約100万人のてんかん患者さんがいると推定されています。全年齢で発症しますが、特に子どもとお年寄りに多いことが分かっています。てんかんにはいろいろな種類があり、患者さんによって起きる症状もさまざまです。どんなタイプのてんかんなのかを見極め、それぞれに合った治療方法を探すことが重要です。

てんかんの診断

てんかんの診断では、「どのようなときにどんな発作が起きたか？」を詳しく聞く必要があります。そのため、当院てんかん外来では初めて話を聞く際、時間を十分に取るようにしています。発作の様子をスマートフォンやビデオカメラで動画に撮ってきていただくと診断時の助けになります。

てんかんの検査

脳波検査では、発作の元となる脳の神経細胞の過剰な活動を確認することができます。起きているときと寝ているときの両方の脳波をとることが重要です。発作が頻回《ひんかい》に起きている場合は、入院で行う「長時間ビデオ脳波検査」をお勧めすることがあります。

てんかんは、脳腫瘍《のうしゅよう》や先天的な脳の病気が原因になることがあるため、頭部MRI(核磁気共鳴機能画像法)検査を行います。遺伝子の検査で、てんかんの原因が分かることもあります。

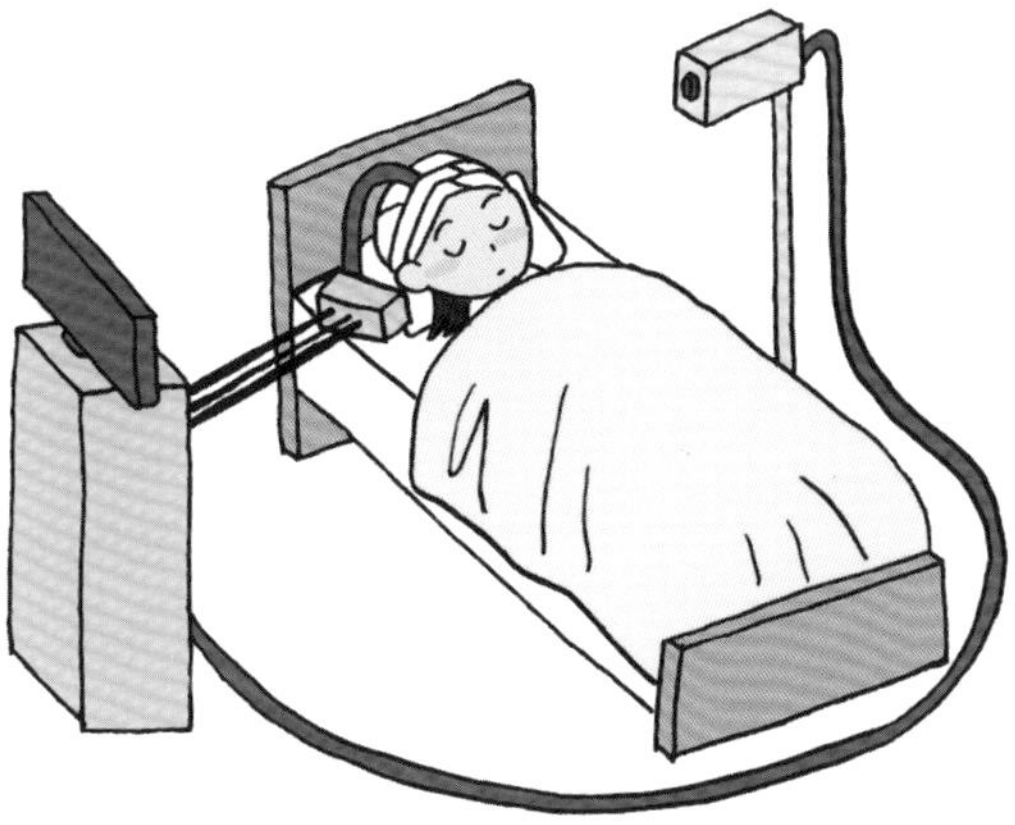

図　長時間ビデオ脳波検査

てんかんの治療

抗てんかん薬は神経の過剰な活動を抑えて、発作を起こりにくくします。てんかんのタイプや年齢、副作用の出やすさなどに配慮して、患者さんそれぞれに合った薬を選んでいきます。また、原因によっては、手術で治療することもあります。

てんかんと生活

てんかんは長く付き合っていく必要がある病気で、人生のさまざまな出来事にかかわります。正確な診断や治療とともに、いわれのない誤解や不安を解消することが重要です。当院では、最新の検査や治療を提供するだけでなく、家庭や学校での生活相談、就労支援、てんかん患者さんが利用できる支援制度の紹介、自動車運転や出産・子育てなど、さまざまな相談にも乗っています。

長野県てんかん診療拠点機関としての役割

２０２０年10月に、当院は長野県てんかん診療拠点機関に指定されました。長野県の各医療機関と連携し、県民の皆さんに安心して、てんかん診療を受けていただく体制をつくっていきます。また、当院にはてんかん診療コーディネーターが在籍し、てんかんに関連したさまざまな問題の相談に乗っています。ぜひ、てんかん診療部門のホームページもご覧ください。

子どものこころ診療部

グループ療法で子どものこころの健康回復を目指します

副部長
公家 里依
（くげ りえ）
臨床心理士
児島 佳代子
（こじま かよこ）
臨床心理士
宮澤 友真
（みやざわ ゆま）

多職種で子どものこころの問題に対応

子どものこころ診療部では、多職種チームで子どものこころの問題に対応しています。

医師：チーム医療のまとめ役
看護師：心身のケアと日常生活の支援
作業療法士：生活に根ざした活動を通したリハビリテーション
精神保健福祉士：教育、福祉等の地域の関連機関とのつなぎ役
心理士：心理評価、心理療法、心理教育

そのほかに、薬剤師、栄養士などとも連携しながら治療を行っています。

グループ療法とは

グループ療法（集団精神療法）は、同じような困りごとを抱える複数の患者さんが、治療者やほかの参加者と一緒に話し合うことなどを通して問題の改善を図る精神療法の一種です（図1）。

患者さん同士や、治療者との相互的なかかわりによって、治療をより効果的に進めることができます。集団を安全な居場所にして、その中で参加者が互いを尊重し、理解し合う雰囲気を育むことで、自分自身への理解を深め、変化や成長を促していきます。

外来グループ療法

当診療部外来では、発達障害のある小学生から中学生の患者さんを対象にソーシャルスキルトレーニング（SST）を行っています。

SSTは、社会生活を送るために役に立つ方法（スキル）を、学びながら身につけていく治療法です。年齢や発達障害の種類、生活の中で困っていることが似ている患者さん5人ほどでグループを作っています。

現在、外来で行っている「リリーブ」という名前のグループは、怒りのコントロールにテーマを絞った小学校高学年対象のグループです。「リリーブ（英語でrelieve）」とは、〝和らげる〟、〝安心させる〟という意味です。学校やクラブ活動など、ふだんの集団生活で上手くいかない体験をすることが多い子どもでも、この中では楽しい時間を過ごせて、安心して自己表現できるよう支援しています。

具体的には、楽しい活動を通して、気持ちを落ち着かせるためのスキルを学んでいきます。同じような困りごとを持っているほかの子どもたちと出会うことで、「自分だけじゃないんだ」という安心感を覚える子どももたくさんおり、その仲間の中で、「できた！」という体験を積み重ねていけるようにプログラムを設定しています。

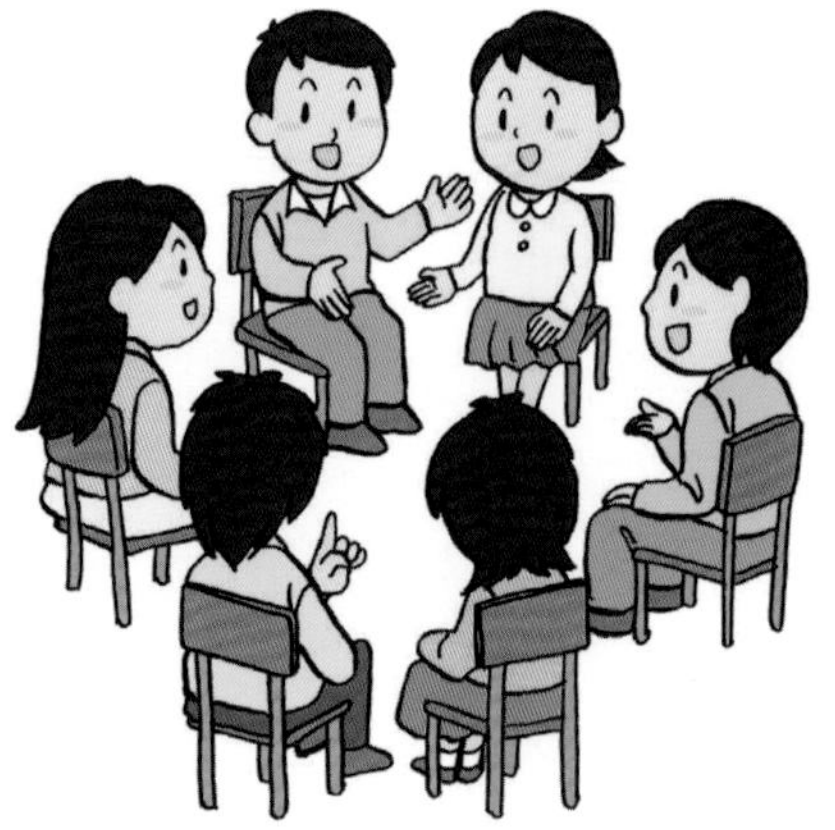
図1　グループ療法

また、発達障害のある子どもの保護

者が学ぶ「家族講座」も行っています。医師、心理士（臨床心理士・公認心理師）、作業療法士、薬剤師などが、それぞれの立場から発達障害について話をするとともに、参加者同士が体験を共有しています。ここでも同じ立場の参加者が、苦労や喜びを分かち合うことができる場になっています。

入院グループ療法

当診療部と精神科の病棟では、週に1回、入院している中学生、高校生の子どもと病棟のスタッフ（医師、看護師、心理士）で、入院グループ療法を行っています。

入院している子どもたちは、多かれ少なかれ友だちとの関係や集団の中で失敗した経験を持っていることが多く、こうした安心できる場で、安全で健康的な対人交流の体験をすることが大切です。集団が怖いものではなく、安全で逃げなくてもよい場であることに気づくことがこのグループ療法の目的です。

グループ療法では、毎回その日の話題にそって、ほかの参加者の意見を聞いたり、自分の意見を参加者に伝えたりする練習をします。毎回初めに緊張を和らげる目的で、参加者でゲームを行います。最初は不安を感じたり、緊張したりする子どももいますが、安心して参加できるように病棟のスタッフがお手伝いします。

このグループ療法を通して、同世代の子どもたちが自分と同じ考えをもつこともあれば、違う考えを持つこともあると認識できるようになります。

安全な小集団で楽しく交流する成功体験を積むことで、対人交流の場での緊張や不安が和らぎ、自尊心（自分自身を尊重する気持ち）や自己効力感（自分が上手にできる能力を持っていると感じられること）の形成が期待されます。

子どもたちの成長を促す治療を進めていくうえで、グループ療法はとても大きな役割を果たします。

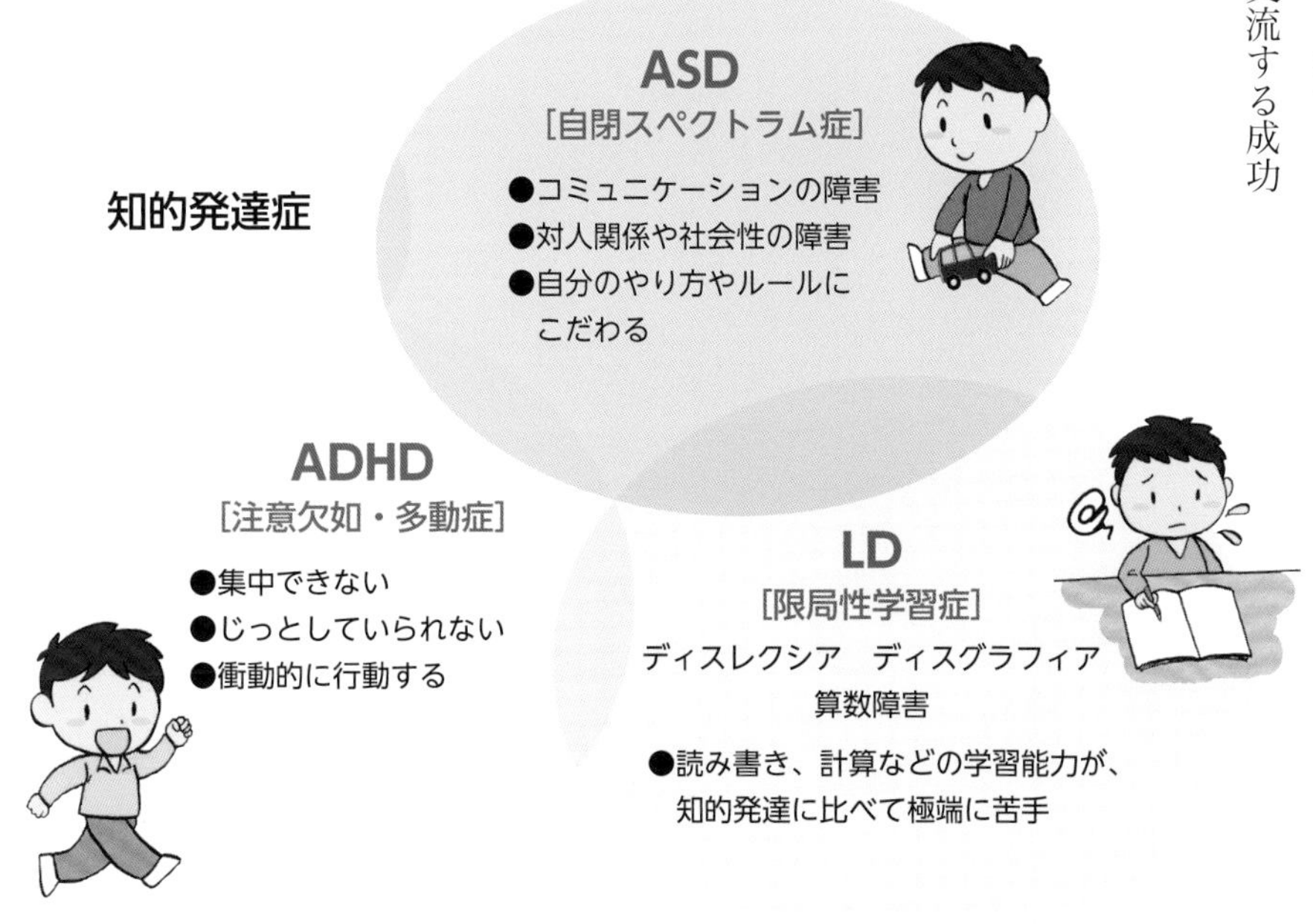
ASD
［自閉スペクトラム症］
●コミュニケーションの障害
●対人関係や社会性の障害
●自分のやり方やルールにこだわる
知的発達症
ADHD
［注意欠如・多動症］
●集中できない
●じっとしていられない
●衝動的に行動する
LD
［限局性学習症］
ディスレクシア　ディスグラフィア
算数障害
●読み書き、計算などの学習能力が、知的発達に比べて極端に苦手

図2　発達障害

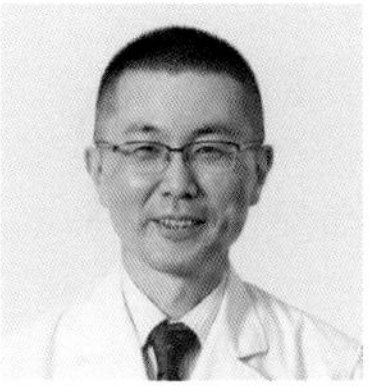

部長
本田 秀夫
（ほんだ ひでお）

子どものこころ診療部の特徴

当診療部は、子どものこころの問題を専門とする診療部門です。対象となる患者さんの年齢は中学生までとなります。病院内では、精神科、小児科、リハビリテーション部など他部門と連携し、こころの問題を抱えた子どもと家族の支援を的確かつタイムリーに行うことを心がけています。病院外では、教育や福祉の関連機関とも協力して、地域の子どもたちのこころの問題への支援に努めています。

外来は、子どもや家族が安心して話をしたり、遊んだりできるように配慮し、刺激を抑えた心理検査室やグループによる治療を行うプレイルームも用意しています。また、精神科病棟の中に専用の個室病床を４床設けています。病室はこころの問題を抱えた子どもが休養しやすい作りとし、入院中は元の学校と連携して院内学級を利用することができます。

発達障害

発達の偏りなどによって生活に支障が起きている場合に、発達障害と診断されます。そのような特性があっても大きな問題なく生活していれば、障害とは考えません。自閉スペクトラム症、注意欠如・多動症、限局性学習症などがありますが、同じ診断でも特性の現れ方はさまざまで、それらが重なり合う場合もあります（図2）。

どんな人にも得手不得手がありますが、発達障害の子はその差が大きいのが特徴です。その子どもの得意・不得意を具体的に知ることが理解につながり、それに合わせて生活を個別に調整することが支援の基本です。

長野県唯一の国立大学病院・特定機能病院

数字でみる信大病院

2020年で開院76年目をむかえた信大病院は、特定機能病院のほかにも、災害拠点病院、都道府県がん診療連携拠点病院、高度救命救急センター、地域周産期母子医療センター、長野県災害派遣医療チーム（長野県DMAT）指定病院、難病医療拠点病院など、全部で25の指定を受けています。そんな信大病院を、さまざまな数字で表現してみました。

地域連携

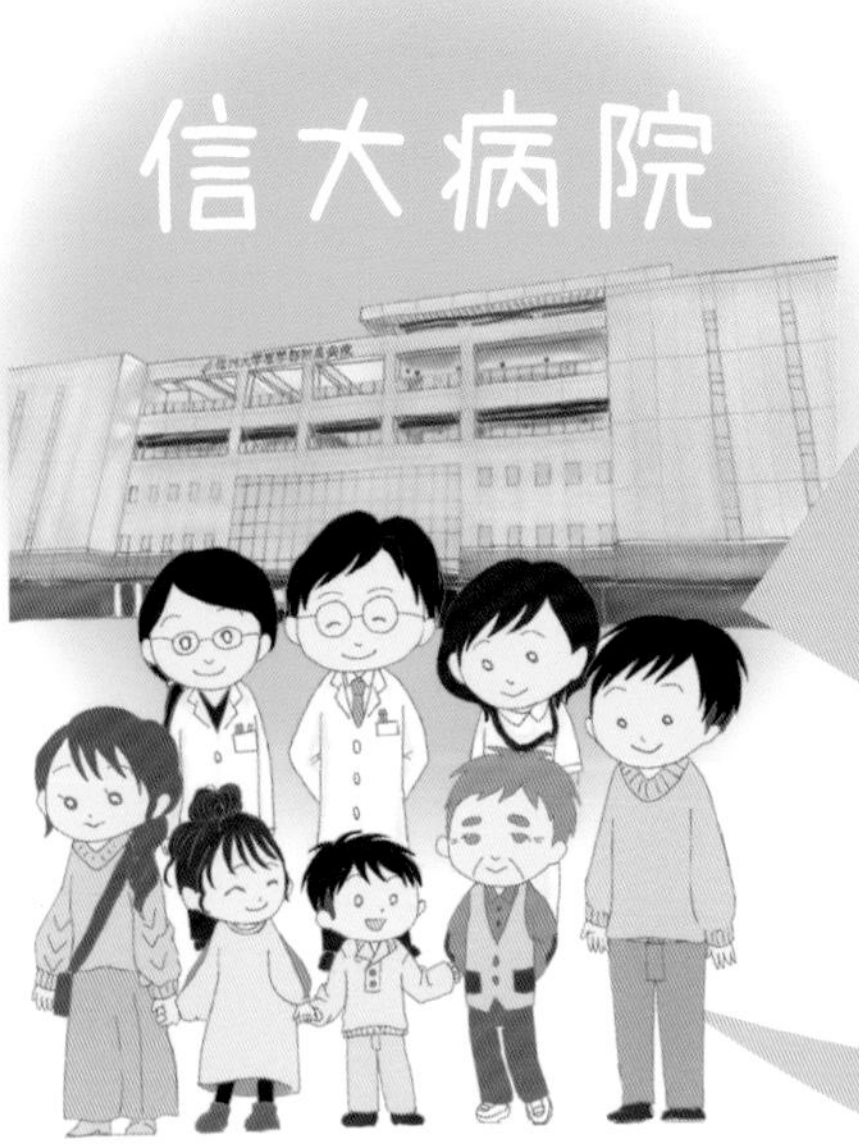

地域の医療機関から紹介された患者さんの数（紹介患者数）

2019年度

12,188人

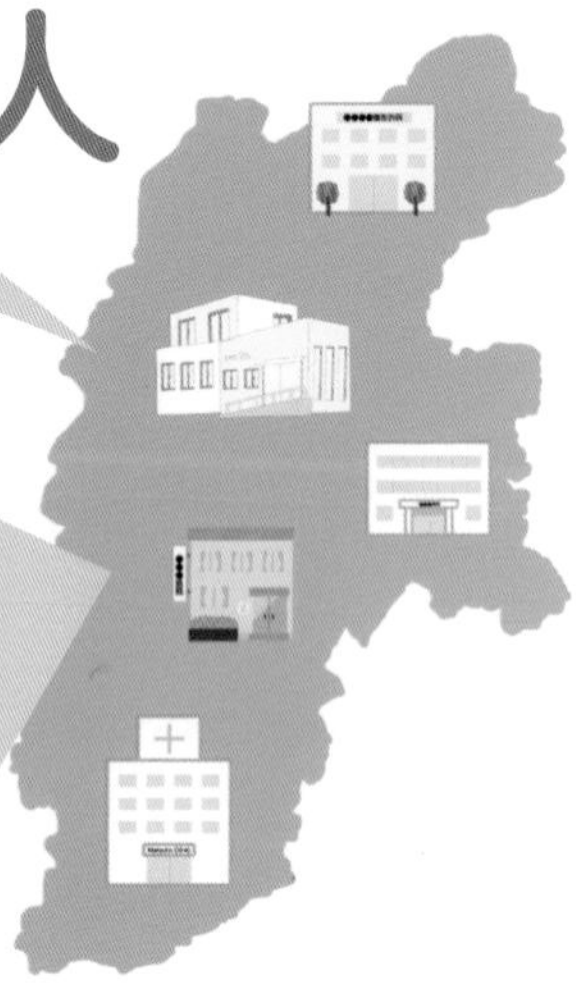

治療が一段落したなどにより地域のかかりつけ医等に戻ることができた患者さんの数（逆紹介患者数）

2019年度

11,311人

今の医療は地域の医療機関がそれぞれの特性に合わせて、必要な医療を提供し、地域全体で患者さんを守るという仕組みになっています。多くの患者さんが地域から信大病院に紹介され、地域に戻られています。

高度技術

手術室で実施した手術件数

2019年度 **6,721件**

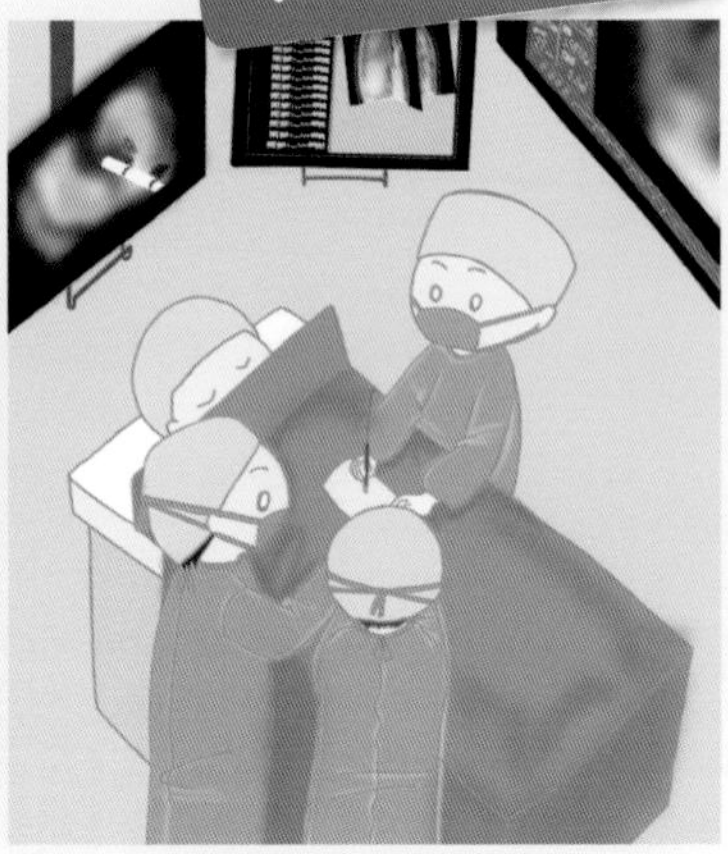

国立大学病院は高度急性期・急性期の要です。外科手術の提供だけでなく、その技術の普及を図ることは、診療と教育という大学病院の社会的責任を果たすことになります。2018年度に手術室が6室増え、より多くの手術患者を受け入れることができるようになりました。

救急医療

厚生労働省『救命救急センターの評価結果』

2019年度 Sランク(全国6位)

1999年度から救命救急センター全体のレベルアップを図ることを目的として毎年実施されています。2019年度の実績に基づく評価では、信大病院の高度救命救急センターは100点満点中の98点という高い評価を受けました。

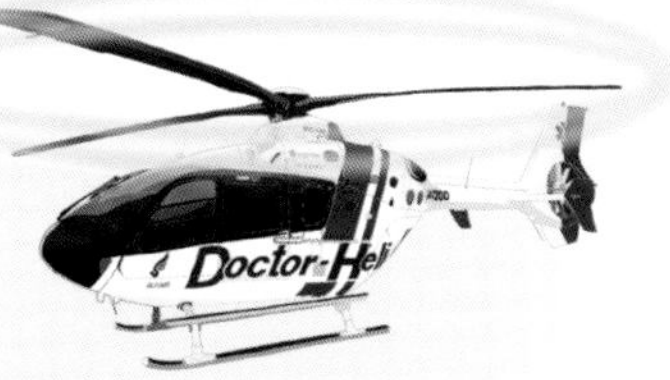

ドクターヘリ出動件数

2011年から累計(2019年3月31日時点)

4,079件

2011年10月から開始された「信州ドクターヘリ松本」は、年間500件前後の出動件数で推移しており、救命率の向上等につながっています。また、患者さんの病院間での搬送にも活用され、迅速な治療に貢献しています。

1日あたりの外来患者数

2019年度

1,462人

1年間の延べ入院患者数

2019年度

218,655人

セカンドオピニオン外来実施数

2016～2018年度の3年間で

220件

セカンドオピニオン外来では、他医療機関の患者さんを対象に、診断内容・治療法に関して信大病院の専門家の意見を提供しています。患者さんご自身が治療を受ける際の参考にしていただくのが目的ですので、診察や検査等は行いません。

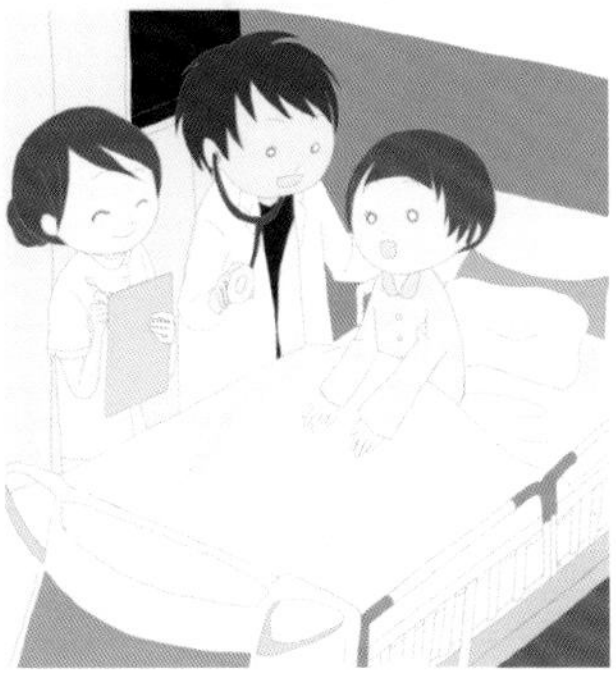

職員数

2020年5月1日時点

2,012人

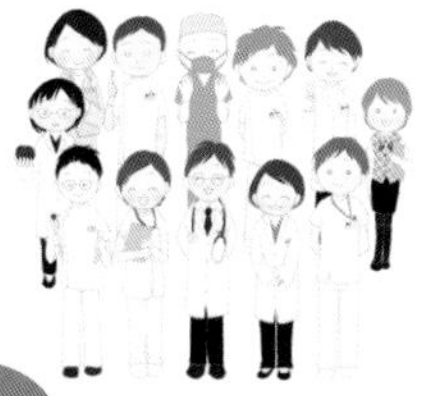

大学病院は非常に多くの職種の人たちが病院内で働いています。また、医療従事者を教育・育成する場でもあり、多くの実習生・研修生を受け入れています。

医師	635
研修医	28
看護師、助産師、准看護師	814
臨床検査技師	65
薬剤師	46
診療放射線技師	40
臨床工学技士	19
事務職員	220
その他(理学療法士、作業療法士、管理栄養士、社会福祉士、診療情報管理士、視能訓練士等)	145

ドクターヘリで地域を結ぶ 高度救命救急センター

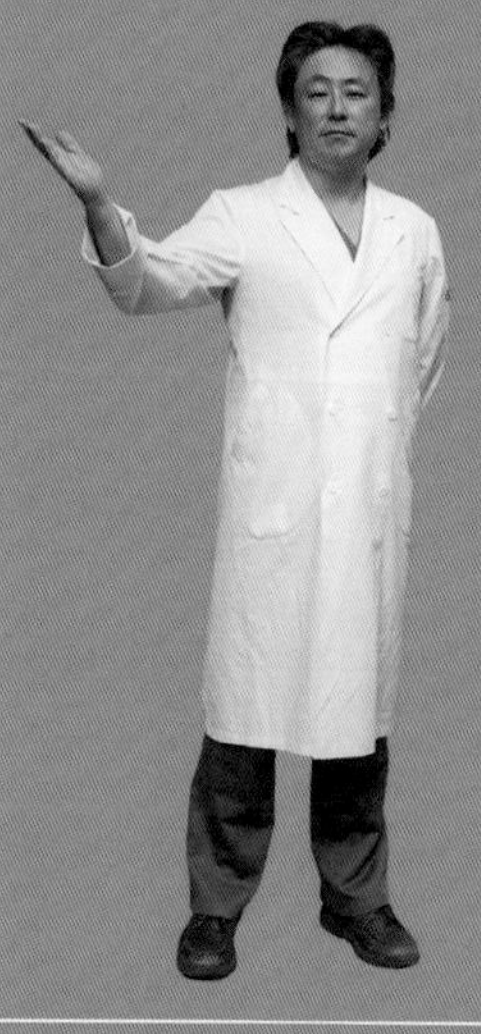

副センター長
高山 浩史
（たかやま ひろし）

重症患者さんの救命医療

当院は高度救命救急センターを備え、最も重症な患者さんの救命医療を担っています。
長野県の地理的特性から、傷病者の高次医療へのアクセスは困難な場合がありますが、信州ドクターヘリはその手足となって、広大な長野県内各地の重症患者さんに緊急対応し、高次医療機関へ迅速に搬送しています。

信州ドクターヘリ松本

ドクターヘリは消防からの要請で出動し、現場に到着した直後から治療を開始して、適切な収容医療機関に素早く搬送します。当院には２０１１年に、長野県で2機目として配備されました。当院のドクターヘリは「信州ドクターヘリ松本」と呼ばれ、長野県1機目の佐久医療センターのドクターヘリは「信州ドクターヘリ佐久」と呼ばれています。中南信の消防は松本機を、東北信の消防は佐久機をまず要請しますが、出動中などで対応できない場合には、もう一方を要請します。２０２０年４月現在、全国の44道府県に53機が配備されており、長野県のように複数機配備しているところもあります。

ドクターヘリ事業自体は長野県の事業で、ヘリコプターの機体や運行クルー（パイロットなど）は民間航空会社の所属、医療スタッフは病院（当院では高度救命救急センター）所属です。従って、ドクターヘリをどう使うのかは、長野県、県内主要な病院、消防、運行会社などで構成される運行調整委員会という組織で話し合って決めています。

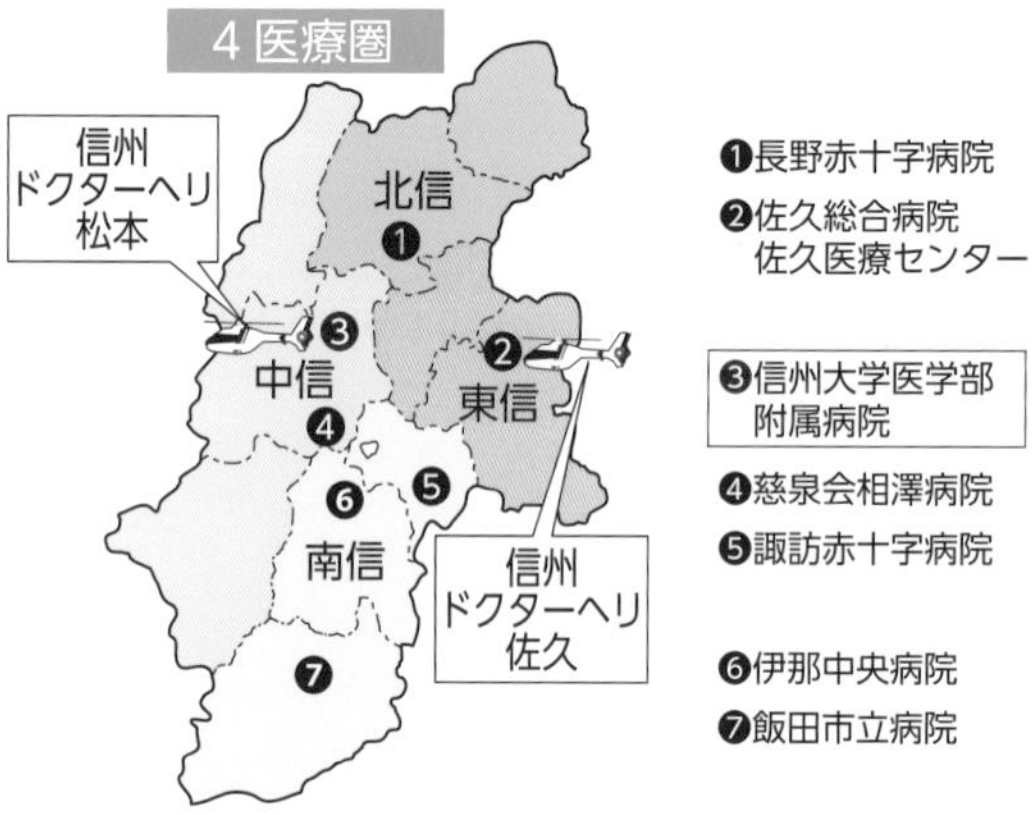

図1　長野県の医療圏と救命センター

ドクターヘリの活動とは？

ドクターヘリ松本には、救急医1人と看護師1人が搭乗して出動します。出動のときは専用のエレベーターに駆けつけ、屋上のヘリポートに駐機したヘリコプターに乗り込みます。もう1人搭乗可能で、トレーニング中の医師や看護師が乗ったり、大きな事故などのときに応援の医師を乗せたりします。

現場出動の場合は、救急車内で診療することが多いです。命にかかわる状態のときは人工呼吸など緊急対応を行い、患者さんの状態に応じた適切な病院へ搬送しますが、ヘリコプターに乗せて搬送することもあれば、そのまま救急車で搬送する場合もあります。搬送途中の状態悪化に備えて必要に応じた処置を行い、安全に搬送を完了させるのが任務です。また、可能な限り苦痛を緩和するために痛み止めの注射なども行います。

患者さんが複数いる場合は、ドクターヘリ佐久やドクターカーを呼ぶこともありますが、医師が現場に残り、看護師のみでヘリコプターによるピストン搬送を行うこともあります。こうしたことも想定されることから、搭乗する医療スタッフには災害派遣医療チーム（DMAT）の隊員資格も求められます。

ドクターヘリは災害時にも活躍しており、２０１４年の御嶽山噴火災害の際には重症患者さんを松本や長野医療圏域等の病院まで搬送するなど、災害医療にも従事しています。

ドクターヘリで地域を結ぶ

長野県は広く、生活圏が山などで隔てられ交通が不便なため、十分な医療を受けられる医療施設へ運ぶまで時間がかかる場所が多くあります。急な病気やけがの場合、まずは近くの医療機関、救命センターへ行こうと考えるのが普通ですが、これらの理由から手遅れになりかねません。

ドクターヘリは直線距離を時速２００㎞の速度で飛行することができます。50㎞の距離ならばおよそ15分で到着します。これは例えば、当院から木曽郡木曽町にある県立木曽病院までの距離に相当します。

１１９番通報を受けた消防は、ドクターヘリを呼ぶ基準に当てはまる場合に出動要請します。出動したドクターヘリのスタッフは現場で救急隊と連携し、適切な医療機関へ搬送します。収容医療機関はその地域の救命センターなどが近隣にあればそちらを選択することが多いですが、高度な治療が必要な場合などは、直接当院まで搬送することもあります。治療に一刻の猶予もない場合、時間を無駄にしないためです。

救急現場以外でも、県内各病院で入院している患者さんに高度な医療が必要となった場合、当院など、より高次医療機関へ長距離を素早く搬送することもドクターヘリの役割の１つです。

医療圏同士の交通が不便な長野県でも、ドクターヘリを利用することで県全体に高次医療を提供しやすくなりました。これからも県全体の医療に尽力していきたいと思います。

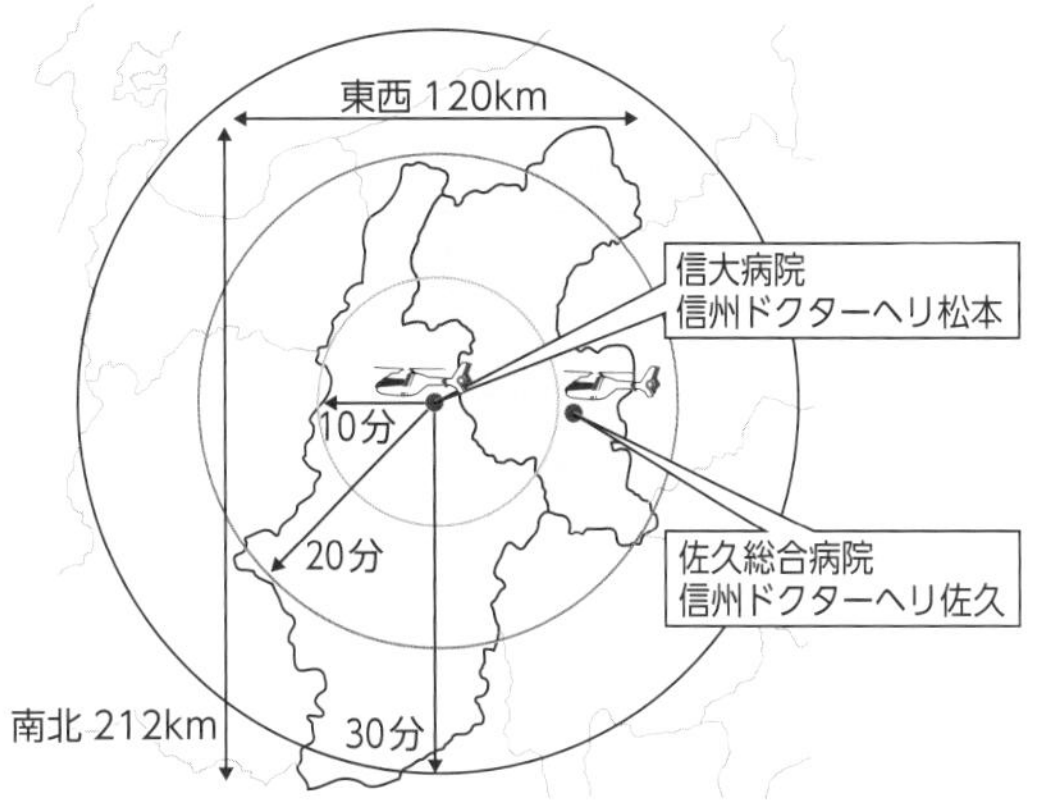

図２　飛行時間

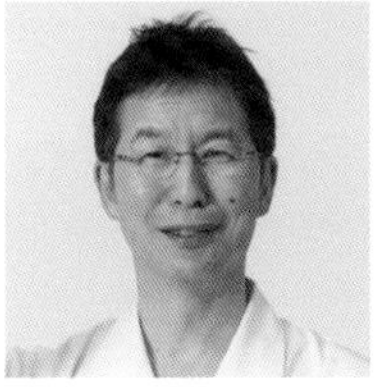

センター長
今村 浩
（いまむら ひろし）

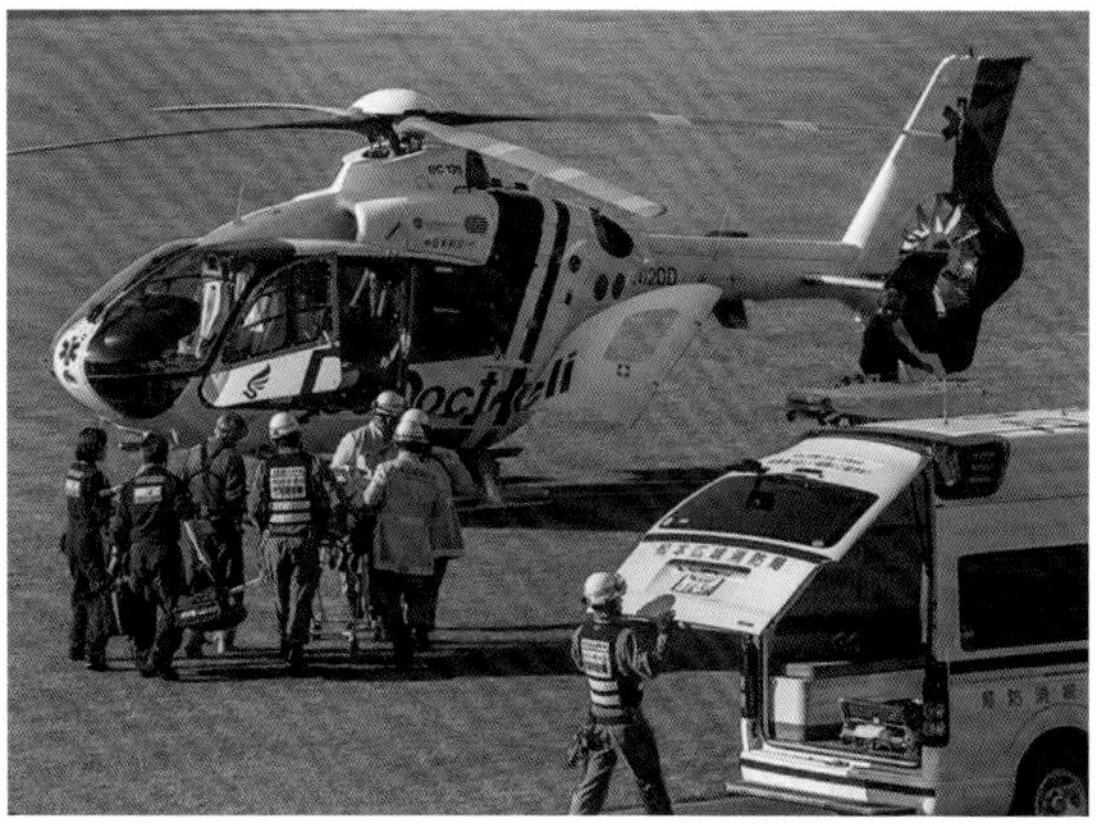

写真　信州ドクターヘリ松本

高度救命救急センター

高度救命救急センターは国内で 42 施設あり、長野県内では唯一当院に設置されています。他の救命センターなどで手に負えない患者さんを救命するのが役割で、主に他の病院からの紹介や、救急搬送される患者さんに対応します。意識がなかったり、ショック状態や高熱、あるいは呼吸や心臓が止まっていたりと、とても状態が悪い場合が対象となります。重症熱傷（大やけど）を含む重症外傷（大けが）や、心筋梗塞《しんきんこうそく》などの心臓病、脳卒中などが多く、医薬品や農薬などによる急性中毒や熱中症、低体温症、心肺停止などもあります。

高度救命救急センターは専属の医師、看護師と各科の応援医師を核として、例えば手術が必要ならばその専門診療科の医師が行うなど、病院全体で連携しています。24 時間 365 日対応しています。

松本広域ドクターカー

ドクターカーとは、医師らを緊急車両で現場まで派遣して、病院に着く前から診療を始めるシステムです。松本市での開始は 1982 年であり、国内の先駆け的な活動で、歴史のあるドクターカーといえます。当院は運行開始から搭乗医師を派遣しており、現在は救急科医師が出動しています。松本サリン事件のときも出動しました。対応範囲は松本市、安曇野市など３市５村でつくる松本広域連合内（人口約 42 万人）となりますが、その面積は大阪府や東京都に匹敵し、上高地まで範囲に含まれ広大です。年間 60 件程度の出動があります。

医療福祉支援センター

医療福祉支援センターは、いつもあなたの力になります ――All for patients

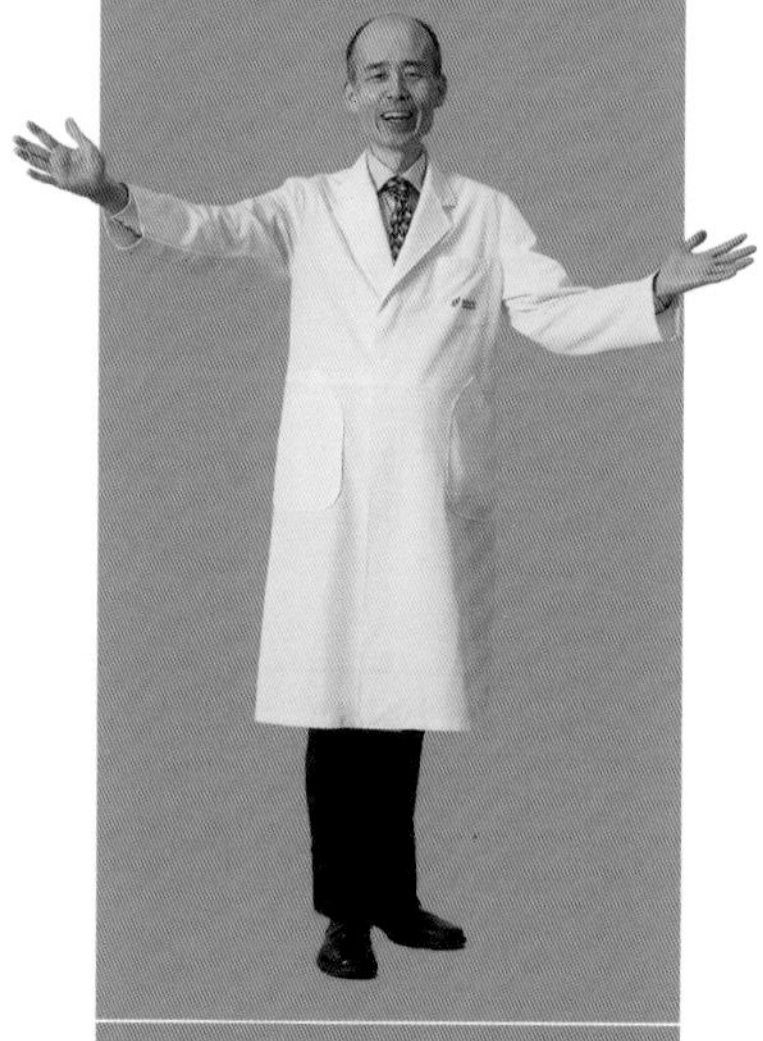

センター長
大野 康成
（おおの やすなり）

信大病院医療福祉支援センターのあゆみ

国立大学病院の中では、東京大学に次いで2番目の医療福祉支援センターとして2001年４月に設置され、2021年で20周年を迎えました。当初は地域連携と総合医療相談の二本柱で始まり、その後2006年にがん相談とセカンドオピニオン外来機能を付加、2009年には個室の相談室を完備し、公立図書館と連携した国立大学病院初の図書室を開設、さらに2011年には、外来からの患者支援を行う入退院支援室を加え、現在の形になりました。
患者さんと家族に医療や福祉の相談等の医療福祉サービスを提供するとともに、地域の医療機関と密接な連携を図り、患者さんが満足できる、質の高い医療を提供することを目的に活動しています。

総合医療相談室

医療や福祉に関する困りごとの相談をお受けしています。

●医療費・生活費などの経済的な相談
医療費はどのくらいかかるの？　外来の医療費が高くて、払い続けられるのか心配。

●社会福祉制度の相談
何か使える制度はないかしら。介護保険って何？　詳しく教えてほしい。

●療養生活、転院・退院に関する相談
入院中に退院準備をするように言われたけど、どうしたらいいか分からない。

●がん相談（がん相談支援センター）
がんと診断され治療法の説明を受けたけど、どうしていったらいいか分からない。セカンドオピニオンって何？

●こころの相談
誰かに気持ちを話したい、不安で気持ちがつらい。

●就労相談
病気になって、仕事はどうしたらいいの？

このようなさまざまなことについて、直接窓口で相談ができます。当院を受診していない方でも結構ですので、気軽に相談してください。

地域医療連携支援室

患者さんが継続的に必要な医療を受けるために、地域の病院や診療所、施設などと密接な連携を図ることを目的として業務を行っています。患者さん自身や連携機関からの医療現場への問い合わせ、また、反対に当院の医療スタッフからの情報提供などを仲介し、適切な部署につなぐ役目も担っています。

また、退院や転院に際し、患者さん・家族の不安を軽減し、安全な状態で次の療養場所に移れるように、院内スタッフとともに退院の支援を行っています。患者さんを中心としたより良い支援のネットワークがつくれるように、信頼される、顔のみえる連携体制に励んでいます。

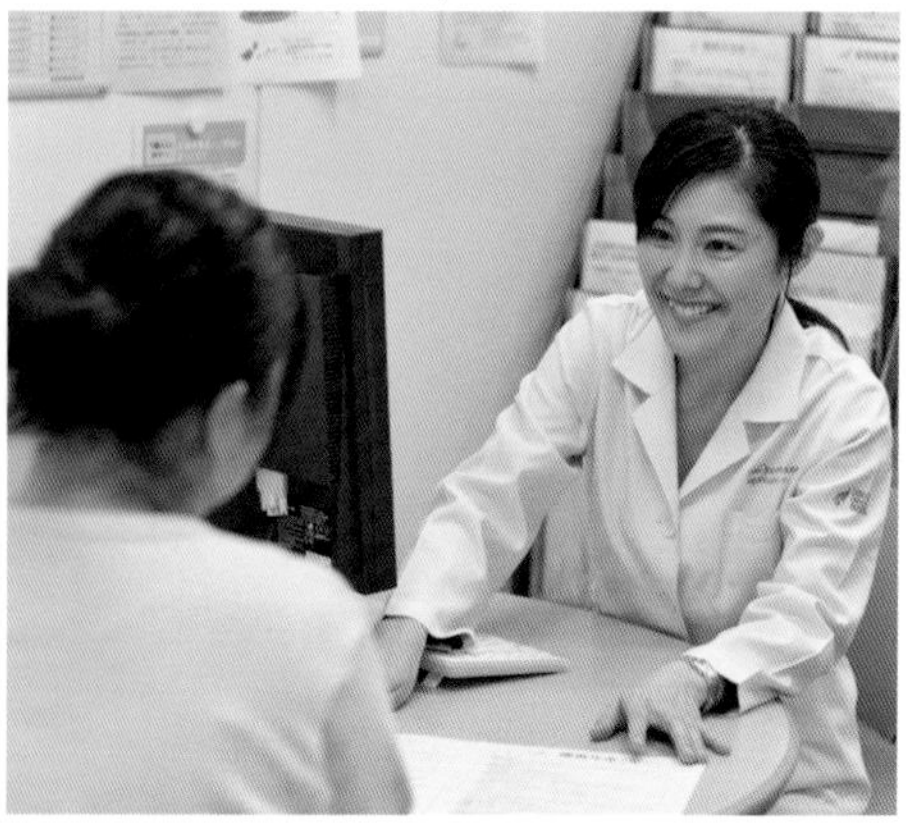

写真　気軽に相談してください

入退院支援室

入院が決まった患者さんと家族を対象に、専任の看護師と事務職員が手術や検査などのスケジュール、入院生活について説明しています。また、入院中の治療や検査が予定通りに行えるように、内服中の薬や今までの経過、不安などについても伺います。

入院前に不安なことや、心配なことがあれば何でもお話ししてください。

こまくさ図書室

新外来棟のオープンと同時に設置した患者図書室（患者さんやご家族、一般の方々向けに設置された図書室）です。松本市立図書館の分館としての機能を持つ病院内の図書室で、公共図書館と国立大学病院のこのような図書館業務連携は、全国初の先進的なケースとして注目されました。

愛称の「こまくさ図書室」は全国公募により選ばれました。利用者数、図書貸出冊数は増加し、病院にある図書室として好評を得ています。入院中の小児患者さんのために、図書室より小児病棟に出かけるブックサービスも行っています。

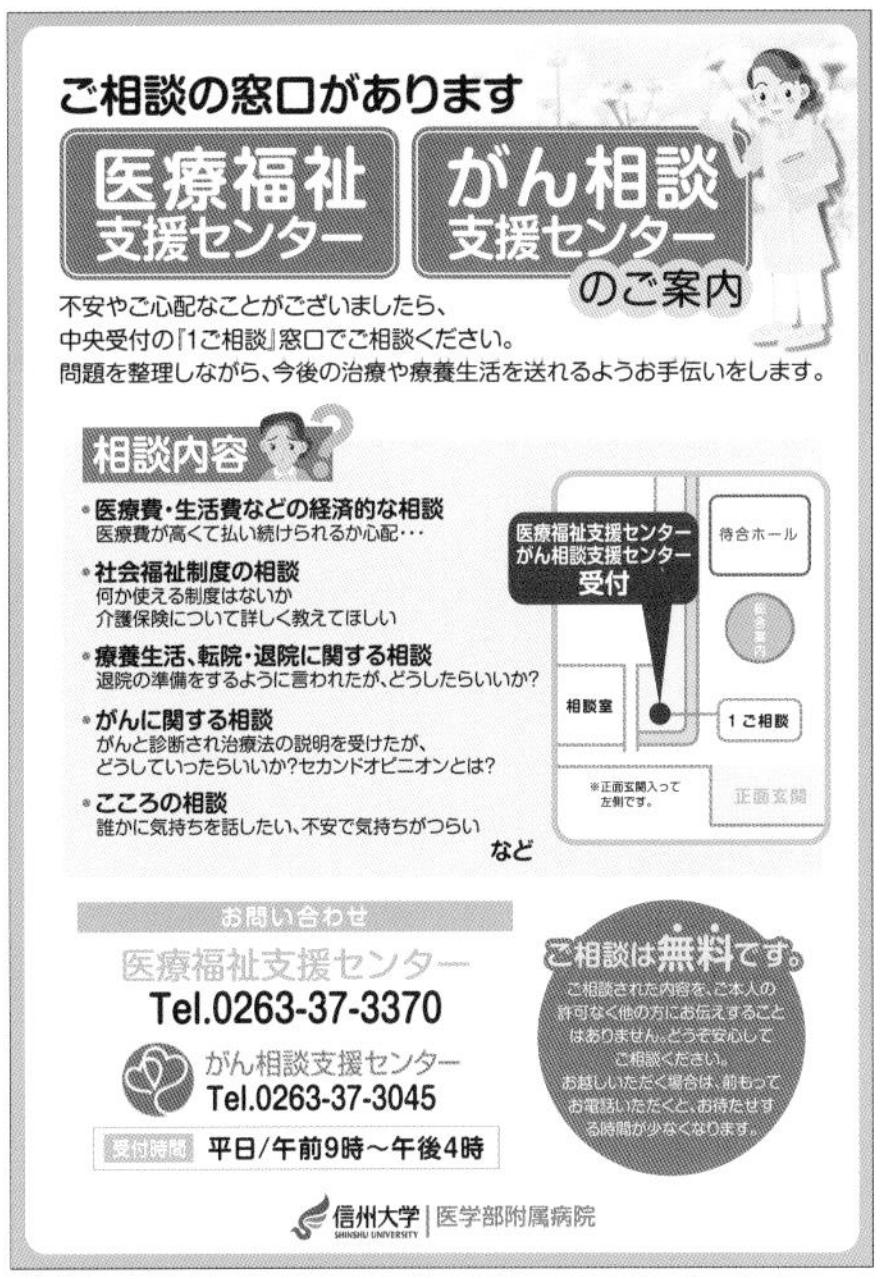

医療福祉支援センターのポスター

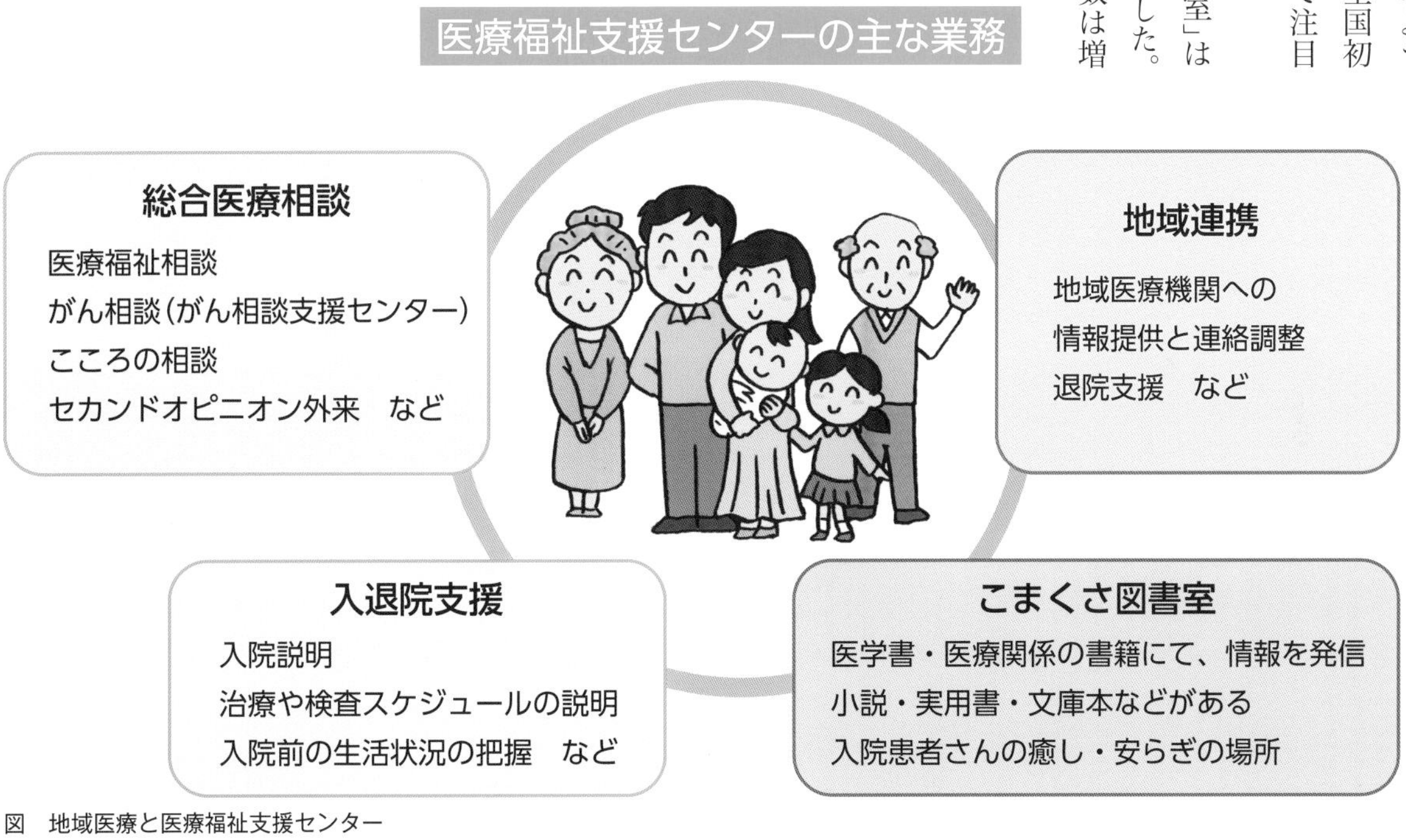
医療福祉支援センターの主な業務
総合医療相談
医療福祉相談
がん相談（がん相談支援センター）
こころの相談
セカンドオピニオン外来　など
地域連携
地域医療機関への
情報提供と連絡調整
退院支援　など
入退院支援
入院説明
治療や検査スケジュールの説明
入院前の生活状況の把握　など
こまくさ図書室
医学書・医療関係の書籍にて、情報を発信
小説・実用書・文庫本などがある
入院患者さんの癒し・安らぎの場所

図　地域医療と医療福祉支援センター

当センターの構成と実績

【スタッフ構成】

医師（センター長）……………………… 1人

〈総合医療相談室・地域医療連携支援室〉

社会福祉士・精神保健福祉士……………11人
看護師……………………………………… 5人
公認心理師………………………………… 1人
事務………………………………………… 3人

〈入退院支援室〉

看護師……………………………………… 8人
事務………………………………………… 3人

〈こまくさ図書室〉

図書館司書………………………………… 2人

【実績】（2019 年度）

・医療福祉相談
……………… 11,863 件
（がん相談 636 件含む）
・セカンドオピニオン外来
…………………………80 件
・退院支援 …… 1,300 件

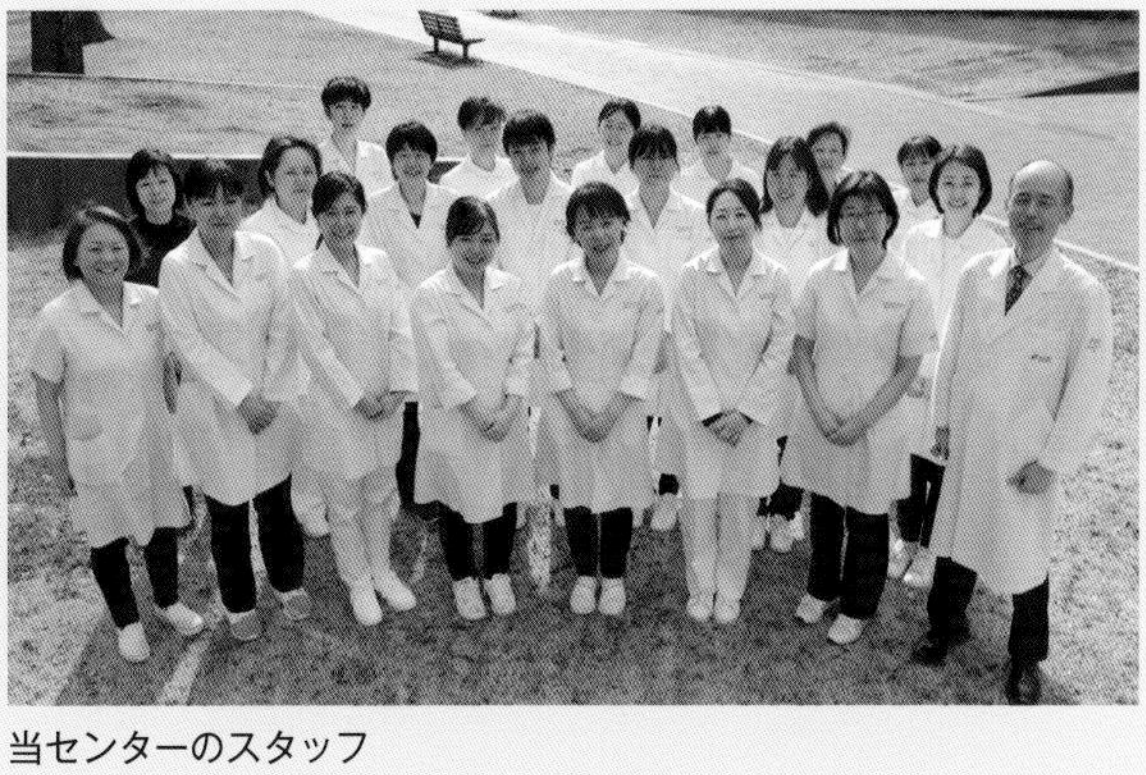

当センターのスタッフ

リハビリテーション部

検診事業を通じた調査研究おぶせスタディ

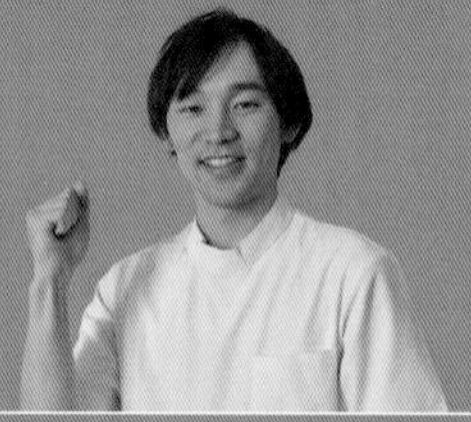

主任作業療法士
西村 輝
（にしむら ひかる）［写真］
副部長
池上 章太
（いけがみ しょうた）

長野県から地域を元気に！

日本は世界に誇る長寿国です。長寿を表す年齢を平均寿命といいます。とりわけ、長野県は全国で1位にもなったことのある長寿県です。しかし、近年は自力で歩けなくなったり、日常生活を送ることができなくなってしまったりする高齢者が増えています。

人は年を重ねるにつれて筋力が低下します。それがひどくなると、自力で歩くことができなくなります。これを「ロコモティブシンドローム（ロコモ）」といいます。ロコモになった結果、自力で日常生活を送ることが難しくなり、結果的に介護が必要になってしまうことがあります。

こうした介護を必要とする高齢者を増やさないために、2014年から当院リハビリテーション部、医学部運動機能学教室、長野県の北東に位置する小布施町、そして、新生病院（小布施町）と共同して、「おぶせスタディ」を立ち上げました。ここでは小布施町民を対象とした、町民の筋力や歩行能力を調査する大規模な研究を行っています。

小布施町民の50～89歳の男性200人と、女性200人の合計400人を対象に、筋力や歩行能力に加えて、認知機能（物事を覚えていられる機能）、脊柱変形《せきちゅうへんけい》（背骨の曲がり具合）、そしてQOL（生活の質）など、健康にまつわる多くのことを調べています。

この研究によって、ロコモが高齢者だけでなく、50歳代でもなりうる、低いイスから立ち上がることが難しくなるといった「サイン」があることが分かりました。さらに、70歳代以上になると、筋力と歩行能力がより一層低下しており、ロコモが重症化していることも分かりました。

このロコモ以外の研究でも、数多くの新しいことが発見でき、それらは英語の論文になって世界に向けて発信されました。これからも「おぶせスタディ」を継続して行い、長野県から世界を元気づけていきます。

ロコモの予防について

対処法には、生活習慣病の予防やその治療だけでなく、運動器の力の衰えに対する筋力やバランス力のトレーニングと、バランスのとれた食事が大切です。元気な足腰を保ち、健康寿命を延ばすために、「ロコモーショントレーニング（ロコトレ）」を行いましょう。ロコトレは「片脚立ち」と「スクワット」の2種類です。ご自身に合った方法で、体調を見ながら、無理なく継続しましょう。

運動をしても食事をきちんととらなければ、やせて筋肉が減ってしまいます。筋肉の量を増やし、筋力を高めるためには栄養が必要です。その栄養となるのがタンパク質、炭水化物、脂質です。バランスのとれた食事を心がけてください。

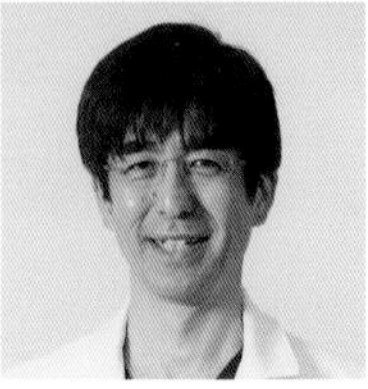

部長
堀内 博志
（ほりうち ひろし）

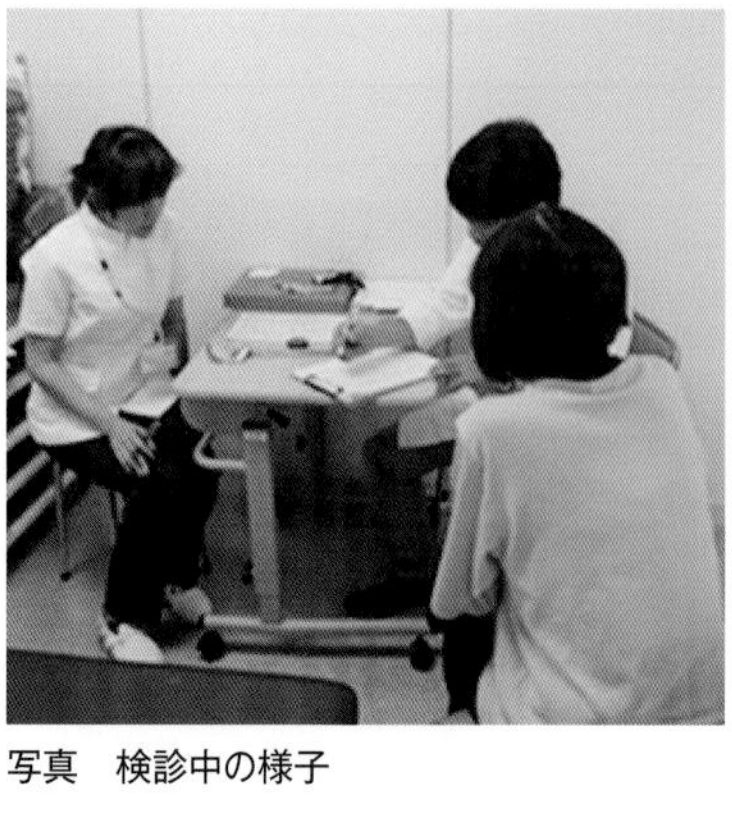

写真　検診中の様子

【参考文献】
公益社団法人 日本整形外科学会ホームページ（https://www.joa.or.jp/index.html）

難病診療センター

オンライン診療と患者情報共有システム

自宅と病院をつなぐ新しい医療のカタチ

講師
日根野 晃代
（ひねの あきよ）

オンライン診療

病院が自宅から遠方にある場合や、病気の症状などの理由で通院が困難な患者さんに対し、２０１８年よりオンライン診療が保険診療で行えるようになりました。当院では、民間企業と共同研究で運用しているシステムを使って、２０２０年2月に初めて、移動が困難な神経難病患者さんにオンライン診療を行いました。

医師（病院）

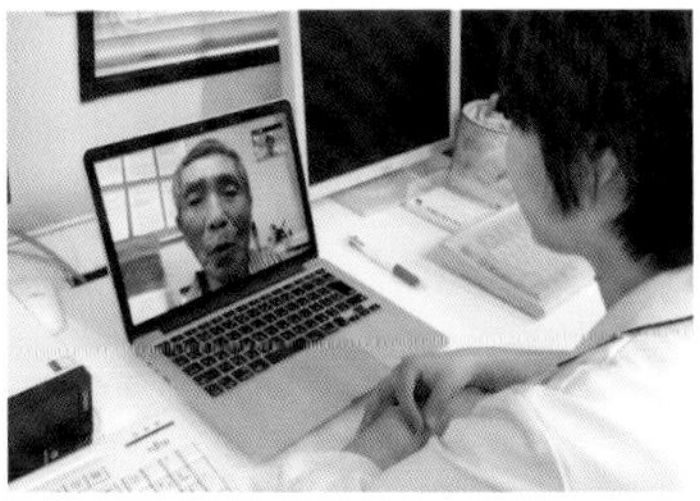

患者さん（自宅）

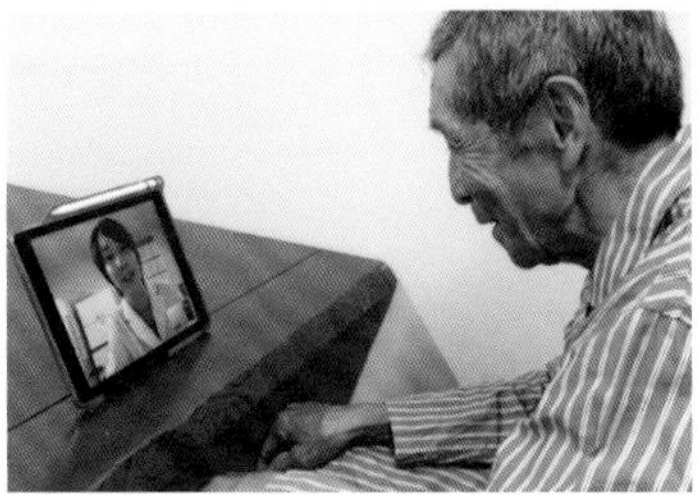

写真　デモ患者さんとのオンライン診療実証実験の様子

オンライン診療は、患者さんに直接触れることはできませんが、病気の状態が落ち着いている場合は、テレビ電話で様子をうかがって処方を行います。患者さんは病院に来なくても、近くの薬局で薬を受け取ることができます。インターネットがつながるパソコンやタブレット、スマートフォンで、利用できます。

さらに、端末認証やログイン機能により、患者さんとその関係者以外は患者さんの情報を閲覧することはできないようになっており、利便性だけでなく安全性にも配慮しています。通常の対面診療と組み合わせることで、通院の負担を軽減し、患者さんの状態をよりきめ細かく把握し、適切な医療を提供することを目指しています。

患者さん中心のシステムの活用

高齢者や難病の患者さんなどは、しばしば複数の診療科や訪問看護などの在宅サービスを受けていることがあります。このシステムには、オンライン診療機能だけでなく、患者さんの必要な情報を主治医、訪問看護師、ケアマネージャー、理学・作業療法士、ヘルパーなどの関係者間で施設を超えて共有できる機能を設けています。自宅での日々の血圧、体温などのバイタルサインや療養状況を入力、閲覧することで、患者さんの変化を正確に把握し、チームで対応することができます。

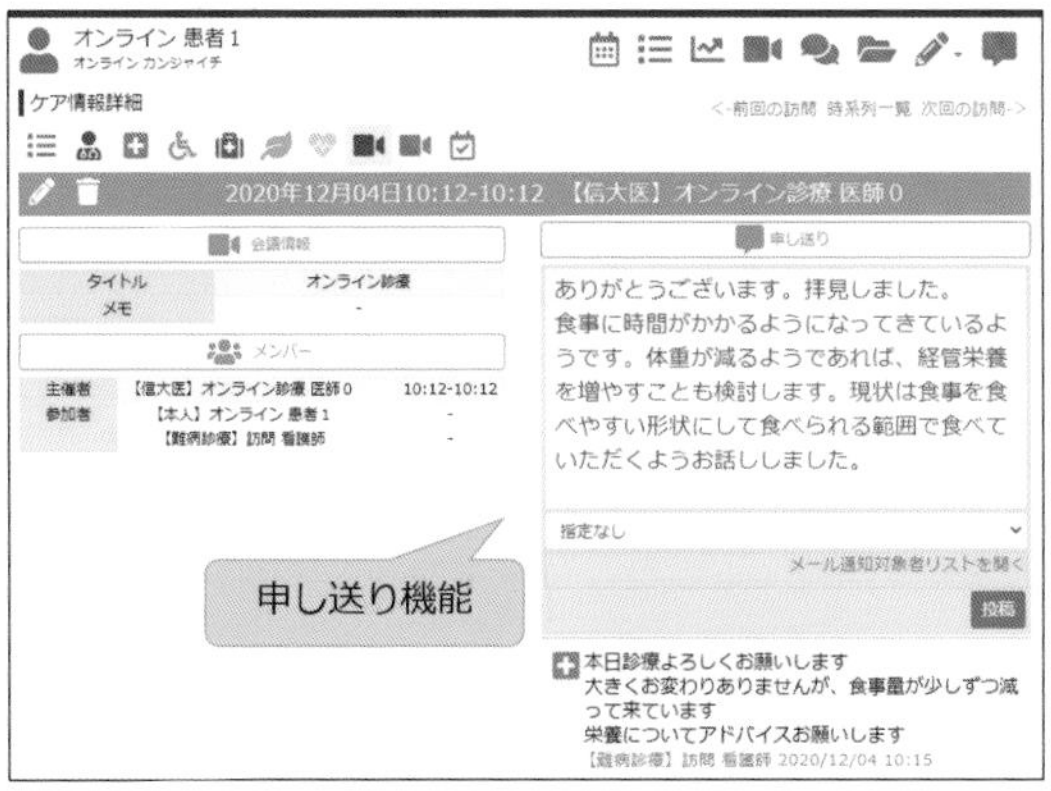

図　患者情報共有システムの画面
（提供：キッセイコムテック株式会社）

また、患者さん自身も利用できることが特徴であり、SNS（ソーシャルネットワークサービス）機能を用いて、疑問に感じていることや不安などを、関係者に伝えることができます。

近年のICT（情報通信技術）の発展により、医療の現場でもICTを活用したシステムが求められています。

今後、患者情報共有システムが、患者さんが自宅にいながら必要な関係者とつながり、患者さんを中心としたチーム体制を構築し、どこに住んでいても適切な医療、支援が受けられ、安心して自分らしい生活を送る手助けになればと願っています。

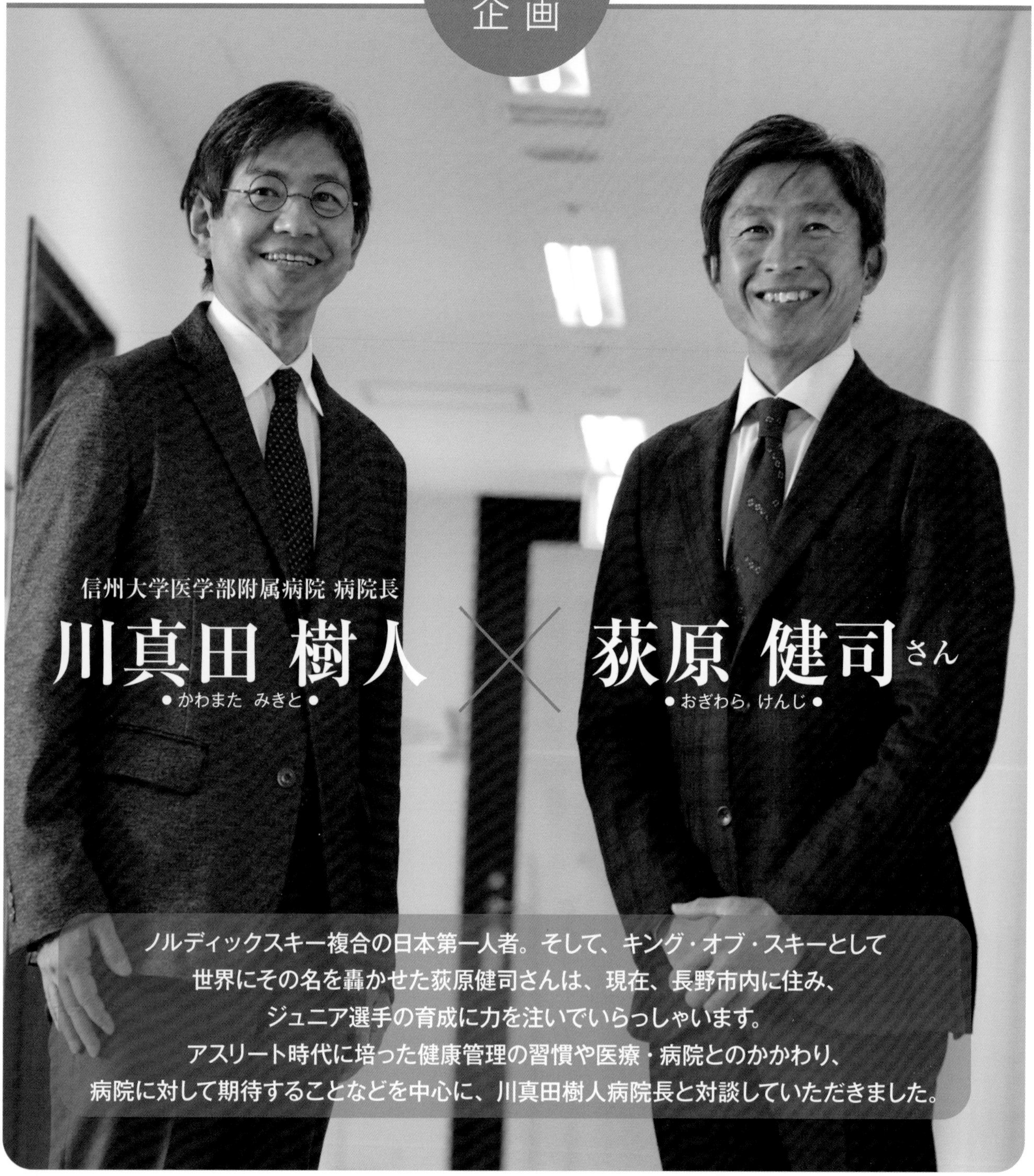

特別企画

信州大学医学部附属病院 病院長

川真田 樹人 × 荻原 健司さん

●かわまた みきと● ●おぎわら けんじ●

ノルディックスキー複合の日本第一人者。そして、キング・オブ・スキーとして
世界にその名を轟かせた荻原健司さんは、現在、長野市内に住み、
ジュニア選手の育成に力を注いでいらっしゃいます。
アスリート時代に培った健康管理の習慣や医療・病院とのかかわり、
病院に対して期待することなどを中心に、川真田樹人病院長と対談していただきました。

選手時代に培った 体をいたわるための体調管理

川真田　オリンピック団体戦では2大会連続金メダル獲得、ワールドカップでは通算19勝という前人未到の成績を収めていらっしゃる荻原さんをお迎えすることができ、とても光栄です。アスリートとしてご活躍の間、ケガなどへの対応や体調管理はどのようにされていたのですか。

荻原　私はスキー選手の中でもほとんどケガの経験がなく、高校生の頃に転倒して鎖骨を骨折した以外は、ワールドカップ遠征の際に、フィンランドで転倒して手指の靭帯《じんたい》を切ってしまったことぐらいですね。海外で病院へ行くのは、医療保険制度の違いや言葉のコミュニケーションへの不安がありますから、やはり敬遠しがちですよね。でも、痛みを抱えたままで競技を続けられないので、スポーツドクターの紹介を受けてヘルシンキの病院で治療しました。

　体調管理については、ごく当たり前のことですが、とにかく風邪をひかないということ。特に、私たち冬のアスリートは屋外で運動して、大量の汗をかきます。でも、外は寒いので、熱が

荻原 健司さん

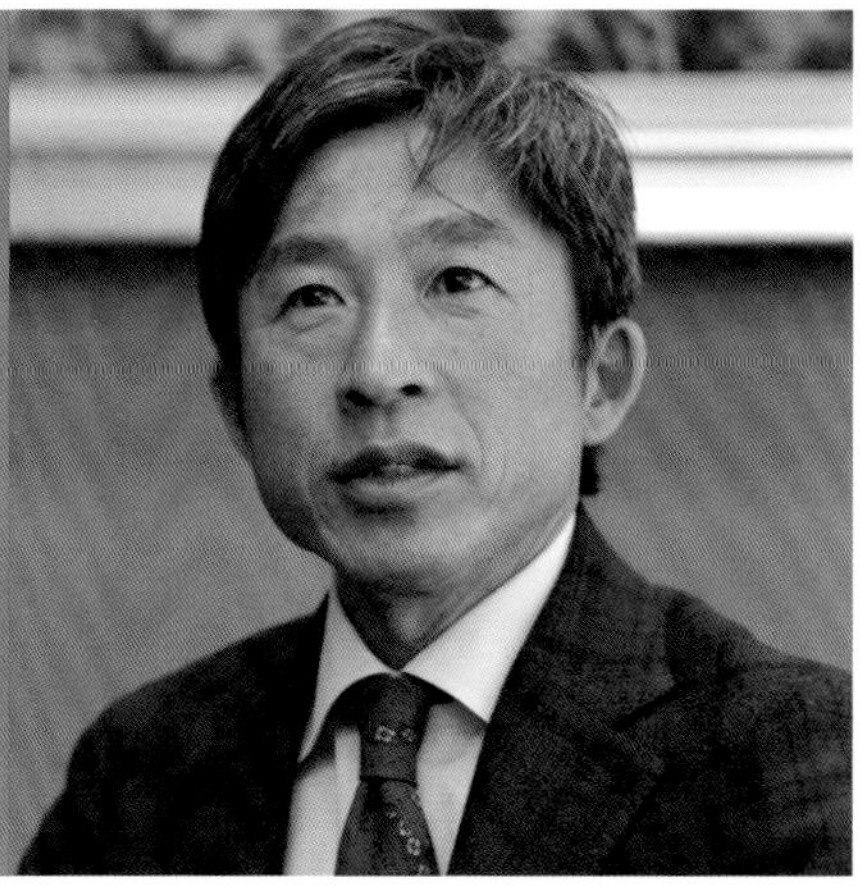

1969年生まれ、群馬県草津町出身。ノルディックスキー複合の選手として、1992年のアルベールビルオリンピックから通算4度の冬季オリンピックに出場する。アルベールビル、1994年リレハンメルでは団体戦連覇に貢献。ワールドカップでは個人総合3連覇などを含む通算19勝という前人未到の成績を収め、「KING OF SKI」と称賛される。2002年に競技から引退した後、2004年7月参院選で初当選して、スポーツ振興、教育問題や環境問題を中心に取り組む。のち、北野建設スキー部の指導者としてオリンピックメダリストを輩出。現在はジュニア選手育成に尽力する。また、競技者として国体に最年長出場し成年Bで入賞。その他、各地での講演やイベントなど精力的な活動を続けている。長野県教育委員会教育委員、長野県スポーツ協会理事などを務める。

一気にとられてしまう。とにかく着替えをこまめにして、体を冷やさないよう注意していました。

川真田　後進の指導においても同様なことを心がけていらしたのですか。

荻　原　基本的には、こまめな着替えなどで、しっかりと防寒対策を行うことが重要です。あとは、やっぱり食事ですね。バランスのよい食事をしっかりとる。それと、ケガ防止ということも含めて、日常的に柔軟体操というかストレッチングに励むよう指導していました。練習の前後には必ずストレッチ、夜お風呂に入って体を温めてからまたストレッチといったように、朝起きてから夜寝るまでとにかく常に体を柔軟に保てるよう努めていました。

川真田　それだけ十分に気をつけて指導されていても、ケガやアクシデントが起きる可能性もあるかと思います。そうした場合はどのようなサポートをされていたのですか。

荻　原　スキー界の中で、特にアルペン系のケガのナンバーワンは膝、靭帯なんです。靭帯とか、膝の専門の先生に診ていただいていました。

　指導者の立場からすると、それだけのケガをしているなら、今シーズンはやめましょう、と。さもないと、来シーズン、さらにその先滑れないかもしれないといったアドバイスをするのですが、選手は、痛くても、我慢してでも滑りたい気持ちが強い。そこのはざまをどう埋めていくかが重要で、手術といった大きな治療手段だけではなく、トレーニング方法の工夫やメンタル面のサポートなどが課題でした。

健康の秘訣は、食事・睡眠・運動。当たり前のことだけど一番大切

川真田　選手時代とあまり変わらない体型を保っていらっしゃるようにお見受けしますが、現在はどのような生活スタイルですか。

荻　原　現役を引退した当時、運動量が減ったのに、食事の量がそのままでいたら、体重がぐーんと増えてしまって（笑）。選手の頃のベスト体重は59kgでしたが、それがあれよあれよと64kgまでいきましたかね。これはちょっと良くないなと。もともと運動は好きで続けていたので、食事の改善に取り組み、炭水化物や糖質に代わりやすいものを減らし、肉や魚、野菜を増やすようにしました。最近は、58kgから59kgで落ち着いています。

　運動習慣としては、2日に1回は10kmから12kmくらい走っています。冬は、家族と一緒にスキーを楽しんだりもします。毎年、国民体育大会にも参加しているので、その練習も含めて、運動は欠かせませんね。加えて、睡眠もしっかりとること。選手のときは、10時になったらもう布団に入って、部屋の電気を消していました。

　今は子どもたちのこととか、スポーツクラブを妻と経営していることもあって、なかなか10時に就寝は難しいですが、休日は、夕方5時半くらいに家族みんなでご飯を食べて9時前には寝ることもあります。

川真田　それは素晴らしいですね。仕事によっては帰宅が深夜で、翌朝も早くから出勤といった方もいて、さらに2020年からのコロナ禍によって

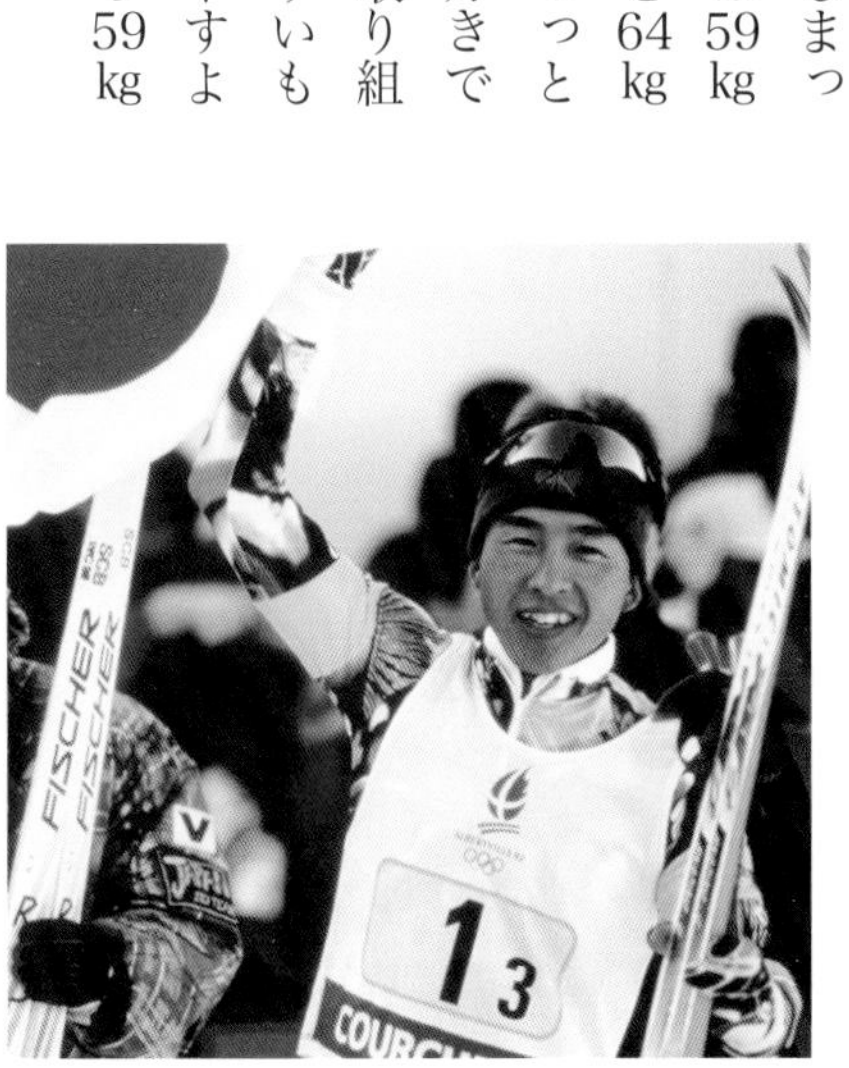

アルベールビル冬季オリンピックにて（1992年）
［写真：アフロ］

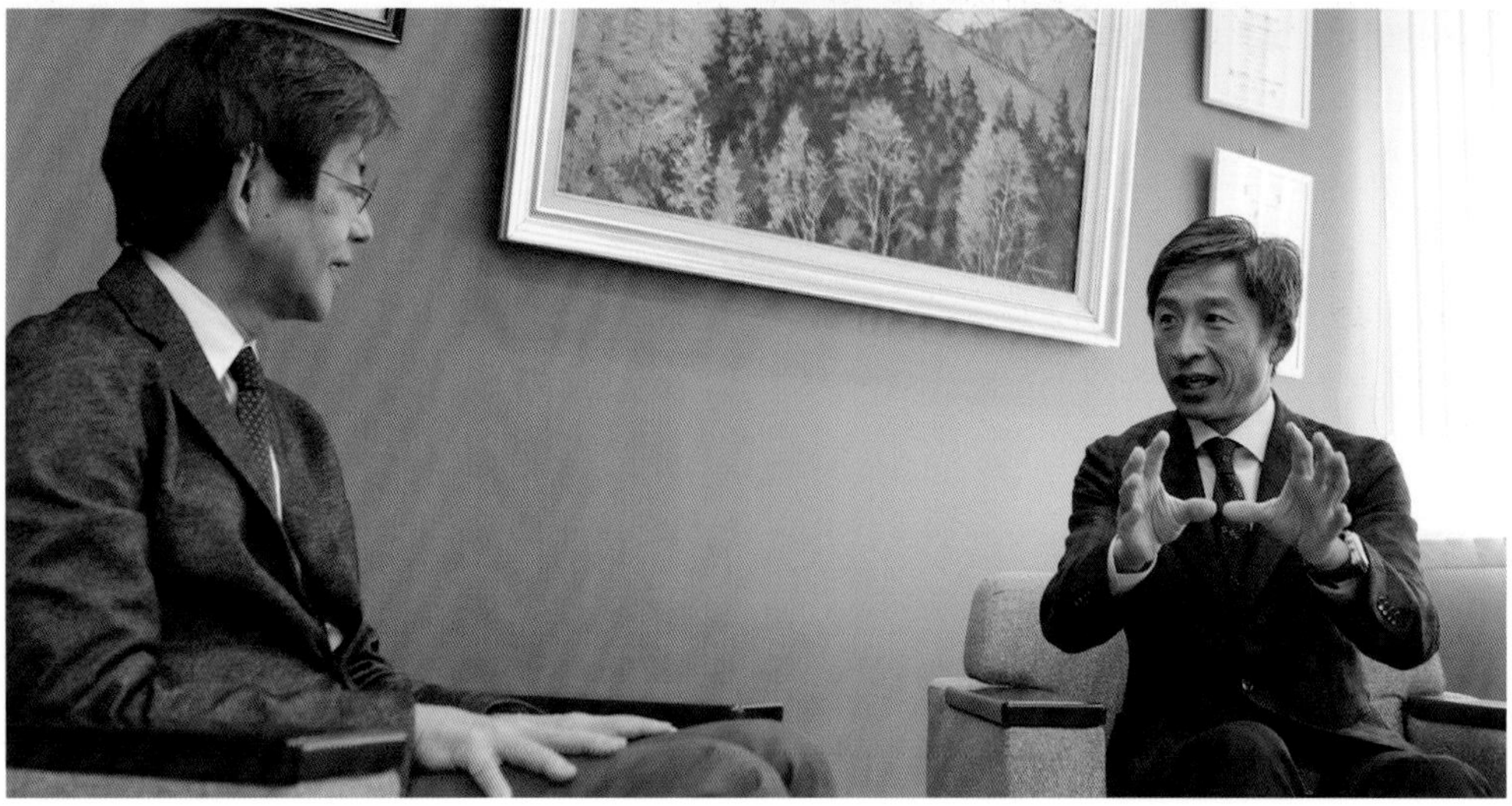

生活リズムが変わってしまった方も多いのではないかと思います。患者さんの中にも、運動が大切なのは分かるけど、なかなか時間がとれないとおっしゃる方もいます。

地域とともに患者さんを中心にした医療連携を推進していく

荻　原　コロナ禍は、あらためて生活環境を考え直すきっかけになるかもしれませんね。リモートワークが定着すれば、どこに住んでいても仕事をすることが可能になります。どうしても都心の生活を望む人もいれば、自然の豊かさを求める人もいる。どちらにしても、住む場所をあらためて探すとしたら、教育と医療は大きなポイントになるのではないでしょうか。松本市や私が住む長野市は自然とともに生活を送れる環境でありながら、安心・安全な医療を提供してくれる病院が整備されている点でお勧めの地域ですね。

川真田　荻原さんはかかりつけ医をお持ちですよね。身近なかかりつけ医と比較して、当院にどのような印象をお持ちですか。

荻　原　子どもたちが小さい頃から診てもらっている開業医の先生がいます。節目節目の子どもたちの様子も知っていただいているので、安心して受診できています。

信州大学医学部附属病院には、格式があるという印象を持っています。ただ、紹介状などのさまざまな手続きがあるせいか、身近に感じているかかりつけ医と違って、多少の距離感を感じているのも確かです。でも、ここに来れば、最先端医療で治してもらえるという安心感は常に感じています。今後も地域医療の要として、地域に貢献していただきたいですね。

川真田　病院というところは、患者さんの人生にかかわらせていただけるという幸せな面があります。もちろん病気を治療する場所ではありますが、患者さんとそのご家族の一喜一憂を共有できる瞬間があります。大学病院も、単に治療する側と治療される側の関係で終わるのではなく、たとえ一瞬であっても人生を共有できる存在でありたいと願っています。

荻　原　患者さんの人生にかかわる仕事という意味では、医師や看護師の皆さんだけではなく、医療機関で働くすべての職種の方々がそうした意識を持つことは、意義があることですね。

川真田　今は、地域で効率よく医療を提供できるよう、それぞれの病院が役割を果たすことが求められています。それはあくまでも患者さんを中心にした連携が図られていることが前提です。当院は急性期（目安として病気・ケガの発症後14日以内で、不安定な状態）の患者さんに対して最先端医療の提供を行うのが役割ですが、地域の医療機関やご自宅に戻られた患者さんが、その後どのような生活を送っているのかを私たちが知ることは、なかなか難しいのが現状です。

一方、例えば手術でがんを取って退院したけれど、再発を心配している患者さんや、麻痺が残ったり、人工呼吸器を付けたりしたまま当院から転院された患者さんを受け入れている病院や開業医の中には、これからどのような医療を提供したらよいのかをもっと知りたいと思っている先生方がいるはずです。もし、地域の医療機関がうまく連携していないと、互いの仕事が見えず、ひいては患者さんの不利益につながってしまうこともあるわけです。

こうした事態を招かないよう、常に患者さんを中心にした医療連携を図っていくことが、何より重要な当院の使命であると確信しています。

第2部

大学病院のチカラを結集して
――がん治療の最前線

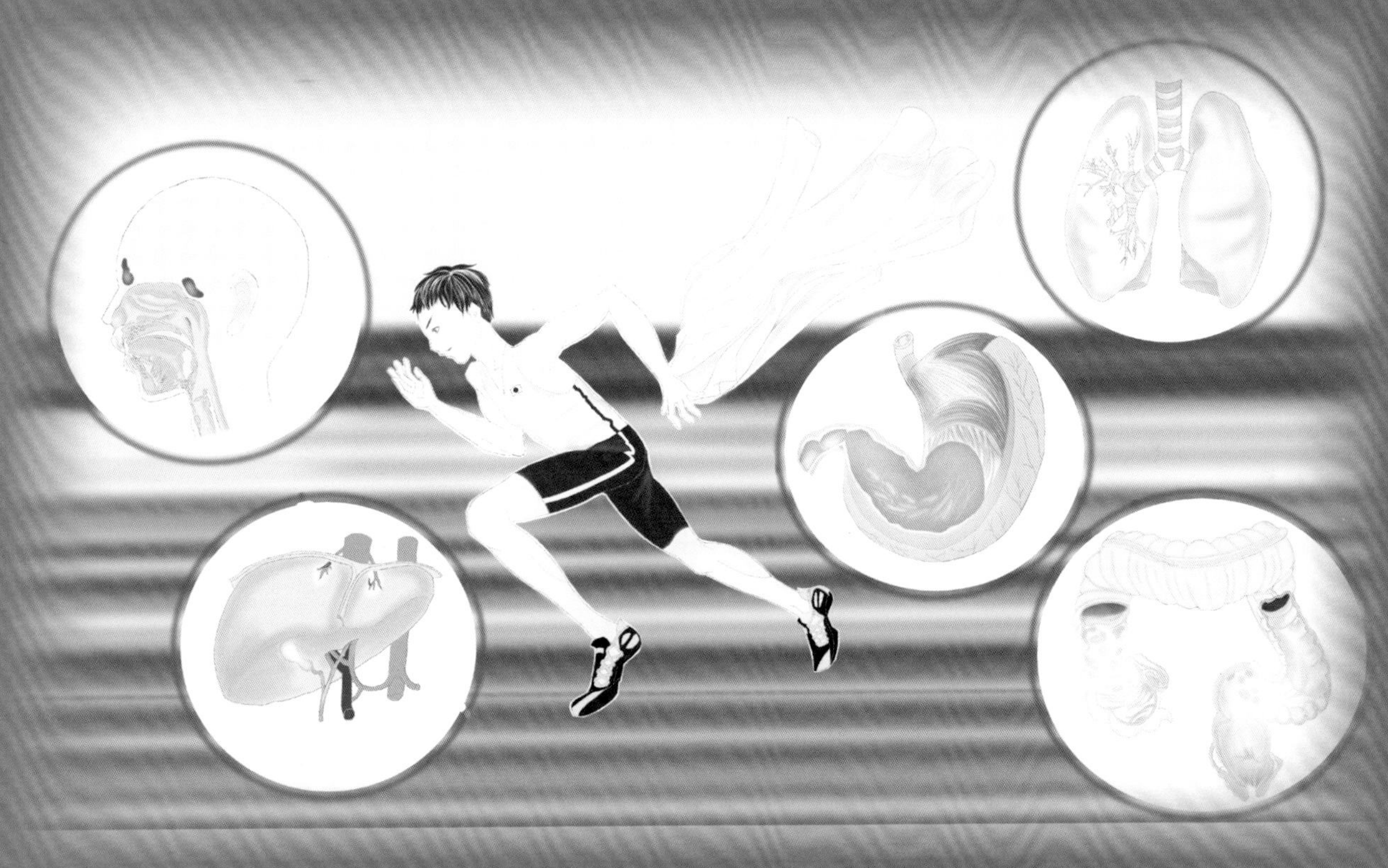

呼吸器・感染症・
アレルギー内科

肺がん 遺伝子異常の発見と分子標的治療薬への期待

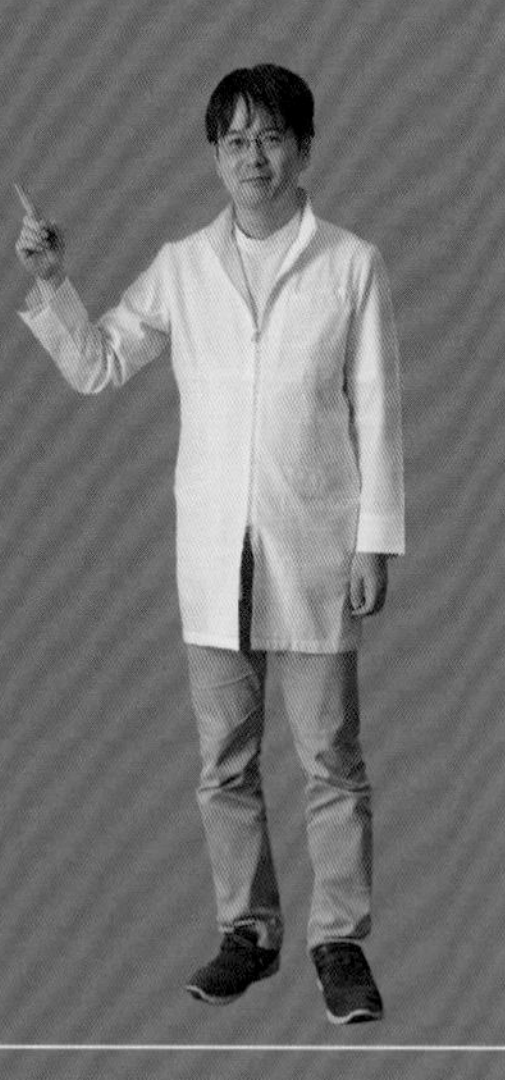

助教
立石 一成
（たていし かずなり）

肺がんの治療

肺がんは悪性腫瘍《あくせいしゅよう》の中で、患者数・死亡者数が多いがんです。治療の選択は、がんの特徴と病期（進行の程度）によって決まります。早期は手術による根治《こんち》*治療が標準的で、最近では低侵襲手術《ていしんしゅうしゅじゅつ》（12-13ページ参照）も検討されます。年齢や合併症で手術が困難な場合は、代替治療として放射線治療が選択されることがあります。手術が困難で、ほかの臓器への転移がない場合は、化学療法と放射線治療を組み合わせた治療、転移がある場合は化学療法になります。

＊根治／完全に治すこと

進行肺がんの治療

肺がんの病期（ステージ）は、がんの大きさ（Ｔ）、肺のリンパ節への転移の程度（Ｎ）、肺以外の臓器への転移の有無（Ｍ）の３つの分類（ＴＮＭ分類）によって、Ｉ期からⅣ期に分類されます（表）。

病期が上がるほど、がんの広がりが大きくなり、治療方針も変わってきます。また、肺がんの組織型により〝非小細胞がん〟と〝小細胞がん〟の大きく２つに分類され、治療方針が異なります。

病期	非小細胞がん	小細胞がん
Ⅰ	手術	手術→術後化学療法
Ⅱ	手術→術後化学療法	
Ⅲ	（手術可能な場合） 手術→術後化学療法 （手術不可能な場合） 化学療法＋放射線治療 →抗 PD-L1 抗体	化学療法＋放射線治療
Ⅳ	化学療法 （分子標的治療薬、免疫療法を含む）	化学療法 （免疫療法を含む）

表　治療法の選択

一般的に、非小細胞がんではＩ期・Ⅱ期、小細胞がんではＩ期の場合、手術が選択されます。それ以上の病期では、放射線治療や化学療法、またその組み合わせが選択されることが多く、Ⅳ期の進行肺がんでは化学療法が中心になります。

化学療法は２〜４種類の抗がん剤の組み合わせが一般的で、３〜４週間ごとに、２〜４回繰り返し使用します。がんの特徴や薬の種類によっては、その後も定期的に抗がん剤を投与することが勧められます。

これまで多くの抗がん剤が開発されてきましたが、残念ながら効果が限定的であり、どこかの段階で抗がん剤は無効になります。種類を変えて治療を繰り返しますが、体力的に治療が負担になってきた場合、緩和治療（症状を和らげる治療）が中心となります。

分子標的治療薬とは？

近年、非小細胞がんに含まれる腺がんを中心に、がんの発生や増殖・転移にかかわる遺伝子を調べ、遺伝子の異常があれば、その人に合った治療薬を選択できるようになりました。これらの薬は「分子標的治療薬」と呼ばれ、従来の抗がん剤が正常な細胞にもダメージを及ぼすのに対して、がん細胞を狙い撃ちできるのが特徴です。

２０２０年時点で、いくつかの分子標的治療薬が保険適用となっています。

ＥＧＦＲ遺伝子変異もしくはＡＬＫ《アルク》遺伝子転座*を持った方が、対応する分子標的治療薬を内服した場合、従来の抗がん剤で治療を行った場合と比較して、高い確率でがんを小さくすること

＊（遺伝子）転座／遺伝子構造の異常で、２つの各染色体の一部分が、他方と入れ替わってしまうこと

ができ、長くがんを抑え続ける効果があることが分かっています。

ROS1《ロスワン》遺伝子転座、BRAF遺伝子変異、MET遺伝子変異を持つ方は少ないため、従来の抗がん剤治療との比較は行われていませんが、同様に高い確率でがんを縮小することと、長期にがんの制御ができることが報告されています。

残念ながら、副作用を完全に防ぐことはできません。ざ瘡様皮疹《そうようひしん》(ニキビのような皮疹)や爪囲炎《そういえん》(爪の周りの炎症)、下痢、肝機能障害、視覚異常などの副作用があります。５%前後の方に間質性肺炎と呼ばれる肺の特殊な炎症が生じるといわれており、重症の間質性肺炎は命にかかわることもあります。

遺伝子異常が検出されない方もいるため、現状ではすべての患者さんが分子標的治療薬による治療を受けられるわけではありません。今後も新しい遺伝子異常の発見、また新しい分子標的治療薬の開発が期待されます。

免疫療法

免疫チェックポイント阻害薬と呼ばれる、がん細胞が免疫にブレーキをかける仕組みに作用する薬剤の治療効果が科学的に証明され、肺がんを含む多くのがんの治療選択肢に加わりました。この仕組みを発見した業績で、２０１８年に京都大学の本庶佑《ほんじょたすく》先生がノーベル生理学・医学賞を受賞しました。

体内では、免疫が強くなりすぎて自己免疫疾患(本来は自分の体内に入ってきた異物を攻撃する免疫機能が、自分自身の正常な細胞などに過剰に攻撃をしてしまう疾患)やアレルギーにならないように、免疫細胞が自ら免疫を抑制する仕組みが働いています。この仕組みを免疫チェックポイントといいます。

体内で増殖するがん細胞は、この仕組みを何らかの形で利用して、自身に対する免疫細胞の攻撃にブレーキをかけているといわれています。このブレーキを解除し、再度がん細胞に対する免疫の攻撃を再開させるのが免疫チェックポイント阻害薬です(図１)。

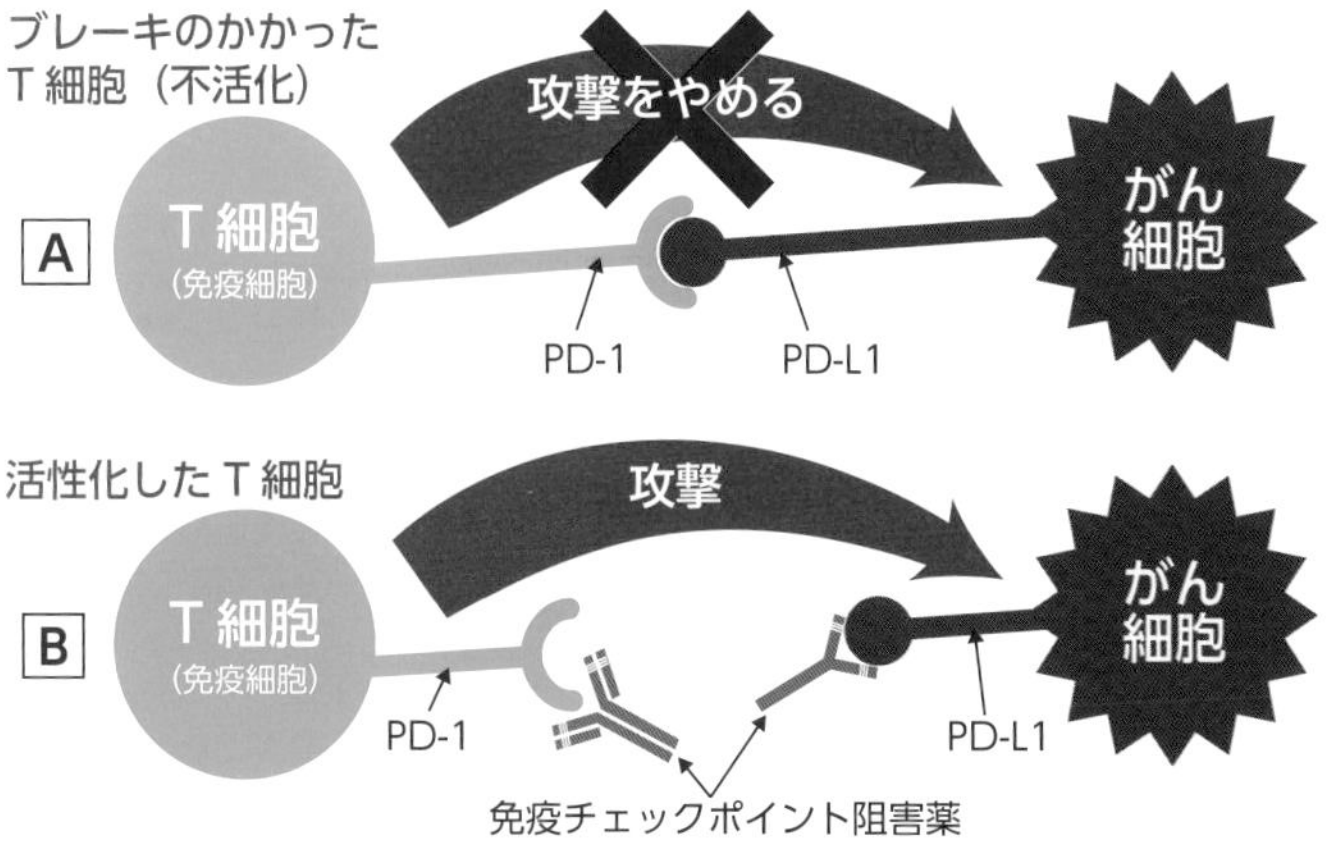

図１　抗 PD-1 抗体の作用部位
A：がん細胞の PD-L1 と免疫細胞の PD-1 が結合することで免疫細胞の働きが抑制されます
B：免疫細胞の PD-1 へ抗 PD-1 抗体が結合することで、免疫細胞が活性化し、がん細胞への攻撃が再開します

免疫チェックポイント阻害薬による治療は、必ずしもがんを縮小させる確率が高いとはいえません。この欠点を補うため、ほかの抗がん剤との併用を行う場合があります。いったん、がんが縮小し効果が得られた場合、従来の治療よりも長く有効であることが報告されています。

免疫チェックポイント阻害薬の副作用は、ほかの抗がん剤治療と比較し、軽い傾向があります。しかし、自己免疫疾患に類似した副作用があり、間質性肺炎や大腸炎、劇症１型糖尿病、甲状腺機能障害、副腎《ふくじん》機能障害などに注意が必要です。

このような治療の特殊性から、厚生労働省が作成した適正使用推進ガイドラインがあり、実施できる施設や医師の要件が定められています。当院はその基準を満たしており、安全に治療が受けられるよう対応しています。

免疫チェックポイント阻害薬は決して万能な薬剤ではありません。また、分子標的治療薬が選択可能な遺伝子の異常を持っている場合は、分子標的治療薬による治療を優先するのが原則です。

気管支鏡検査

肺や気管支の病気を診断、治療するための内視鏡検査です（図２）。一般的な胃カメラより細く、肺がんを検査したり、間質性肺炎や感染症を診断したりします。より正確に診断するため、CT 検査を利用した気管支鏡検査も行っています（写真）。

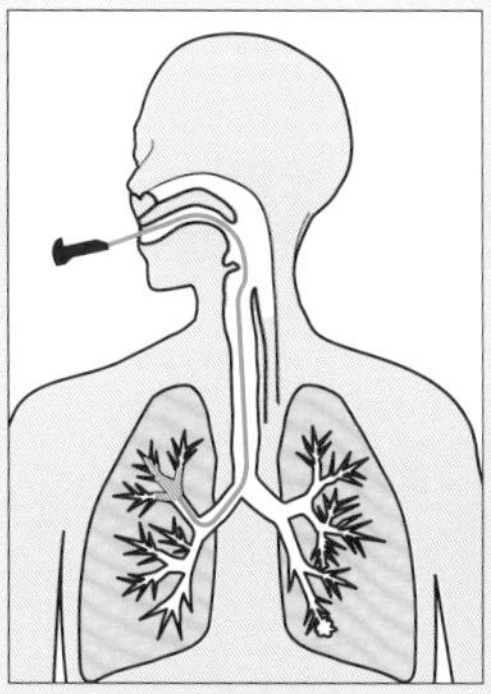

図２　気管支鏡検査

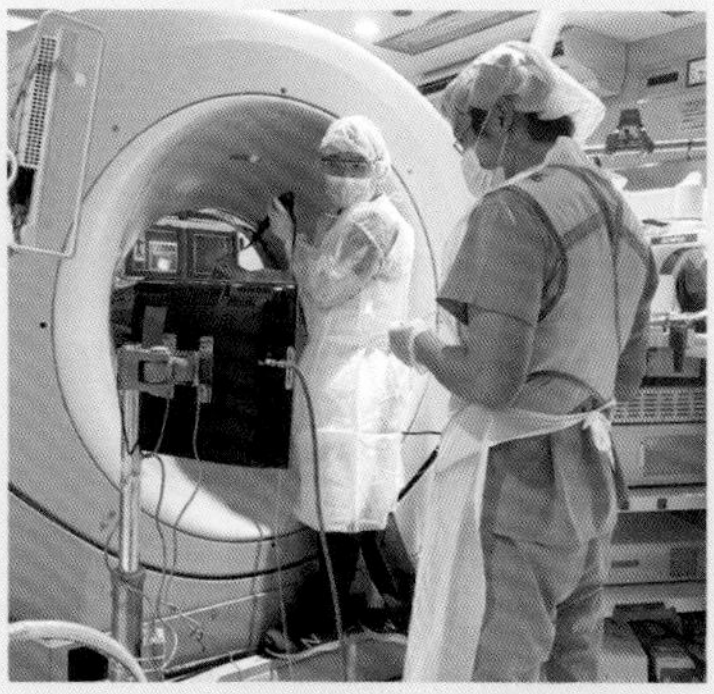

写真　CT ガイド下気管支鏡検査

消化器内科

自覚症状が少ない肝がんの診断と治療

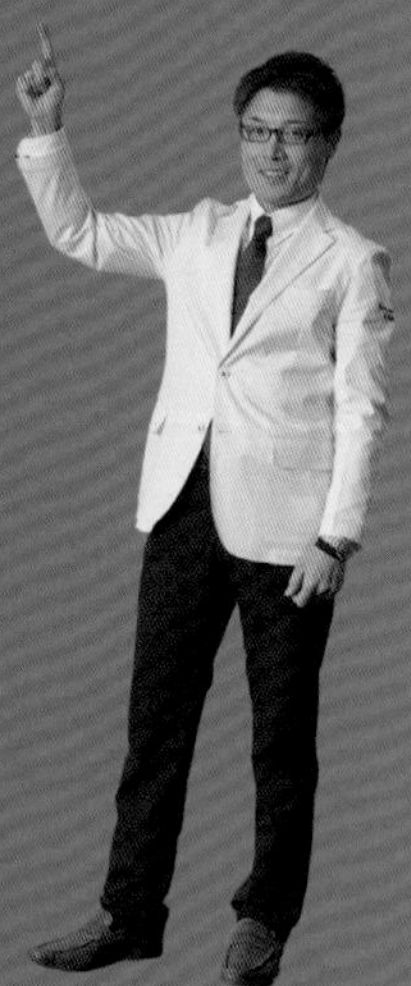

准教授
城下 智
(じょうした さとる)

肝がんとは？

日本人のがんによる死因の中で、肝《かん》がんは死亡者数第5位で、C型・B型ウイルス性肝炎関連の肝がんが多いという特徴があります。このウイルス性肝炎は治療薬が劇的に進歩し、制御可能な時代が到来しました。一方で、最近では国民病といわれる脂肪肝関連の肝がん(非B非C)が増えており、こちらも注意が必要です(図1)。肝がんは無症状であることから、早期発見には画像検査などを組み合わせた総合的な診断が必要で、病態に応じた治療法を選択することが大切です。

肝がんの症状

肝臓は最大の臓器で生命維持に重要な機能を有するため、十分な余力を持って働くように作られています。肝臓は「沈黙の臓器」といわれており、肝機能が低下し始めても、肝がんができても自覚症状には乏しく、肝機能が極度に低下したり、肝がんがかなり進行したりするまでは症状は全くといっていいほどありません。日常生活も普通に送れることがほとんどです。医療機関での定期的な検診や、ほかの病気の検査のときなどに、たまたま肝がんが発見されることも少なくありません。

しかし、肝がんが増大して肝臓全体の働きを損なうようになると、食欲がわかない、全身がだるい、疲れやすい、お腹《なか》が張る、足がむくむ、皮膚が黄色くなる、体がかゆいといった症状を伴います。患者さんによっては、みぞおちの周辺に固いしこりを認めたり、圧迫感や痛みが出たり、異常行動や意識障害を認めることもあります。

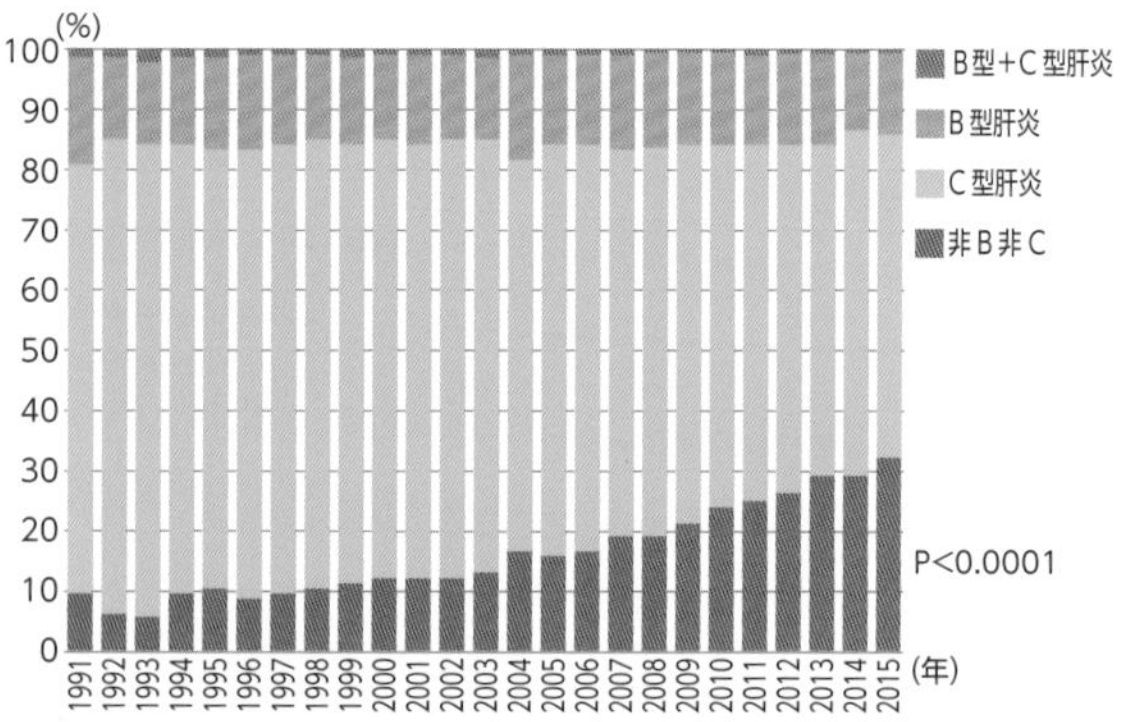

図1　肝がんの原因疾患の変化
ウイルス性肝炎は徐々に減少し、非ウイルス性肝疾患関連肝がんが増加しています
(Tateishi, R., Uchino, K., Fujiwara, N. *et al.* A nationwide survey on non-B, non-C hepatocellular carcinoma in Japan: 2011-2015 update. J Gastroenterol 54, 367-376 (2019). https://doi.org/10.1007/s00535-018-1532-5)

検査・診断

肝がんの診断はほかのがんとは異なり、組織検査(生検)は必須ではないため、血液検査(腫瘍《しゅよう》マーカー／AFP、PIVKA-2など)に加え、超音波検査、造影CT(コンピューター断層撮影)やMRI(磁気共鳴画像診断法)などの画像検査を組み合わせて総合的に診断します。

●超音波検査

最も簡便なスクリーニング法*です。造影剤を使用すれば肝細胞がんの診断だけでなく、その性質や状態も詳しく調べることができます。肝がんに対する局所療法の際にも腹部超音波検査は活躍します。

●造影CT／造影MRI

造影剤を使ってCTやMRIを撮影します。肝臓全体をくまなく見ることが可能ですが、腎臓《じんぞう》の機能が悪い方や造影剤にアレルギーのある方は、造影剤を使った検査は禁忌であり、行うことができません。

*スクリーニング／さらに詳細な検査・診断・治療へ向けて、条件に合うものを選び出すための検査

●肝がんと慢性肝疾患の関係

慢性肝疾患（C型肝炎、B型肝炎、脂肪肝など）がある方は肝がんのリスクが高いと考えられています。慢性肝疾患に対する治療によりリスクを下げることもでき、定期的な検査を受けて早期発見・早期治療を行うことが大切です。

肝がんに対するさまざまな治療

肝がんに対しては、さまざまな種類の治療法があります。

代表的な手術療法（肝切除または肝移植）に加え、局所麻酔下で体表から細い針を腫瘍まで穿刺《せんし》*して、標的肝がんを治療するラジオ波焼灼療法《はしょうしゃくりょうほう》（RFA／radiofrequency ablation）や経皮的エタノール注入療法（PEIT／percutaneous ethanol injection therapy）、また、血管内カテーテルを用いた肝動脈化学塞栓術《かんどうみゃくかがくそくせんじゅつ》、放射線照射、抗がん剤の一種である分子標的薬治療などがあります（写真、図2）。どの治療を選択するかは、肝がんの大きさ・個数・患者さんの体力や肝臓の働き具合などから総合的に決定します。

当科で行うRFAとPEITという局所療法は、短い治療時間・数日の入院期間で、患者さんへの負担が少ないというメリットがあります。最近では、より短い時間で広い範囲を焼灼できる次世代マイクロ波凝固療法（MWA／microwave ablation）も積極的に導入しています。

さらに、薬物療法の幅も着実に広がっており、近年話題になっている免疫療法も肝がんに対して導入できるようになりました。肝がんは、再発の多いがんとしても知られています。一度治療した後もこまめに検査を続けることで、早期発見・早期治療が可能になるという点も大事なポイントです。

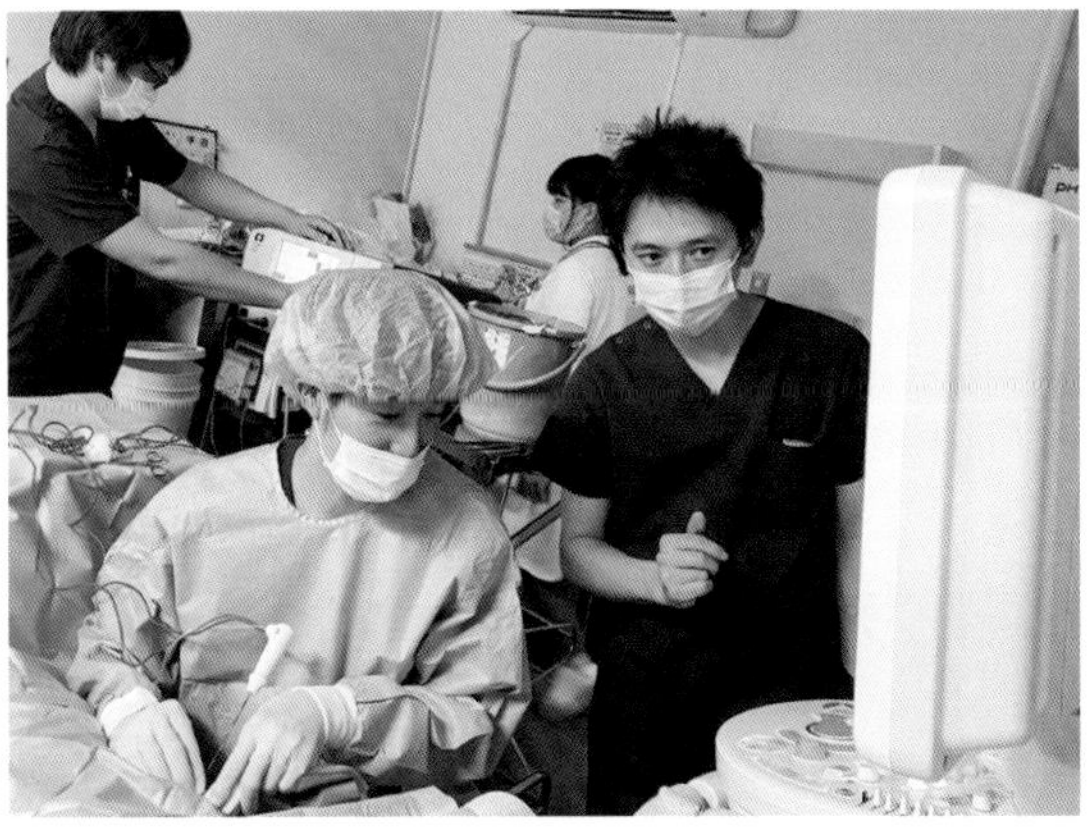

写真　当科でのRFA治療の様子

＊穿刺／針を刺すこと

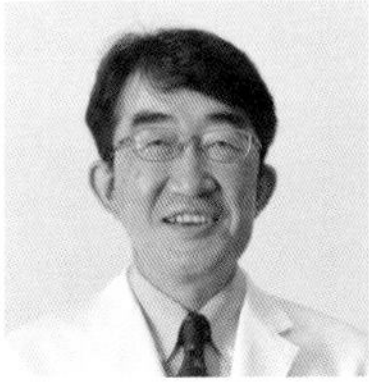

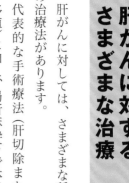

科長
梅村 武司
（うめむら たけじ）

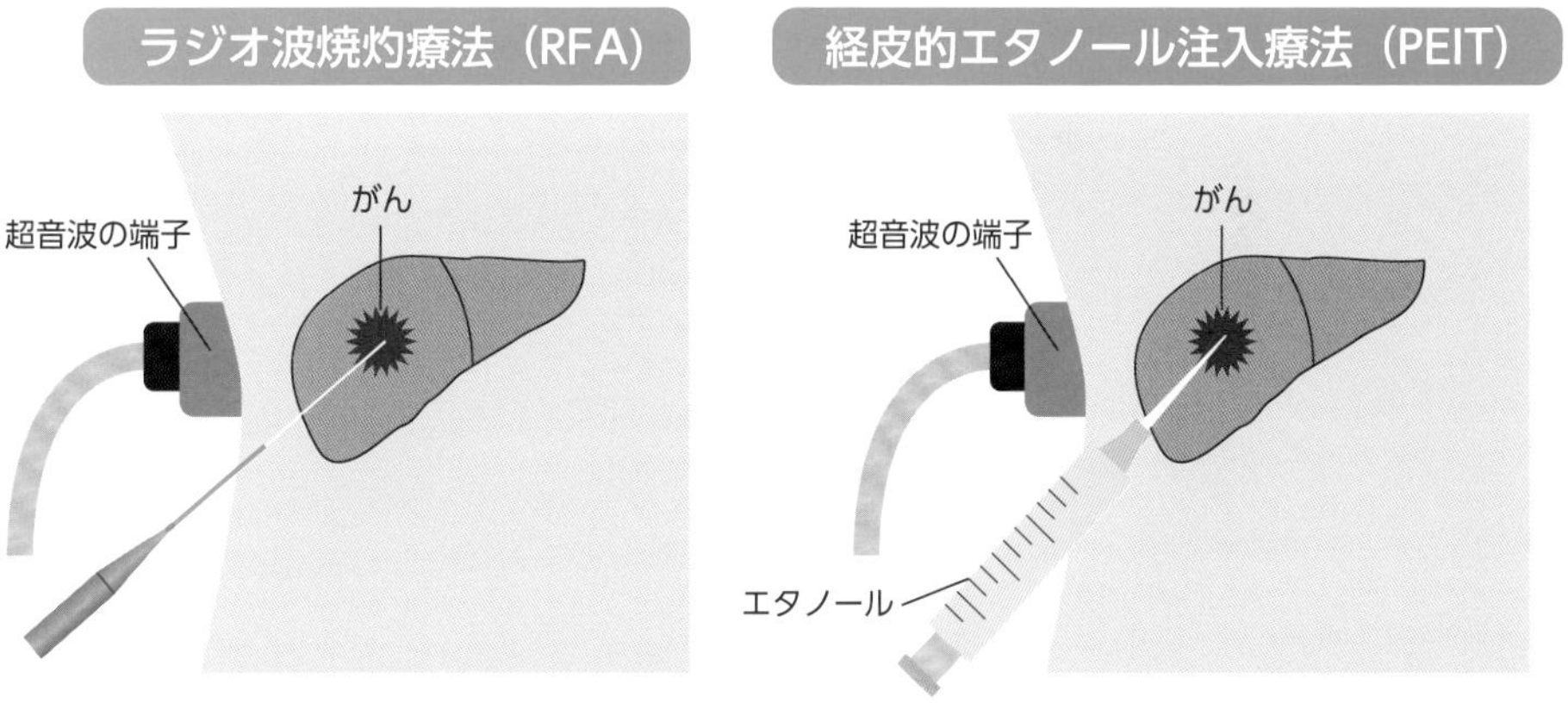

図2　ラジオ波焼灼療法（RFA）と経皮的エタノール注入療法（PEIT）

肝がん治療・当科の特徴

当科では肝がんに対する治療方針について、肝臓カンファレンスを定期的に行い、綿密に協議し決定しています。また、放射線科や消化器外科との合同カンファレンスを定期的に行い、複数科の意見を集約し、患者さんにとって最適な治療方針を決定しています。

また、当科では、肝がんに対する局所治療として、RFAやPEITを行っており、最近ではMWAの実施例も増えてきています。どの治療法を選択するかについては、事前に造影超音波検査を行い、腫瘍の大きさや他臓器との位置関係などを詳細に検討し、最も安全かつ高い治療効果を得られるように決定します。治療対象となる腫瘍が肺や腸に近い場合は、人工的に胸水や腹水を作成することで、腫瘍の視認性を上げ、より治療が安全にできるような工夫をしています。

【診療実績】（2019年度）

当科では、延べ104例の肝細胞がんに対して治療を行いました。その内訳は、ラジオ波焼灼術：45例、エタノール注入療法：3例、化学療法：14例、肝動脈化学塞栓術：28例、手術療法：12例、放射線療法：2例でした。

ウイルス性肝炎（B型肝炎やC型肝炎）は、肝硬変や肝細胞がんの成因の7～8割を占める疾患です。しかし、現在C型肝炎は直接作用型抗ウイルス薬（DAA）という飲み薬治療により、ほぼ100％の症例でウイルス排除が可能になりました。

またB型肝炎は、核酸アナログ薬という飲み薬による治療でウイルスの制御が可能になりました。

消化器外科

消化管がん／食道がん、胃がん、大腸がん 患者さんの体への負担が少ない手術を目指して

助教
宮川 雄輔
（みやがわ ゆうすけ）

消化管がんとは？

消化管とは食べ物の消化、吸収を行う臓器で、食道、胃、十二指腸、小腸、大腸（結腸、直腸）の順番に並んでいます。消化管に発生するがんには食道がん、胃がん、大腸がんなどがあります。国内では、毎年のがん死亡者の30％が消化管がんとされています（図）。

消化管がんの症状

消化管がんの症状は、がんが発生した場所に応じて異なります。

食道や胃のがんでは、食事の際のつかえ感、食欲不振、心窩部痛《しんかぶつう》（みぞおち部分の痛み）など、大腸がんでは、腹部膨満感、下痢や便秘、便に血が混じるなどの症状が現れます。

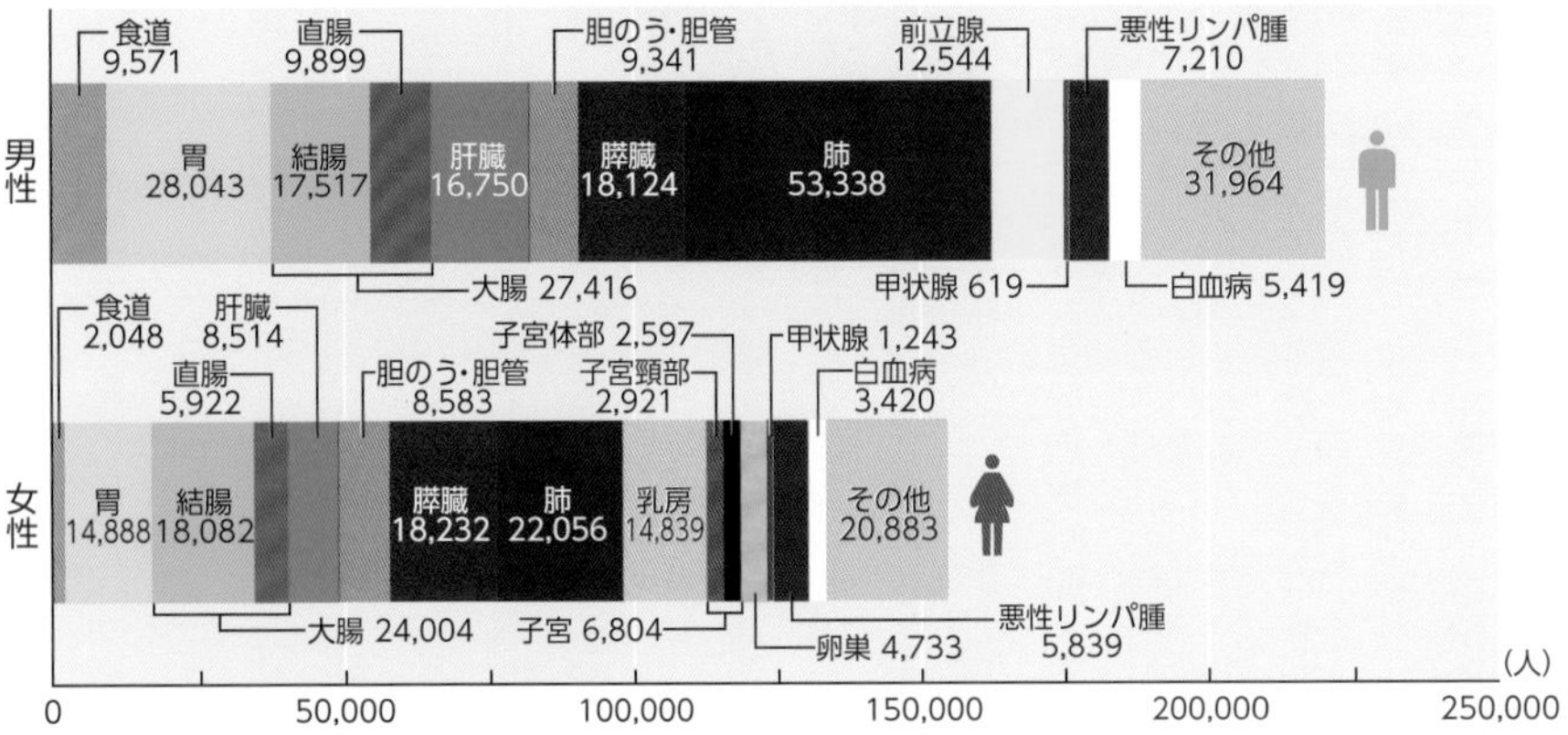

（出典：国立がん研究センターがん対策情報センター）

図　どの部位のがん死亡が多いか（部位別がん死亡数〈2019年〉）

消化管のがんは、早期の段階では全く症状がないことも珍しくありません。

食道がん、胃がんは、バリウムによる消化管造影、上部消化管内視鏡（胃カメラ）、大腸がんは便潜血検査などの検診を受け、早期発見に努めることをお勧めします。

消化管がんの診断

消化管がんの診療では、内視鏡検査、CT（コンピューター断層撮影）検査、PET（陽電子放出断層撮影）の検査などを行います。胃がんや食道がんに対しては上部消化管内視鏡検査、大腸がんでは下部消化管内視鏡検査でがんの部分を確認するとともに、組織検査を行って診断を確定します。

CT検査やPET検査では病変の位置や大きさを診断すると同時に、リンパ節転移や肝臓、肺などへの転移がないかを診断し、手術を行う必要があるかどうかを含めた治療方針を決定します。

消化管がんの治療

消化管がんの治療には内視鏡治療、手術療法、放射線療法、化学療法などがあります。どの治療を選択するかはがんの種類や進行度に応じて決められます。

腫瘍《しゅよう》が粘膜内に留まる早期の消化管がんの多くは、胃カメラなどの内視鏡を用いてがんを切除する内視鏡治療の対象になります。早期の食道がんでは化学療法と放射線療法の併用が有効です。

進行した消化管がんを完全に治すためには多くの場合、手術が必要になり

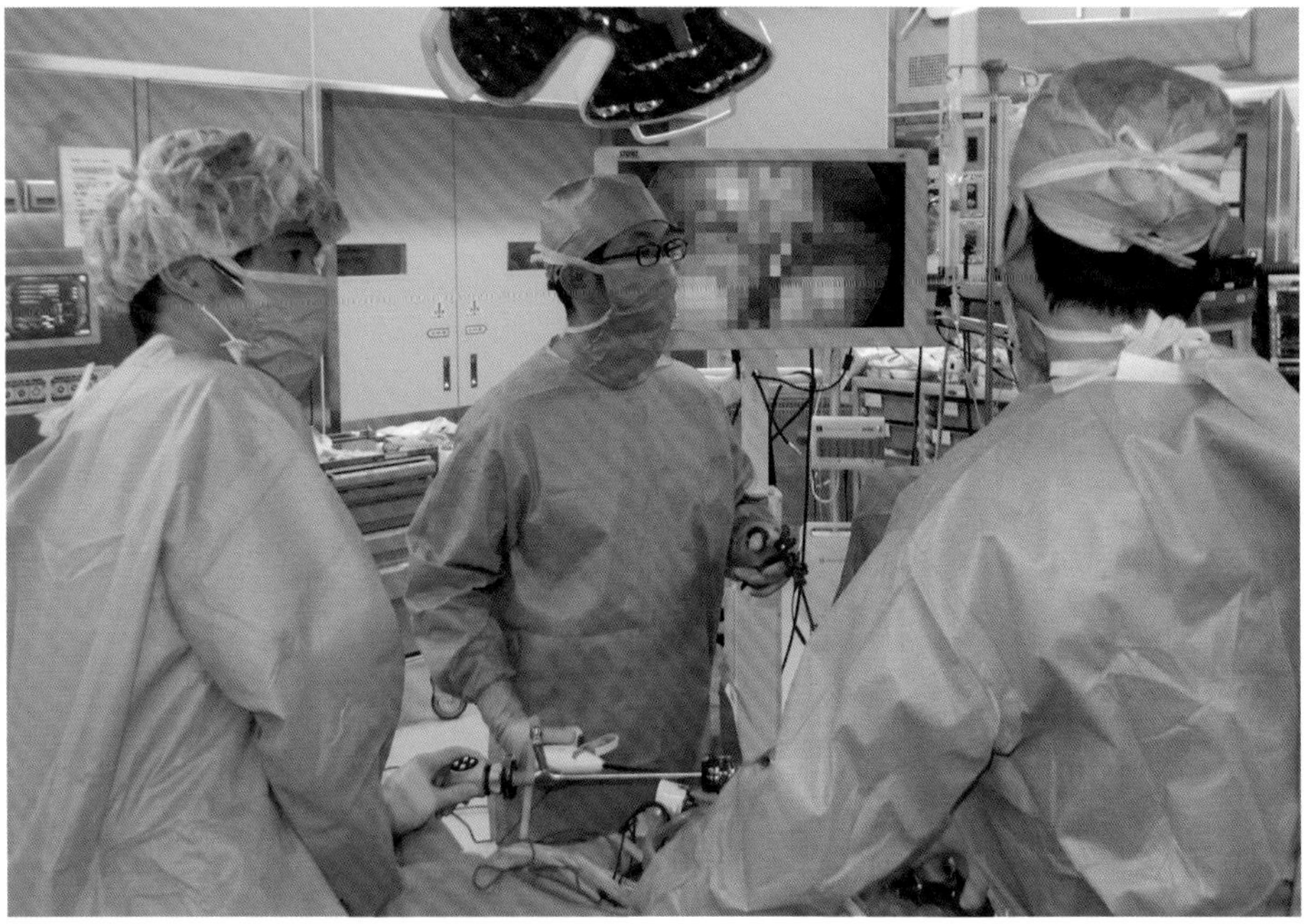
写真１　モニターを確認しながら行う腹腔鏡手術

ます。がんのある臓器とともに、その周囲のリンパ節を摘出し、切除した消化管を吻合《ふんごう》する（つなぐ）のが一般的です。

消化管がんの手術では、根治性《こんちせい》（病気が治るようにしっかり切除する）と機能温存（体の機能を損なわない）の両立に気をつけています。

●低侵襲《ていしんしゅう》（体にやさしい）手術

近年では多くの消化管がんに対して、手術用内視鏡（腹腔鏡《ふくくうきょう》や胸腔鏡《きょうくうきょう》）を使用した低侵襲手術が可能です（写真1）。内視鏡下に手術を行うことで、創《きず》と痛みを少なくし、入院期間を短くすることができます（写真2）。

当院では、消化管の手術には低侵襲手術を積極的に取り入れており、食道がん手術ではほぼ全例、胃がん手術では60％、大腸がん手術では75％に対して行っています。

●機能温存手術

切除範囲をできるだけ少なくし、患者さんの身体機能を損なわないための手術です。

直腸がん手術を例にとると、今までは永久的な人工肛門造設が必要だった下部直腸がんの手術で、吻合方法や術前化学放射線療法の進歩によって、肛門機能を温存できる事例が増えています。

●薬物療法

手術の対象にならない消化管がんに対しては、抗がん剤による薬物治療を行います。がんの種類によって、数種類の抗がん剤を組み合わせて使用するのが一般的です。

がんの元となっているタンパク質や遺伝子を調べ、患者さんの体とがんの状態に合わせた薬剤を使用する「個別化治療」を行う時代になっています。

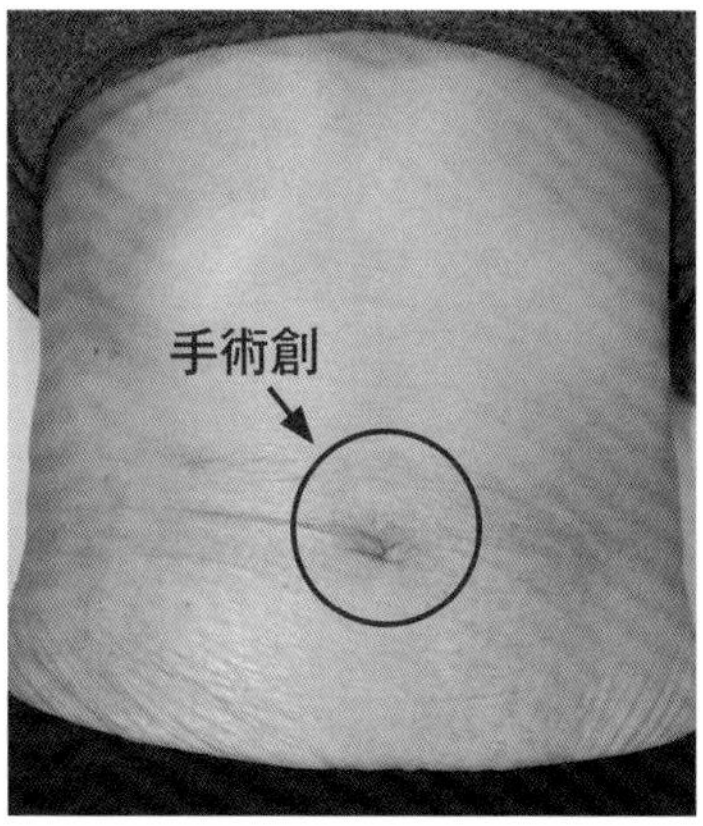

写真２　腹腔鏡下幽門側胃切除術の手術創
内視鏡手術により、ほとんど創が残りません

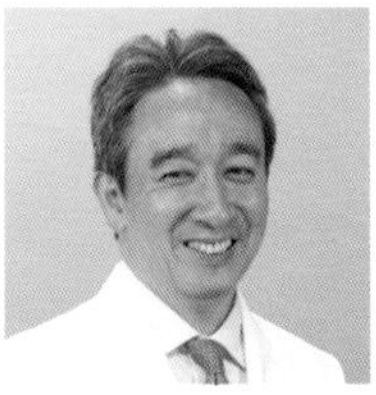
科長
副島 雄二
（そえじま ゆうじ）

消化器・移植・小児外科の特徴

消化器外科、移植外科、小児外科の３診療科が連携し、消化管疾患、肝胆膵《かんたんすい》疾患、移植医療、小児・成育医療を担当しています。消化管グループは食道、胃、大腸の悪性腫瘍、クローン病や潰瘍性大腸炎《かいようせいだいちょうえん》などの炎症性腸疾患の治療を行っています。肝胆膵グループは肝がん、胆道がん、膵臓《すいぞう》がんなど手術難度の高い領域の悪性腫瘍を取り扱っています。移植医療グループは1993年に世界初の成人生体肝移植、1999年には国内初の脳死肝移植を成功させ、現在まで300例以上の肝臓移植手術を実施しています。小児、生育医療グループは鼠径《そけい》ヘルニアなどのよくある病気の治療から、肝移植のような高難易度手術まで幅広い診療にあたっています。

いずれの領域でも、他院では治療困難とされる局所高度進行がんに対する手術、化学療法などを組み合わせた積極的な集学的治療を行うとともに、胸腔鏡、腹腔鏡手術、ロボット支援下手術など、患者さんの体への負担が少ない手術に取り組んでいます。また、「がん遺伝子パネル検査」による、最新のゲノム医療にも積極的に取り組んでいます。

急性虫垂炎、急性胆のう炎などの急を要する疾患のほか、早めに治療が必要な消化器疾患の場合でも、当院と地域のクリニック・病院をつなぐホットライン（365日24時間対応）を開設しており、早めの受診・治療が可能です。

消化器内科
消化器外科

膵がん
化学療法を組み合わせて一人ひとりに合った治療を

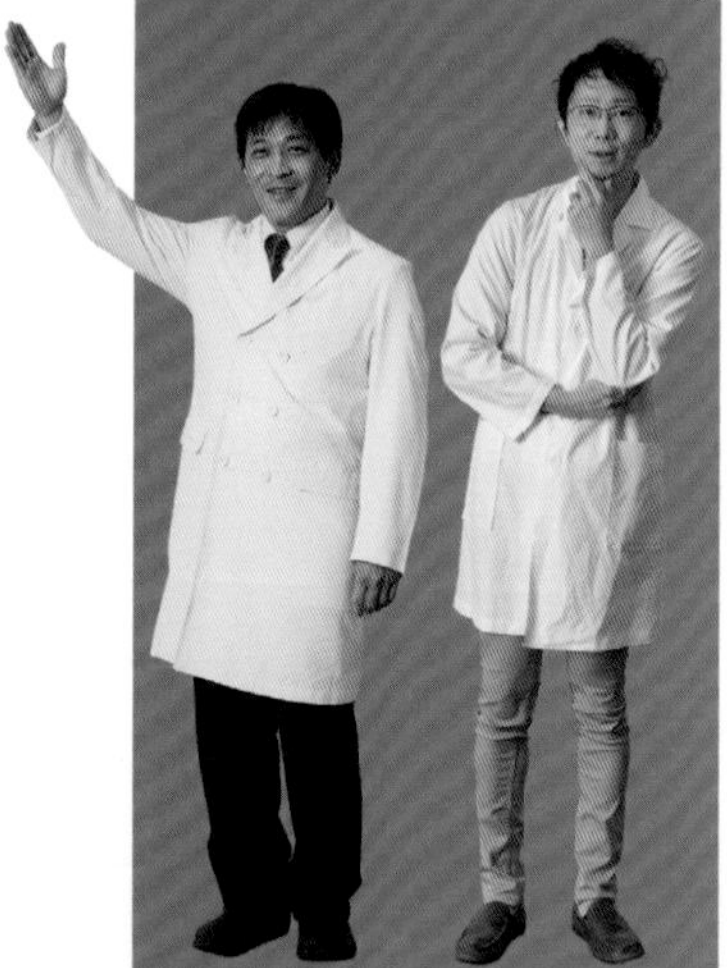

消化器内科　助教
渡邉 貴之
（わたなべ たかゆき）［右］
消化器外科　准教授
清水 明
（しみず あきら）［左］

膵がんとは？

膵《すい》がんは最も恐ろしいがんの1つとされています。その最大の理由は早期発見が難しいことです。腹痛や体重減少などの症状が現れてからでは、すでにがんが膵臓の外へ広がっている可能性があります。糖尿病が新たに現れたり、コントロールが悪化したりすることを契機に、無症状の膵がんが発見されることもありますが、早期で見つかることは多くありません。症状が現れる前に、早期の膵がんが発見できるような診断方法の確立が望まれています。

膵がんのリスク因子

膵がんの患者さんは増加傾向にあります。2017年の全国がん登録では4万人超の患者さんが新たに登録されており、部位別では6番目に多い臓器となっています。

膵がんのリスク因子の代表として、家族性膵がんがあります。家族性膵がんとは、親・兄弟姉妹・子（第一度近親者）に2人以上の膵がん患者さんのいる家系の方に発症する膵がんと定義されており、膵がん発症のリスク比は6.79倍といわれています。また、糖尿病、慢性膵炎、肥満は膵がんのリスク因子とされています。

最近では、検診などで膵嚢胞《すいのうほう》*がしばしば発見されますが、膵嚢胞も膵がんのリスク因子であり、定期的な画像検査による評価が必要です。喫煙も膵がんのリスク因子です。飲酒は慢性膵炎のリスク因子であり、大量飲酒は膵がんの発がんリスクが増加しますので、お酒の飲み過ぎには注意しましょう。

膵がんの症状

膵がんは、がんの進行に伴い腹痛や背部痛、体重減少がみられますが、進行するまで無症状のこともあります。

がんが胆管《たんかん》に浸潤《しんじゅん》（がんがまわりに広がっていくこと）した場合には、胆《たん》管閉塞《かんへいそく》によって胆汁が十二指腸へ排泄されず閉塞性黄疸《へいそくせいおうだん》となり、褐色尿、眼球結膜や皮膚の黄染《おうせん》、灰白色便がみられます。また、膵がんにより糖尿病が出現することがあり、口渇や多尿といった糖尿病に伴う症状を認めることがあります。

検査・診断

膵がんにも腫瘍《しゅよう》マーカーがありますが、がんが進行していない場合には陽性率が低く、膵がんの早期発見にはあまり役立たないとされています。膵型アミラーゼやリパーゼなどの膵酵素の上昇は膵がんに特異的というわけではありませんが、これらの数値が上昇している場合には膵臓になんらかの異常がある可能性が高いので、積極的に画像検査を受けることが望ましいと考えられます。

膵がんの画像検査としては、造影CT（コンピューター断層撮影）、造影MRI、超音波内視鏡検査が基本であり、必要に応じて内視鏡的逆行性胆管膵管造影やPET検査（陽電子放出断層撮影）を追加します。

膵がんの治療

膵がんの診断確定後に「ステージ分類」と「切除可能性分類」を行い、治療

＊膵嚢胞／膵臓の内部や周囲にできる袋状のもの

方針を決定します(図1)。

切除可能性分類には切除可能、切除可能境界、局所進行*に伴う切除不能、遠隔転移を伴う切除不能の4つがあります。一般的に、切除可能の場合には手術が適応となり、切除可能境界では化学療法や化学放射線療法の治療効果により、手術が適応となる場合があります。

膵がんに対する手術は、膵頭部《すいとうぶ》・膵《すい》鉤部《こうぶ》に存在するがんに対しては膵頭十二指腸切除術(PD、図2)、膵体尾部に存在するがんに対しては、膵体尾部切除術(DP)が基本術式となります。

また、一般的に局所進行に伴う切除不能では化学療法や化学放射線療法、遠隔転移を伴う切除不能では化学療法が適応となりますが、個々の患者さんの状態に合わせて、適切な治療方法を患者さん本人や家族と相談しながら決めていきます。

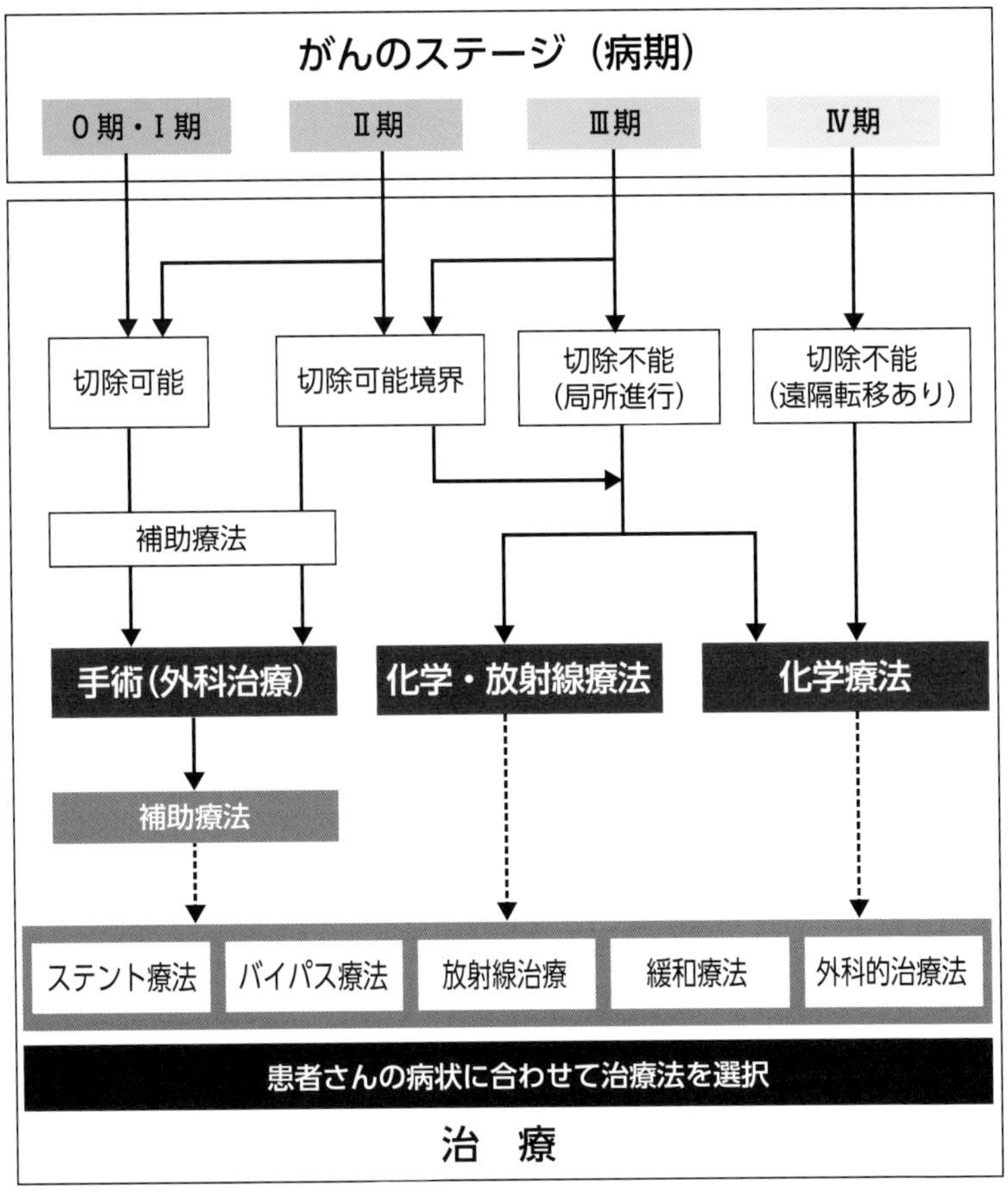

図1　膵がんの治療選択
(【参考文献】『膵癌診療ガイドライン 2019年版』(金原出版株式会社、2019年))

膵がんに対する術前治療とコンバージョン手術

切除不能膵がんに対しては、一般的に放射線治療や化学療法が治療選択肢となりますが、近年、膵がんに対して効果の高い抗がん剤が増えています。それに伴い、発見された時点では切除不能であった膵がんが、放射線治療や化学療法によって、がんの切除が可能となるくらい小さくなり、実際に手術を行うことがあります。これをコンバージョン手術といい、近年その報告例が増えています。

また、切除不能膵がんだけでなく、切除可能境界膵がんや、切除可能膵がんでも術前治療の有効性が注目されており、膵がんはさまざまな治療法を組み合わせた集学的治療の時代になってきています。

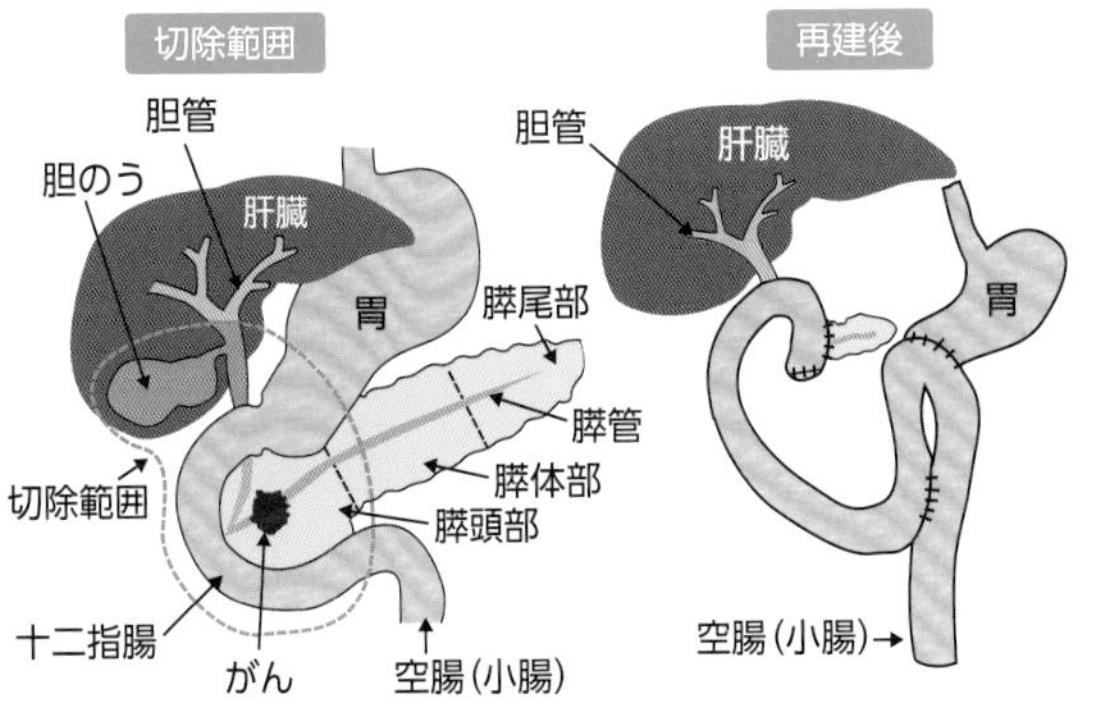

図2　膵がんに対する膵頭十二指腸切除術

当院の特徴

膵がんの診断、治療における当院の特徴の1つは、膵がん診療を担当する消化器内科・消化器外科・放射線科の綿密な連携です。定期的に、膵疾患を含めた肝胆膵領域疾患の症例検討会を開催し、治療方針や手術適応を検討しています。また、手術や病理検査結果のフィードバックと術前画像検査との照らし合わせも行っており、より確実な診断と適切な治療を目指しています。

当院では、膵がんに対する手術治療を積極的に行っており、膵切除症例数も年々増加傾向にあります。さらに近年、開腹手術と比べて体への負担が軽減される腹腔鏡下手術が保険適用となり、当院でも膵体尾部がんに対して腹腔鏡下手術を導入し、施行しています。今後は、基準が厳しい腹腔鏡下膵頭十二指腸切除術の施設基準をクリアして同手術を導入すべく準備を進めており、さらに将来的にはロボット支援下膵切除の導入も目指しています。

【診療実績】当院における膵切除例数の年次推移(1990～2020年)

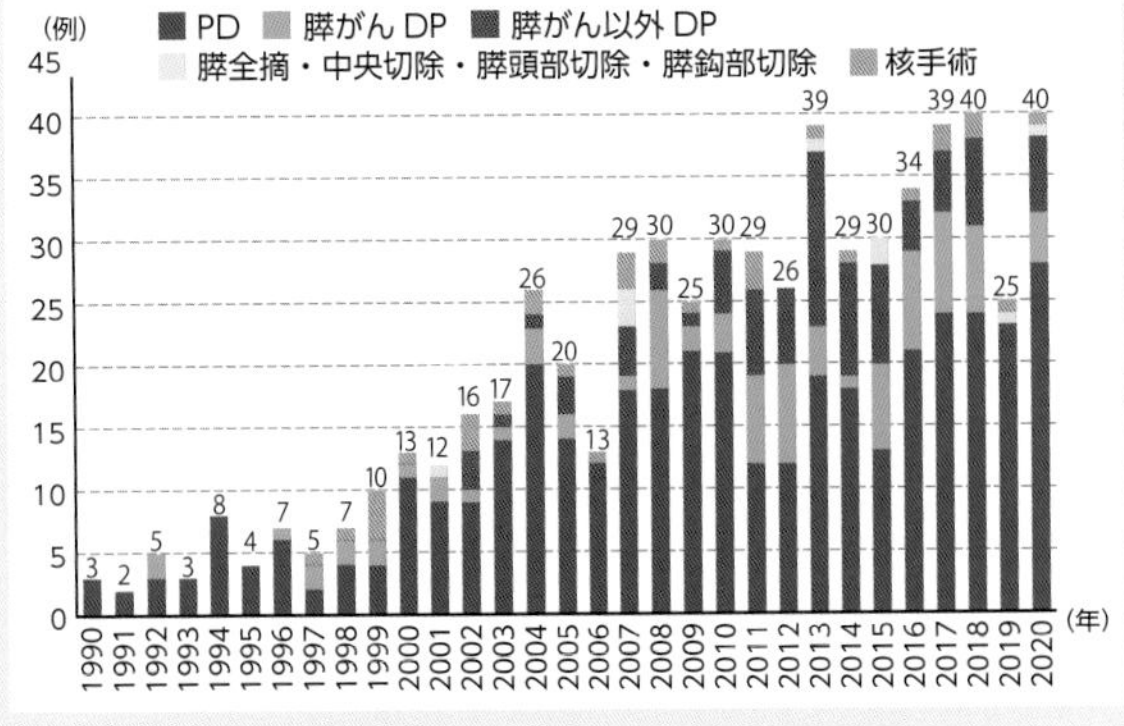

＊局所進行／がんが膵臓の表面を越えて周囲の大事な血管、および血管周囲へ浸潤しており、かつ遠隔転移を伴わない状態の膵がんのこと

リハビリテーション部

がんの骨転移について知ってみよう

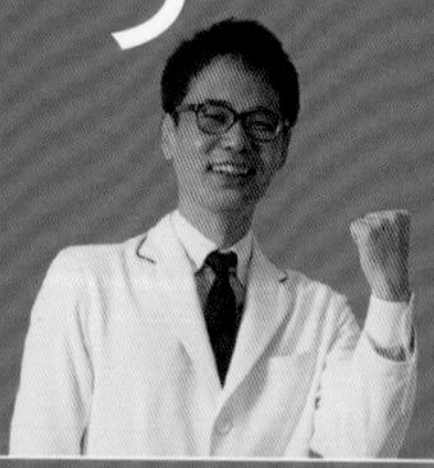

助教（診療）
田中 厚誌
（たなか あつし）［写真］

理学療法士
松森 圭司
（まつもり けいじ）

部長
堀内 博志
（ほりうち ひろし）

がんの骨転移とは？

がんの細胞が血液の流れに乗って骨に到達し、骨の中で増殖することを「骨転移《こつてんい》」といいます。骨転移がすぐに生命を脅かすことは少ないですが、痛み、骨折、手足が動かない麻痺《まひ》が起こることがあり、生活の質を低下させる大きな要因となります。医療の進歩によって次第に骨転移をコントロールできるようになってきましたが、骨転移についてがん患者さんによく知ってもらうことはとても大切です。

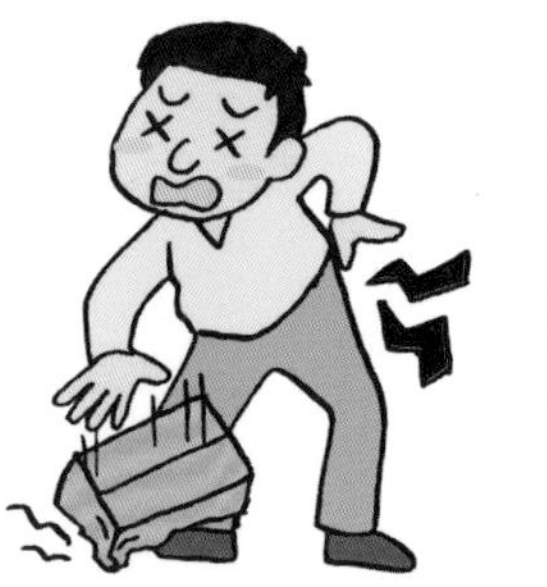

骨転移の症状

骨転移は歩けなくなる原因の1つです。骨転移を起こしやすいがんの種類は、肺がん、乳がん、前立腺がん、腎《じん》がんなどです。骨転移は全身のどの骨にも発生しますが、背骨や太ももに発生しやすく、痛みで歩けない、立てない、足に力が入らないなどの症状を起こします。骨折や麻痺になる前に発見し、治療することが最も重要です。

気になる症状がある場合は、早めに診察を受けるようにしましょう。

骨転移の検査と治療

がん患者さんが体に痛みを感じたときには骨転移が生じていることがあるため、痛みがある場所の検査を行います。単純X線やCT（コンピューター断層撮影）、MRI（核磁気共鳴画像法）などの画像検査を利用して診断します。

画像検査で不十分な場合は、該当する部分の骨の一部を取って調べる骨生検を行うこともあります。痛みがある場合は、我慢せず担当医に相談してください。

骨転移の治療は手術、放射線治療、薬物療法を組み合わせて行います。これらの治療は痛みの軽減、骨折や麻痺の予防に有効ですが、より良い日常生活を長く続けるためにはリハビリテーションが欠かせません。

リハビリテーションは歩くことや自立して生活するための手助けとなり、がん患者さんの治療をさまざまな形で支えることにもつながります。

具体的には、がん治療の継続、身体機能の改善、副作用の軽減、心理面の改善などが期待されます。私たちはパンフレット（写真）を使用しながら、患者さんに骨を守ることの大切さや気をつける動作について伝えています。

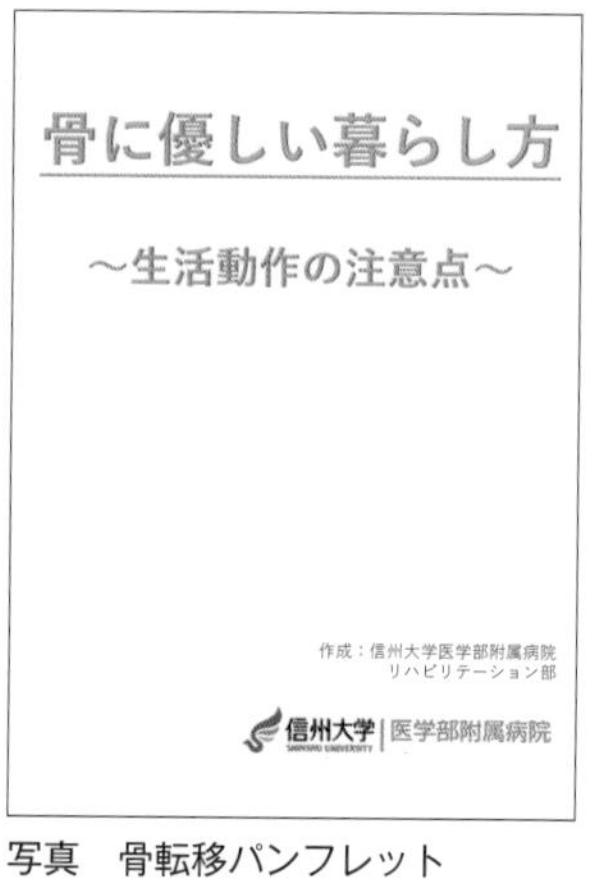

骨に優しい暮らし方
～生活動作の注意点～
作成：信州大学医学部附属病院 リハビリテーション部
信州大学 医学部附属病院

写真　骨転移パンフレット

骨を守る取り組み

当院では2020年4月から、がんの担当診療科、骨を扱う整形外科、画像診断と放射線治療を行う放射線科およびリハビリテーション部が協力し、骨転移の早期発見と治療に取り組んでいます。

活動の一環として、多くの職種が一緒に患者さんの治療方針を考える「骨転移ボード」という検討会を行っています。リハビリテーション科医、療法士がこのような取り組みに直接参加している病院は全国でも少なく、私たちはがん患者さんが生き生きとした生活を送るお手伝いをしています。

Topic 9

いろいろな傷の治し方

創傷治癒のエキスパート

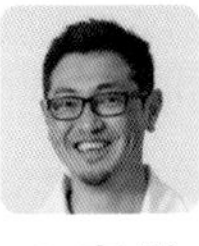

形成外科　助教
高清水 一慶
（たかしみず いっけい）

目立つ傷と目立たない傷の違いは？

30年以上前は、傷は乾燥させてかさぶたにして治すことが一般的でしたが、近年では逆にジメジメと湿らせる、湿潤環境の方が早く治ることが分かってきました（図1）。また、傷の消毒も毎回ではなく、本当に汚れた傷のみで、むしろ消毒薬が傷の治りを妨げることや、水道水などで洗うだけで細菌の付着をコントロールできることも分かってきたため、積極的に消毒することは減りました。

このように、傷の治し方は新しくなってきています。

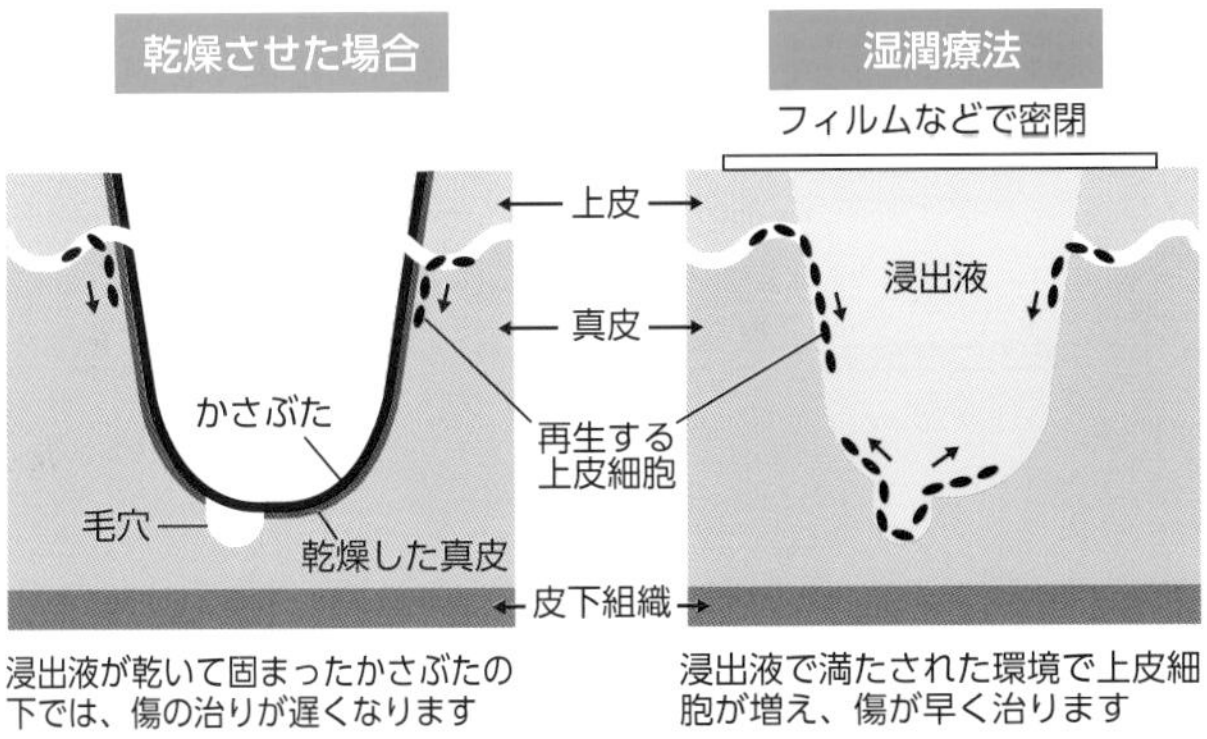

浸出液が乾いて固まったかさぶたの下では、傷の治りが遅くなります
浸出液で満たされた環境で上皮細胞が増え、傷が早く治ります

図1　傷を乾燥させた場合と湿潤療法の違い

傷には、できる原因によってさまざまな種類がありますが、皮膚への損傷が浅いと、ほとんど傷あとは残りません。しかし、損傷が深い場合には、傷が治っても瘢痕《はんこん》と呼ばれる傷あとになり、目立つようになります。また浅くても細菌が増えたり、適切な治療が行われなかったりすると、ダメージが深くなり、目立つ傷あとになることがあります。

傷や目立つ傷あとの治療法には何があるの？

傷の治療には大きく分けて、薬を塗る外用療法、創傷被覆材《そうしょうひふくざい》を使って傷を覆うことで湿潤環境を作る被覆療法、手術療法、吸引をかけて治療する陰圧閉鎖療法（図2）などがあります。一見傷が治っても、本当に傷あとが落ち着くまでには半年近くかかるため、後のケアが大切となります。

ケアの方法には紫外線や物理的刺激を避け、炎症を落ち着けるための、テーピングや遮光《しゃこう》、圧迫、薬の外用や内服などがあります。また、けがや手術後の傷あとが赤く盛り上がり、痛みやかゆみを伴う肥厚性《ひこうせい》瘢痕《はんこん》やケロイドができてしまった場合には、外用療法や手術療法を行います。最近では手術療法と併せて電子線照射療法も行っています。

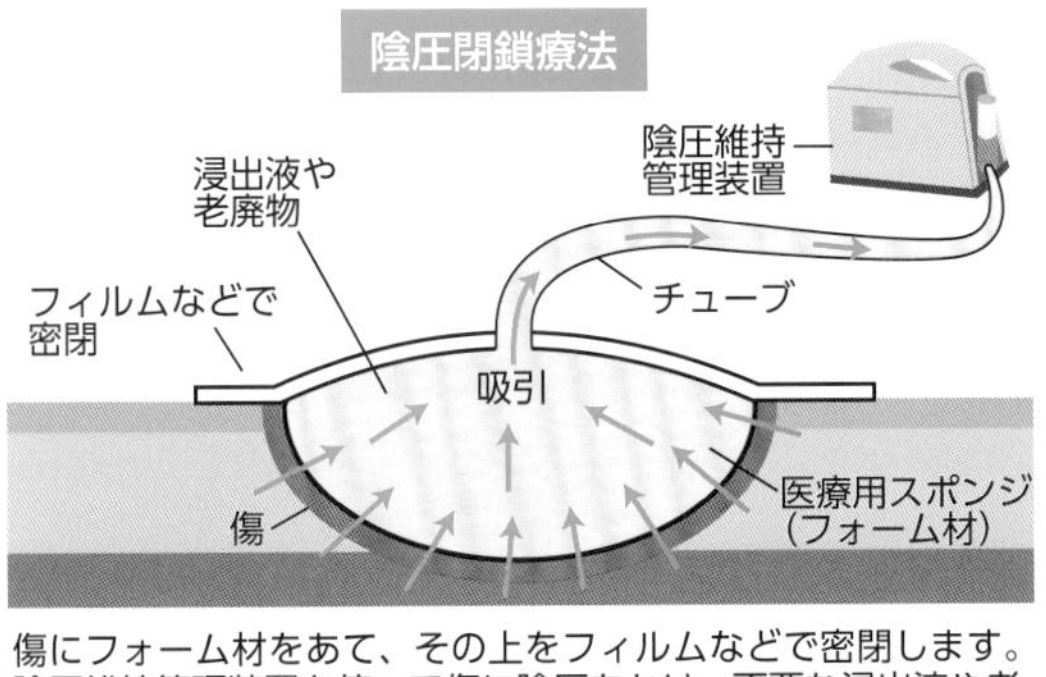

傷にフォーム材をあて、その上をフィルムなどで密閉します。陰圧維持管理装置を使って傷に陰圧をかけ、不要な浸出液や老廃物を除去することによって、傷の治りを促進します

図2　陰圧閉鎖療法

傷あとがなくなる治療法はあるの？

残念ながら、傷あとがなくなる治療法はまだありません。

傷は湿潤環境の方が早く治るのですが、この考えを間違えて湿らせすぎると、かえって治りは遅くなります。また、細菌が増えている傷を湿らせてしまうと悪化させることもあるため、「適切な」治療が大切です。

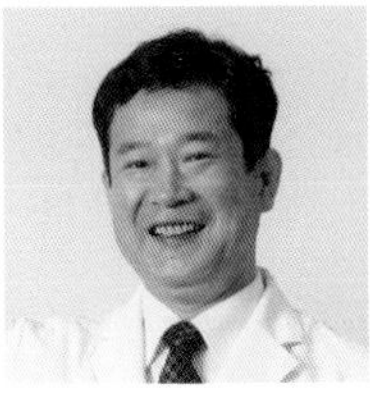

形成外科　科長
杠 俊介
（ゆずりは しゅんすけ）

耳鼻いんこう科

頭頸部がん　早期に見つけて、機能の温存を目指します

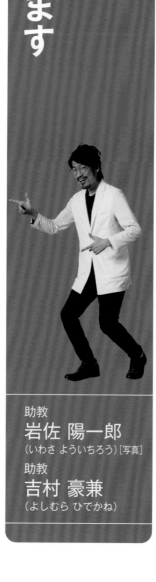

助教
岩佐 陽一郎
（いわさ よういちろう）［写真］
助教
吉村 豪兼
（よしむら ひでかね）

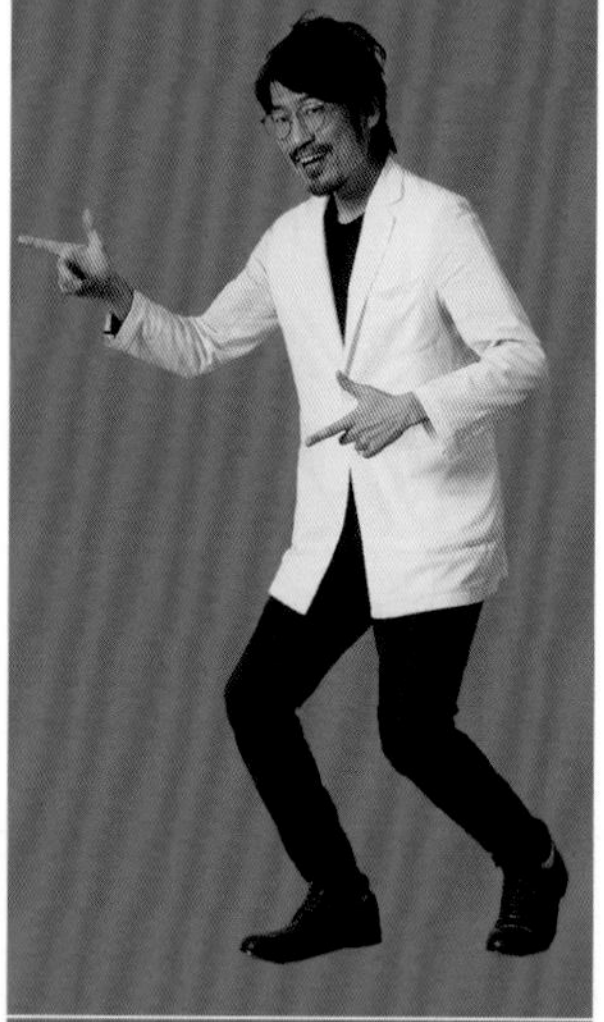

頭頸部がんとは？

頭頸部《とうけいぶ》がんは首から上にできるがんのことを指すもので、咽頭《いんとう》がん、喉頭《こうとう》がん、口腔《こうくう》がん、唾液腺《だえきせん》がん、鼻《び》・副鼻腔《ふくびくう》がんなどがこれに含まれます。

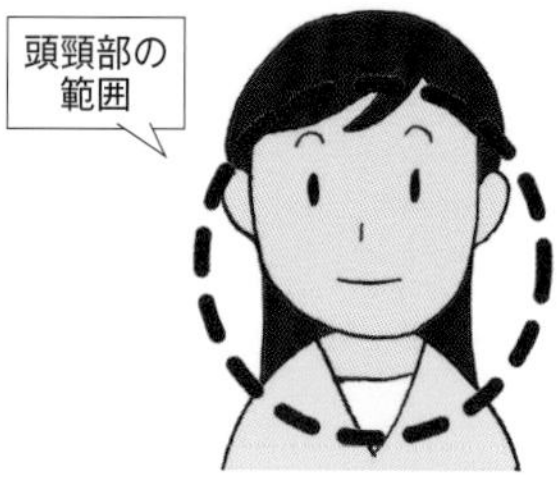

頭頸部の部位	主ながん
耳	聴器がん
鼻・副鼻腔	鼻腔がん、上顎洞がん
口腔	舌がん、頬粘膜がん、口腔底がん
咽頭	上咽頭がん、中咽頭がん、下咽頭がん
喉頭	喉頭がん
甲状腺	甲状腺がん
唾液腺	耳下腺がん、顎下腺がん

症状・原因

頭頸部がんによって引き起こされる症状は、口やのどの痛み、飲み込みにくさ、かすれ声、首の腫《は》れ、鼻づまり、ものが二重に見える、口や鼻から血が出るなど、がんのできる場所によってさまざまです（図）。

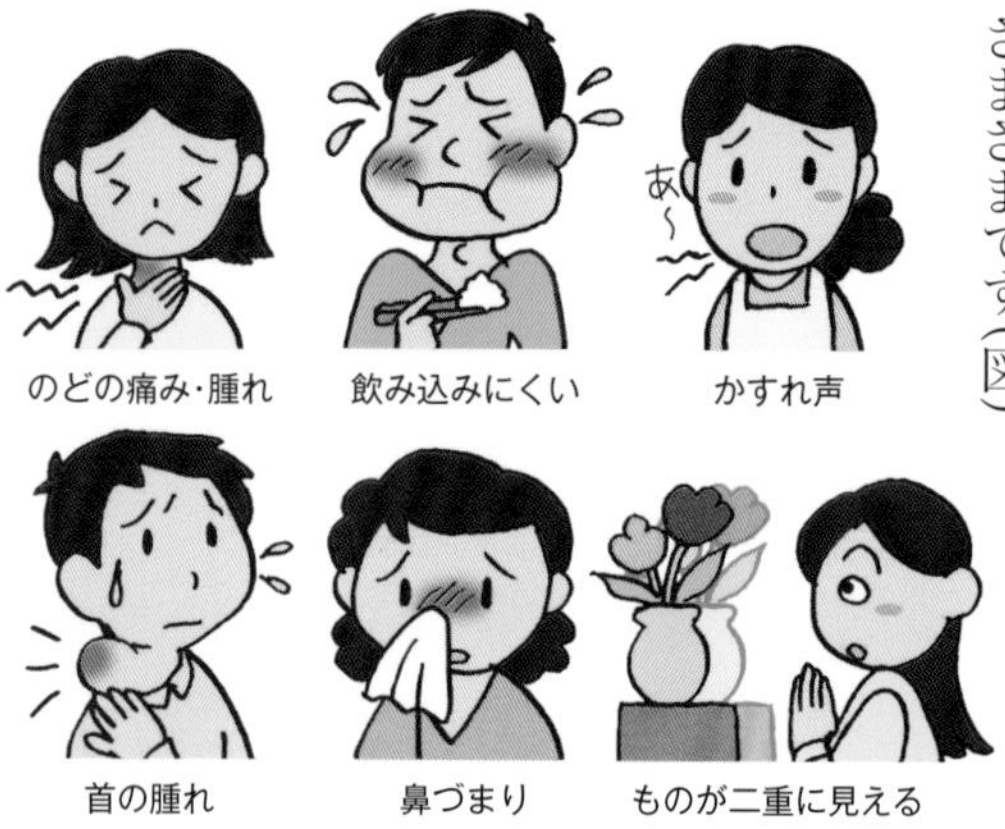

図　頭頸部がんの症状

頭頸部がんによって、食べる・話す・ニオイを嗅ぐ・見る・聞く、といった人間にとって大事な働きに支障が出るため、患者さんにとっては生活の質を大きく下げる原因になります。喫煙や飲酒が原因となることが多いですが、ウイルスが原因となることもあります。

検査・診断

頭頸部がんの診断では、まずは病変を見ること・触ることが基本になります。耳鼻科用の内視鏡（ファイバースコープ）を鼻から挿入して、鼻やのどの奥を詳細に観察することで病気の位置や範囲を調べます。最近では高性能な内視鏡の登場により、以前では発見できなかったような、粘膜の表面にある早期の病変を見つけることもできるようになってきました（狭帯域光観察《きょうたいいきこう》〈Narrow band imaging＝NBI〉検査、写真b）。

超音波検査（エコー）は痛みもなく外来ですぐに行える検査であり、がんの大きさや位置などを調べるのに適しています。CT（コンピューター断層撮影）やMRI（磁気共鳴画像診断）、PET（陽電子放出断層撮影）を組み合わせることで、がんのステージ（どこま

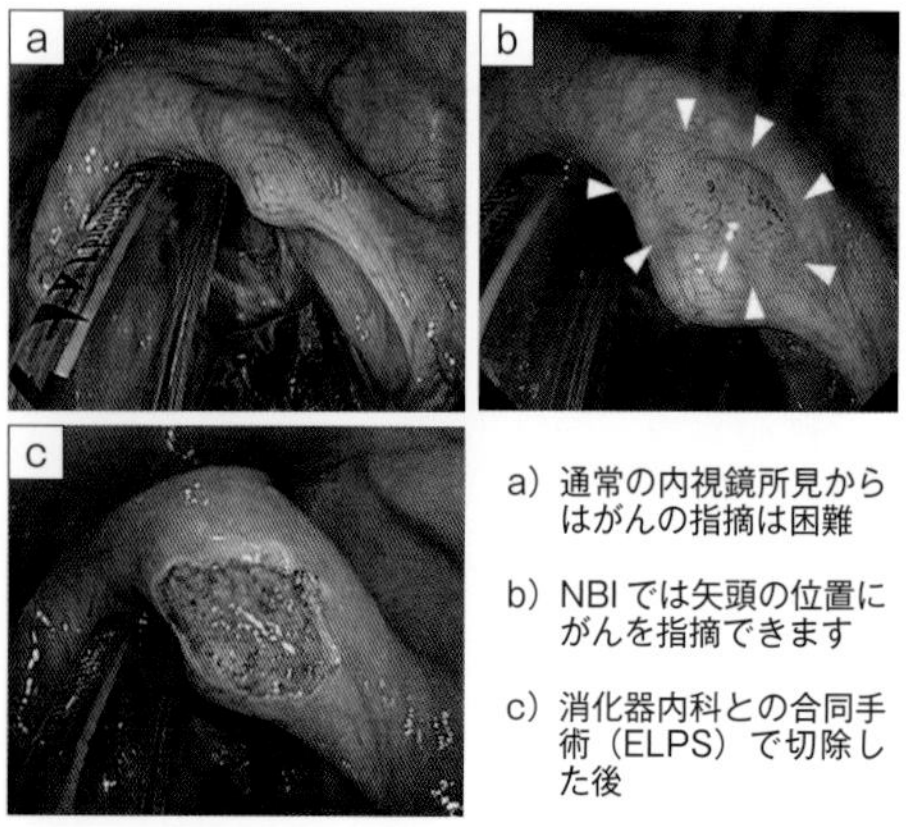

a）通常の内視鏡所見からはがんの指摘は困難
b）NBIでは矢頭の位置にがんを指摘できます
c）消化器内科との合同手術（ELPS）で切除した後

写真　NBI検査とELPS（経口的咽喉頭部分切除術）

で進んでいるのか）を調べることができます。

がんの診断を確定するためには、がん組織の一部を切り取ったり（生体検査）、首の表面から細い針を刺して採取した細胞の検査（細胞診）をすることで、どのようなタイプのがんであるかを調べて、その後の治療方針を決定します。

頭頸部がんの治療

●手術

基本的には進行したがんに対して行います。口やのどを大きく切り取る手術では、形成外科や外科の医師と協力して、欠損した部分を補うために、体の他の部分から組織を移植する手術（再建手術）を行う場合もあります。

また、最近では粘膜の表面にできた早期のがんに対して、ＥＬＰＳ（経口的咽喉頭部分切除術）という新しい治療法にも取り組んでいます（写真ｃ）。全身麻酔で、耳鼻科医がのどの奥の視野を確保して、消化器内科医が胃カメラの技術で粘膜表面を薄く切除します。これによって大きく切除する手術や放射線治療をせずに済んだり、入院期間を短くすることができたりするメリットがあります。

●放射線治療

頭頸部がんの手術では、がんを大きい範囲で切除することによって、食べる・話すといった機能が失われることもあります。そのため、できるだけ機能を温存する治療方針として、放射線治療を選択することや手術後にも補助的に放射線治療を行うことを検討します。

放射線科と毎週会議を行い、協力して治療に臨んでいます。治療方法も外来通院で行ったり、入院で行ったりと、患者さんの状態に応じて選んでいます。

●抗がん剤による治療

抗がん剤の治療は、放射線治療と一緒に行われたり、手術や放射線の前にがんを小さくするために行われたりします。また、手術や放射線による治療後に再発や遠隔転移（がんがほかの臓器に転移すること）を起こした患者さんの治療も、抗がん剤が中心になります。

最近では、分子標的治療薬や免疫チェックポイント阻害薬というこれまでの抗がん剤とは効き方が異なる、新しい薬も開発されています。頭頸部がんに対する薬の選択肢はどんどん増えてきており、腫瘍《しゅよう》内科医と協力して治療を行っています。

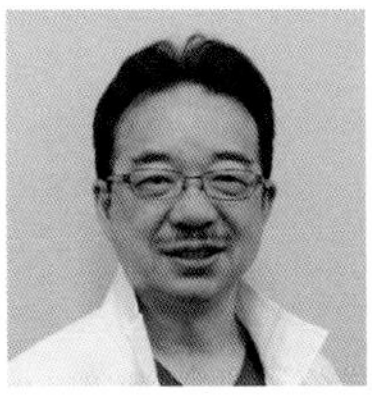

副科長
工 穣
（たくみ ゆたか）

CHECK POINT
ウイルスが原因となる頭頸部がんが増加しています！

飲酒や喫煙と関連の深い頭頸部がんですが、がんの種類によってはウイルスが発症に関与するものがあります。上咽頭がんではEBウイルス、中咽頭がんではHPV（ヒトパピローマウイルス）が発がんに関与しているといわれています。特にHPVに関連する中咽頭がんは近年注目されており、以下のような特徴があります。
- 近年増加傾向である
- 40歳代などの若年者でも発症する
- 放射線や抗がん剤治療に反応しやすく予後が良い（病気の治りが良い）

人工内耳とは

難聴はさまざまな原因によって生じます。耳あかや中耳炎であれば、治療により聞こえが良くなることもありますが、手術や薬では改善しない難聴もたくさんあります。生まれつきの難聴や、だんだんと聞こえが悪くなるものもあります。

日常生活に支障が出るほど聞こえないのであれば、まずは補聴器を開始しますが、症状の進行具合によっては補聴器をつけても１対１の会話でさえ困難な患者さんもいます。人工内耳はそのような高度難聴に対する唯一の治療法で、国内では約35年前に開始されました。現在、全国で年間1,000件以上行われている最も成功している人工臓器の１つです。人工内耳は補聴器と違い、埋め込むための手術が必要です。現在までに当科では、１歳児から80歳の方まで、幅広い年代で実施しています。

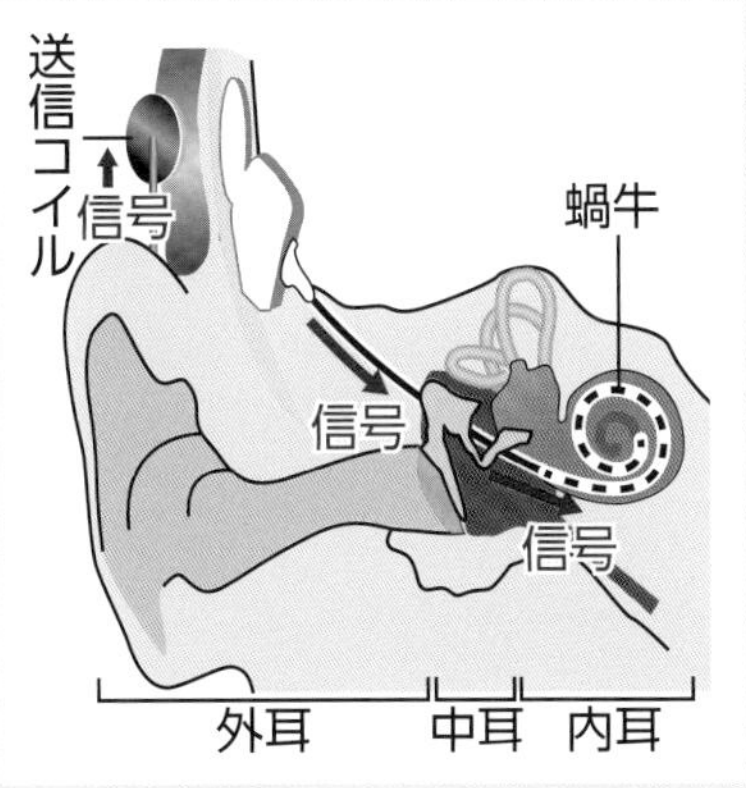

人工内耳のしくみ

手術した直後は、人工内耳を通した音に慣れるための調整やリハビリテーションが必要になりますが、多くの患者さんに聞こえる喜びを実感していただけています。“機械を埋め込む”ことは初めはほとんどの方が不安だと思いますが、専門外来で聞こえや人工内耳のしくみについて時間をかけて説明し、提案しています。聞こえにお困りの方はぜひ専門医を受診してください。

特殊歯科・口腔外科

口腔がん 口内炎や傷などが2週間治らないときは受診を！

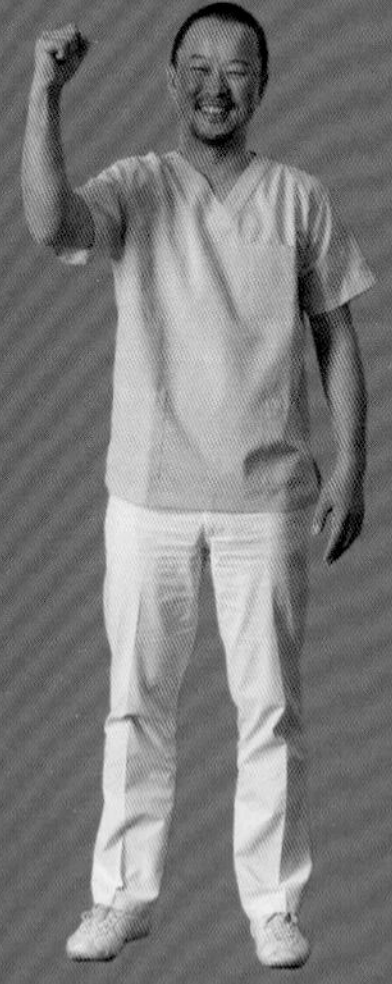

助教
酒井 洋徳
（さかい ひろのり）

口腔がんとは？

口腔《こうくう》がんとは口やあごに発生する「がん」です。ほとんど口の中の粘膜から発生します。口腔がんは初期症状のうちに発見することができれば、比較的簡単な治療で治すことが可能であり、後遺症もほとんど残りません。しかし、進行した口腔がんでは、手術により舌やあごの骨を切除する必要があり、そのため顔が変形したり食事や会話が困難になったり、日常生活に大きな支障をきたすことがあります。早期発見・早期治療が重要です。

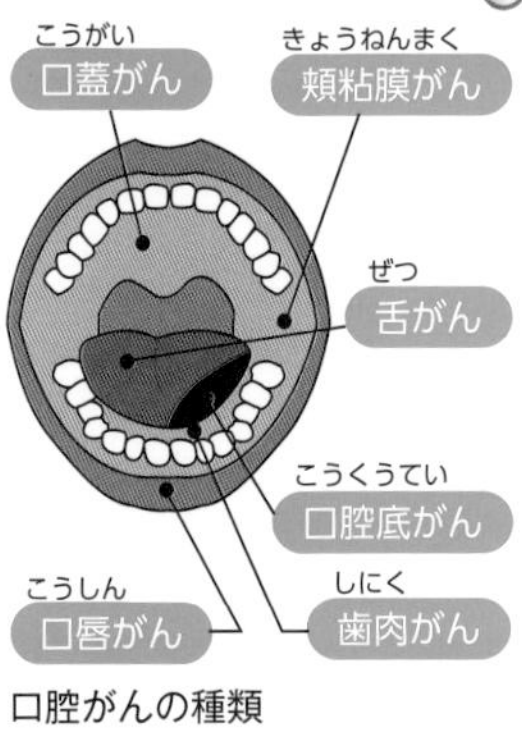

口腔がんの種類

少しずつ増えている口腔がん

口腔がんは、国内では全種類のがんのうち1％を占め、年間に約8000人の患者さんが口腔がんになっています。これは毎年少しずつ増加傾向にあります。

発生する部位は、舌・舌の下・歯ぐき・頬の内側などで、舌の発生が60％と半数以上です。男性にやや多く、60歳代に最も多いですが、高齢の患者さんも増えています。長寿で有名な長野県の場合は、全国平均よりもピークが少し遅くなっています（図1）。

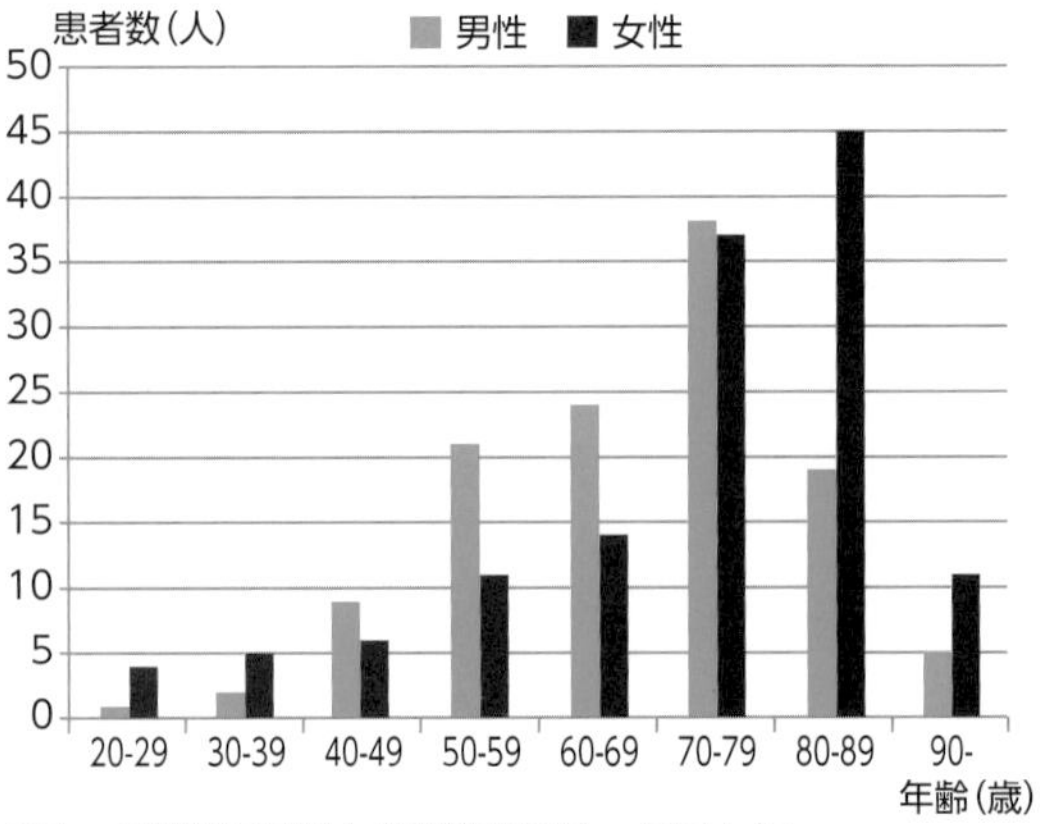

図1　長野県口腔がん患者数 2000～2011年

口腔がんの症状

口腔がんは、口内炎（食事時にしみる、痛い）として自覚することが多く、様子を見ていてもなかなか良くならないので、歯科医院や病院を受診して見つかることが多くあります。また、特別な症状がなくても通常より白い、もしくは赤いできものができて、それが「がん」に変わっていく場合もあります。

口腔内の粘膜にできた口内炎や傷、できものが2週間治らない場合は、歯科医院や病院の口腔外科を受診しましょう。

検査・診断

口腔がん検査の特徴は、ほかの部位に発生した「がん」とは違い、直接見て触れることができることです。できものの一部分を切り取って検査（病理組織検査といいます）を行うことも、ほかの部位の場合より比較的容易で、確実に行うことができます。

また、表層から深部への病気の進行や、体のほかの部位への進行については、CT（コンピューター断層撮影）やMRI（磁気共鳴画像診断装置）、超音波検査なども行います（図2）。

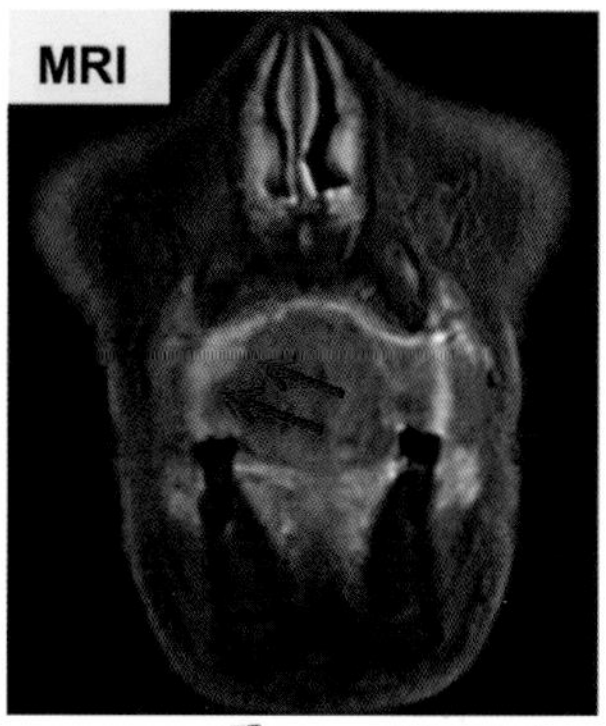

↖：腫瘍最深部

図２　MRI 診断：右舌縁に腫瘍性病変があります

口腔がんの治療

検査の結果から、病気の進行具合（「病期」といいます）を確認します。病期や各患者さんの全身状態に合わせて、①手術、②薬物（抗がん剤）治療、③放射線治療の中から、単独もしくは組み合わせた治療を計画します。患者さんの負担軽減のために、手術方法の改良、新しい抗がん剤の開発、副作用を少なくする放射線治療法などの工夫も進んでいます。

豆知識

口腔がんの患者さんが全人口の5％に達する地域もあります！

国際的には、喫煙と飲酒の両方を好む国や地域に口腔がんの患者さんが多いと報告されています。特に南アジア諸国に多く、これは檳榔子*（ビンロウジ）などの噛みたばこによる習慣が原因と考えられています。

＊檳榔子／太平洋・アジアおよび東アフリカの一部で見られるヤシ科の植物

「がん」を積極的に体から減らす、もしくは消滅させる治療をした後は、リハビリテーションが非常に重要となります。噛《か》み砕くこと、飲み込むこと、話すことのリハビリを、各専門分野のスタッフがさまざまな方法で評価し、患者さんごとの状態に応じたプログラムで進めていきます。

【参考文献】『口腔癌診療ガイドライン　２０１９年版』、金原出版株式会社、２０１９年）

口腔がんの治療後

口腔がんでは、積極的な治療が済んだあと、噛むことや飲み込むこと、話すことに対するリハビリテーションのみならず、口腔乾燥や感覚低下、見た目や気持ち、コミュニケーションの方法など、さまざまな対応をしていきます。これには高い専門性を持ったスタッフが、多職種でかかわっていくようになります。

また、経過観察も治療後の生活の中で重要なことの１つです。口腔がんを治療したあと、頸部リンパ節や局所再発の90％が２年以内に発生します。治療後に健康的に充実した生活を送るには、積極的なリハビリテーションと定期的な経過観察が重要な鍵となります。

口腔がんセルフチェック

①明るいところで鏡を使って、よく見て触ってください

- ☐ 唇の内側と下あごの歯ぐき
- ☐ 上あごの歯ぐきとその間
- ☐ 頬の内側
- ☐ 舌の両側、舌と歯ぐきの間
- ☐ 下あごから首

➡

②チェックしてください

- ☐ 白や赤の斑点《はんてん》はないですか？
- ☐ 治りにくい口内炎や、出血しやすい傷はないですか？
- ☐ 盛り上がりや硬いところはないですか？
- ☐ あごの下や首に腫《は》れてるところはないですか？
- ☐ 食べたり飲み込んだりはスムーズにできますか？

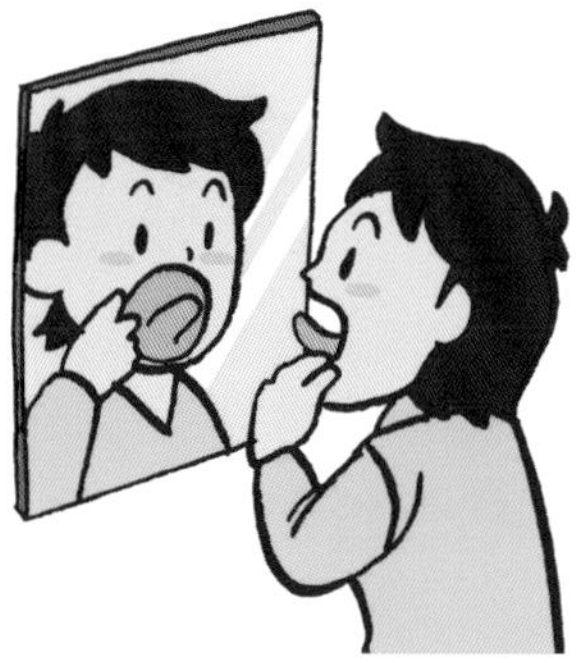

周術期口腔管理センター

周術期とは治療前後を含めた一連の治療期間のことをいいます。この周術期に口（口腔）の管理を行うと、治療による副作用が減ることが分かっています。

当院では、2012年４月より口腔管理センターを設置し、外科や内科をはじめ、さまざまな診療科の治療に際し患者さんの口腔管理を行っています。具体的には、むし歯や歯周病の治療を行ったり、口腔内の清掃（口腔ケア）を行います。これによって口腔内の細菌が関係する菌血症《きんけつしょう》（本来、菌のいない血液中に細菌がいること）や、術後感染、肺炎を減少させることができます。

また、入れ歯や歯の治療を行うことにより、食べることをサポートします。治療中に口からしっかり栄養をとることは、治療中の栄養状態や免疫状態の改善に大きく影響します。

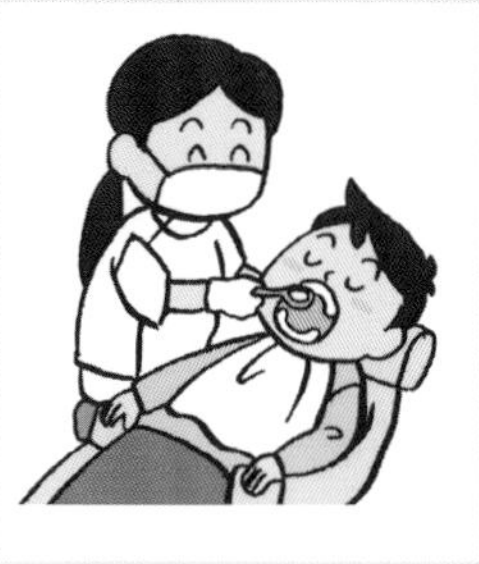

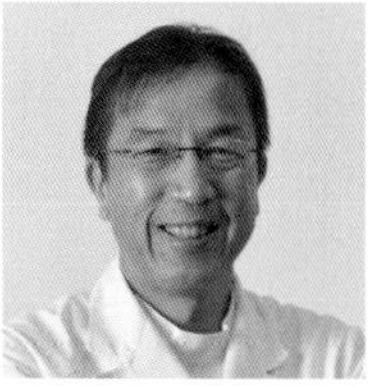

科長
栗田 浩
（くりた ひろし）

皮膚科

悪性黒色腫（メラノーマ）診断と最新治療への取り組み

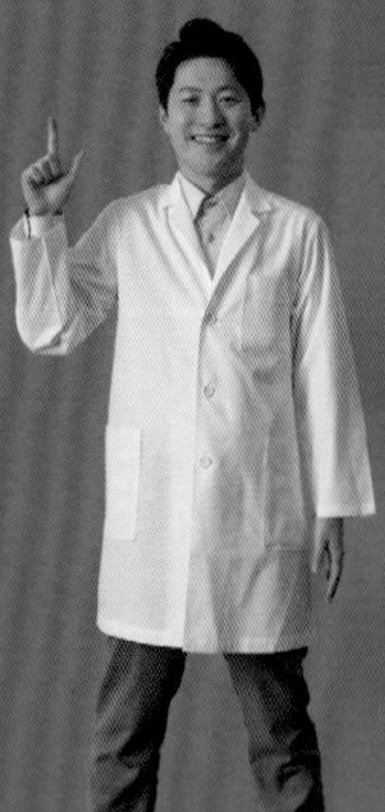

助教
中村 謙太
（なかむら けんた）

悪性黒色腫とはどんな病気？

ホクロのがんともいわれる皮膚がんの１種で、皮膚でメラニン（紫外線から体を守る色素）を作るメラノサイトという細胞ががんになる病気です（写真１）。全身の皮膚や爪のほか、口や鼻、肛門、目の中にも発生します。国内の年間発生率は人口10万人当たり２～３人です。再発すると進行しやすく、治療がとても難しいので、早期に発見し手術で取り除くことが重要です。最近、新しい薬が開発されたことにより、進行した患者さんの生存率が改善しつつあります。

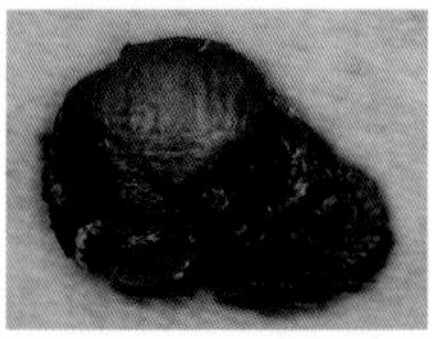

写真１　体にできた悪性黒色腫

悪性黒色腫の診断

黄色人種では悪性黒色腫《あくせいこくしょくしゅ》の多くが、皮膚では黒色のシミ、爪では黒い変色といった症状で見つかります（写真２）。白人に比べて、日本人は足の裏や手足の爪にできる割合が多く、国内の調査では悪性黒色腫全体の４割ほどを占めます。[1] 良性のホクロもできやすい場所ですので両者を見分けることが重要です。

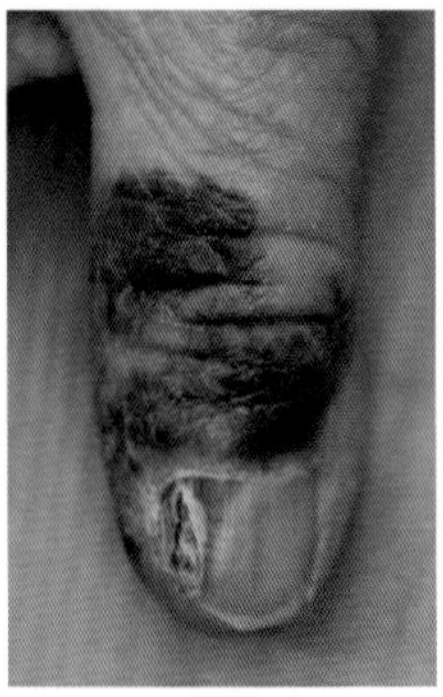

写真２　指にできた悪性黒色腫

当科では、ダーモスコープという、皮膚を拡大して観察する専用の機器を用いて、正確な診断に役立てています（図１）。現在、ダーモスコープで撮影した画像を、人工知能で診断する方法の開発を目指しています。気になる症状があれば、皮膚科の受診をお勧めします（CHECK POINT参照）。

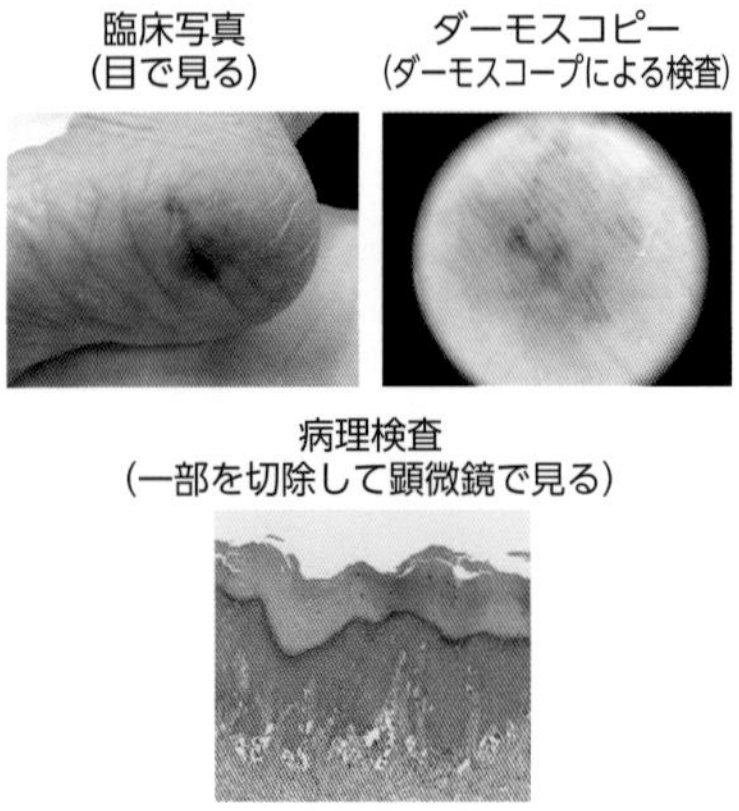

図１　皮膚がんの検査

悪性黒色腫の治療

病気の進み具合（図２）に応じて、手術、薬の治療（化学療法）、放射線治療などを行います。早期（０～Ⅱ期）であれば、手術だけで治療が完了します。病気が進行して見つかる場合や、手術後に再発・転移した場合には、薬の治

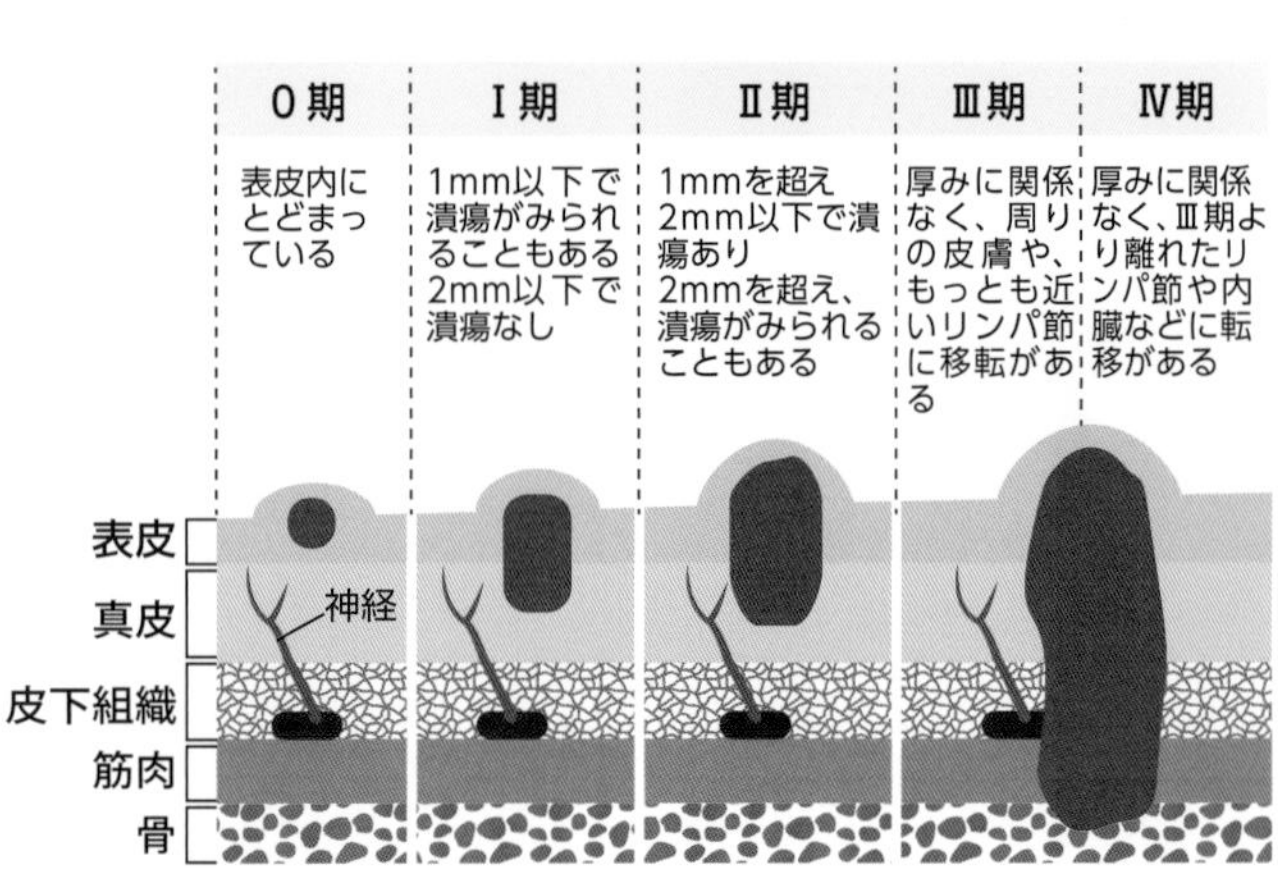

図２　悪性黒色腫の進行度

療を中心に行います。悪性黒色腫は、免疫による治療が効きやすいがんとして知られています。がんは体の免疫の攻撃から逃れることで進行しますが、この仕組みを抑えることで、がんを排除する「免疫チェックポイント阻害薬」（図3）という薬が開発されました。

　免疫チェックポイント阻害薬は、一般的な治療が効かない進行した悪性黒色腫に初めて健康保険で治療できる薬となり、現在では、腎《じん》がん、肺がん、血液がん、胃がん、食道がん、一部の大腸がんなど、さまざまながんでも使われています。

　また、がん細胞特有の遺伝子変異を攻撃する新しい薬（分子標的治療薬）もあり、この薬を開始する前には遺伝子変異の検査も行います。

　当科では、関連病院と協力して、県内のほぼすべての悪性黒色腫の治療を行っています。

世界初の治験も！

　当科では、新しいがん治療の保険適用を目指して、がんを壊すウイルスを用いた治験を、東京大学医科学研究所と共同で進めています。

　この治療は、がん細胞の中だけで増えるウイルスを悪性黒色腫に直接注射し、がん細胞を溶かして壊します。免疫ががんを見つけやすくなり、がんに対する攻撃力を強めるものです（図4）。治験に興味がありましたら、当科のホームページをご覧ください。

CHECK POINT

手足のホクロと悪性黒色腫はこう見分ける！

ダーモスコープは皮膚を拡大して色や模様を詳しく調べる専用の機器です。当科では、この機器を使って、手足の病変の色の濃い部分のパターンの違いによってホクロと悪性黒色腫を見分ける方法を開発し、世界中で使われるようになりました（図5）。気になる皮膚の症状は、皮膚科に相談してみましょう。

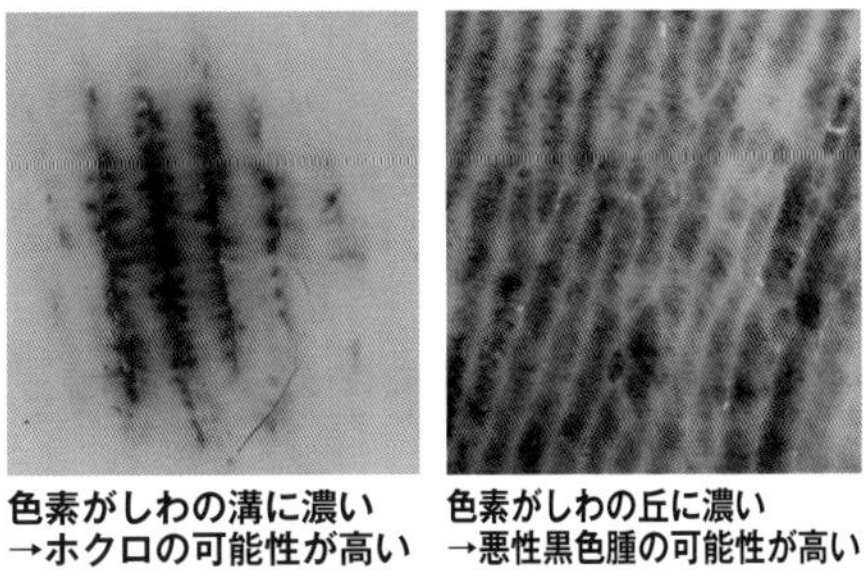

色素がしわの溝に濃い
→ホクロの可能性が高い
色素がしわの丘に濃い
→悪性黒色腫の可能性が高い

図５　手足のホクロと悪性黒色腫との見分け方

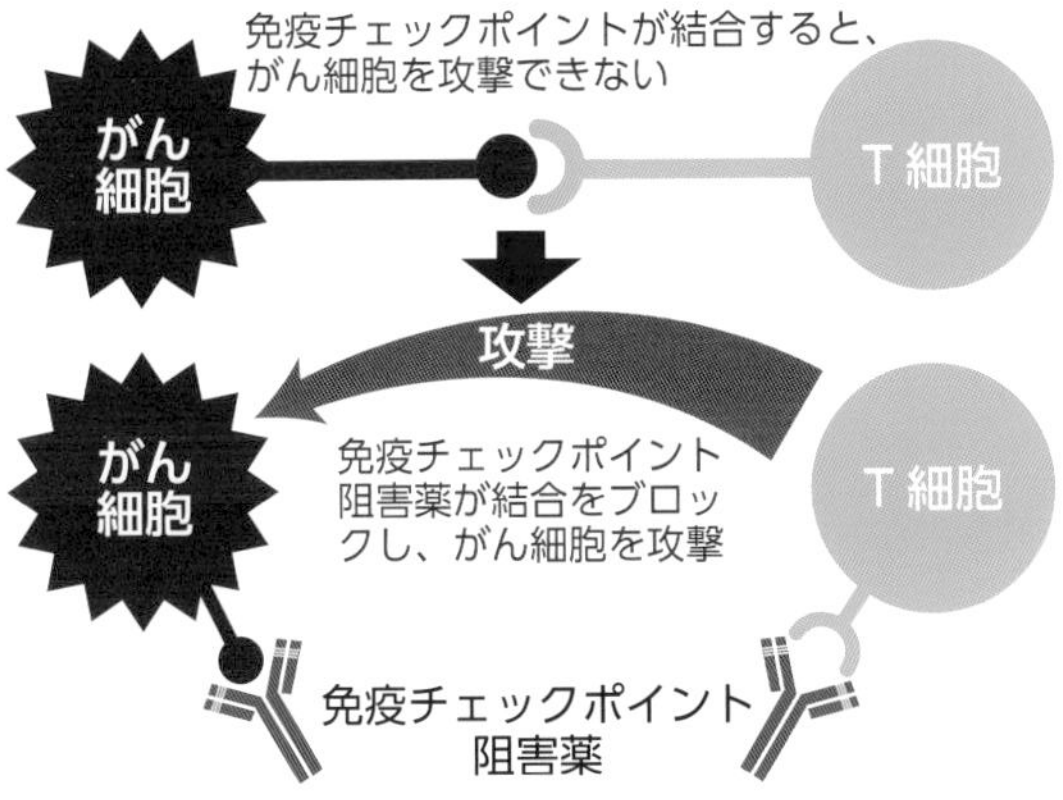

図３　免疫チェックポイント阻害薬とは

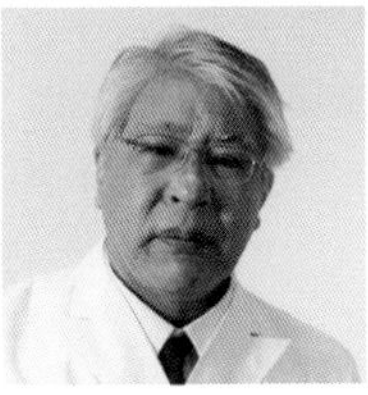

科長
奥山 隆平
（おくやま りゅうへい）

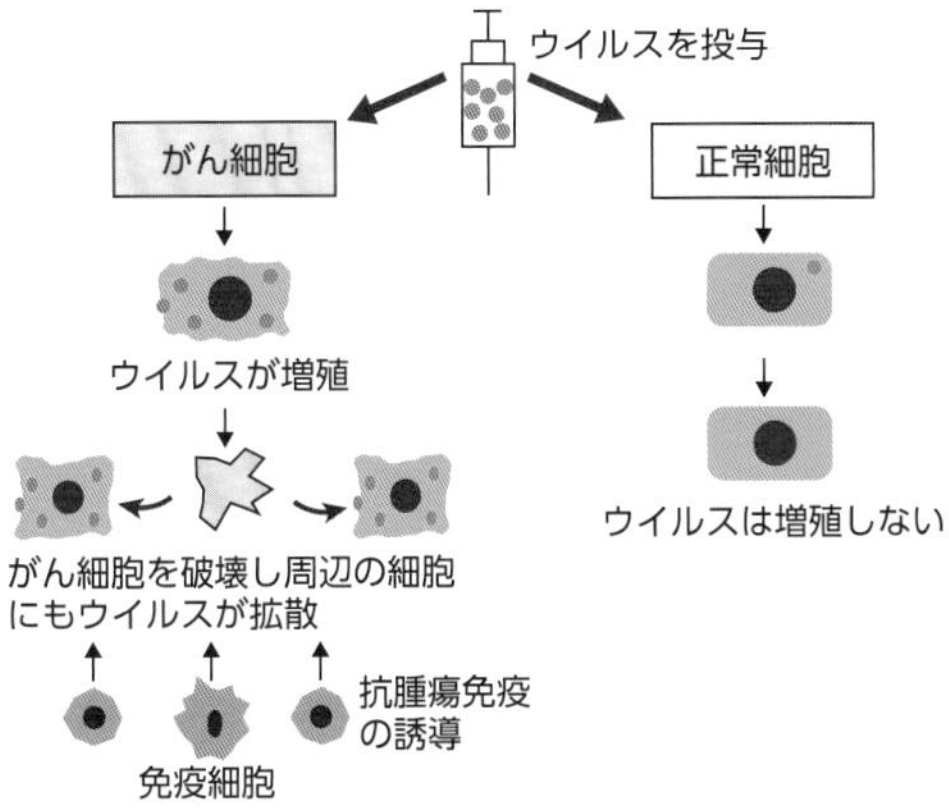

図４　ウイルスで腫瘍を壊す治療

皮膚がん治療への取り組み

　当科では、県内の30か所ほどの関連病院と連携して、皮膚がんの患者さんの診断から治療、そしてアフターケアまで一貫して行っています。特に悪性黒色腫は、近年新しい薬が増え、薬の副作用の管理も複雑化していますが、患者さんが診療に費やす時間を節約できるよう、通院治療という日帰りでの治療（薬の点滴）も行っています。

　また、国立がん研究センターを中心とした国内多施設の臨床研究に参加し、さまざまな皮膚がんの新しい治療法の開発や手術の改良に取り組んでいるほか、他大学と共同で基礎研究を行い、発がんの仕組みの解明や薬の開発に取り組んでいます。


【年間入院件数】

入院件数は増加傾向で、皮膚がんの治療が約４分の３を占めています。

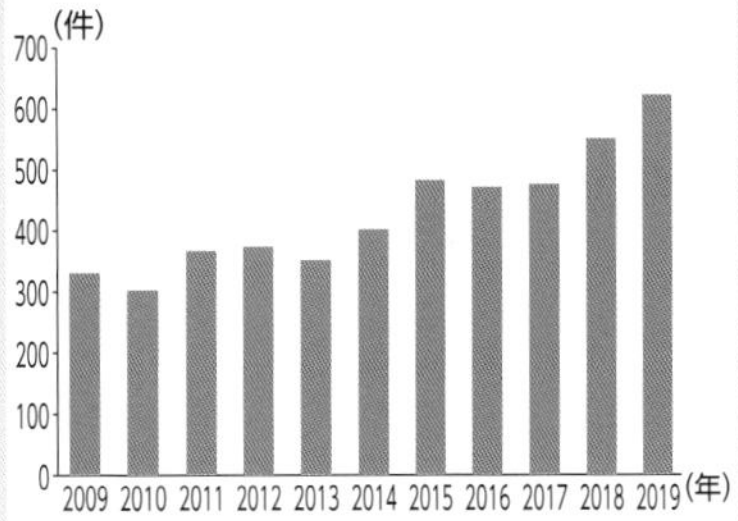

年間入院件数

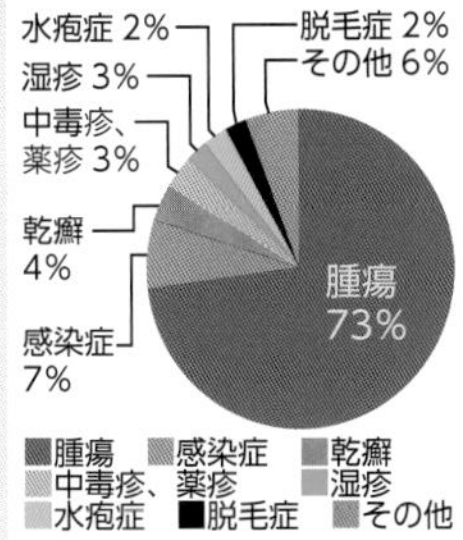

2018年の当科入院

【参考文献】
1）Fujisawa Y, Cancer Med 2019;8:2146.

血液内科
臨床検査部

悪性リンパ腫 疑うことから始める診断

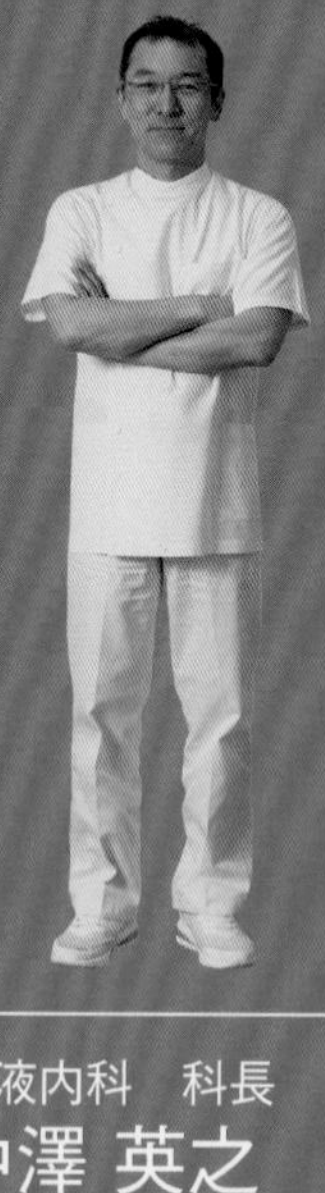

血液内科　科長
中澤 英之
（なかざわ ひでゆき）

悪性リンパ腫は血液細胞由来のがん

リンパ球は血管を流れている白血球の１つで、免疫力の要《かなめ》となる細胞です。リンパ球に成長する元の細胞（幹細胞）の設計図（遺伝子）に、何かしらの理由で病的な変化が生じることがあります。設計図に傷がついた幹細胞は、正常なリンパ球に成長（分化）することができず、無秩序な増殖をしたり、正常な働きをしなくなり、リンパ球系のがんになります。その１つが悪性《あくせい》リンパ腫《しゅ》です。悪性リンパ腫の細胞は、全身のどこにでも現れます。

リンパ腫の原因・症状

悪性リンパ腫（「リンパ腫」と省略することもあります）は約１００種類以上に分類されています。それぞれ、病気の成り立ち、由来細胞、発見されやすい場所が異なり、病気の進行速度、治療方法、治療の効きやすさもまちまちです。

HTLV-1というウイルス感染が発病のきっかけになるリンパ腫もあれば、ヘリコバクター・ピロリのような細菌感染が引き金になるものもあります。国内では比較的まれですが、小麦を食べると下痢になるというようなグルテン不耐症が発症原因となるリンパ腫も知られています。しかし、多くのリンパ腫は原因がいまだに不明です。

リンパ腫の多くは、リンパ節が腫《は》れて「しこりを感じる」ことで発見されることが多いのですが、関係ない場所が腫れることもあります。発熱・体重減少がきっかけで診断されることも少なくありません。自分では気づかず、健康診断で偶然発見される場合もあります。

診断に至るきっかけはさまざまで、リンパ腫特有の症状はあまりありません。そのためリンパ腫の診断には、まず「これはリンパ腫ではないか？」と積極的に疑うことから始める必要があります。

診断へのこだわり

悪性リンパ腫には多くの種類があり、それぞれ治療方針が異なります。そのため、治療を開始する前に、どのリンパ腫であるかを明らかにすることが重要です。

診断には、腫れている場所の一部を手術などで切除して調べます。これを病理診断と呼び、その専門の医師が血液病理医です。検査のために切除した標本を顕微鏡で調べたり（写真）、染色体検査や遺伝子検査の結果に基づき、血液病理医と血液内科医がさまざまな方向から検討を加え、診断にたどり着くことができます。

この病理診断には数週間以上かかることもあります。時間をかけても診断にこだわる理由は、正しい方向を見極めたうえで治療を始めるためです。

当院では、血液病理医と血液内科医が連携を密にして診断にあたっています。治療開始を急ぐ場合もあるため、治療と並行しながら診断を進めるケースもあります。

歴史ある治療と新しい治療

悪性リンパ腫の治療には放射線、手術、抗がん剤などが用いられます。使用する薬剤は、リンパ腫の種類によって異なります。CHOP（チョップ）療法という、最も歴史の長い抗がん剤治療は、約4か月かけて治療します。

一方、新しい治療法として、近年、がん細胞の表面や内部にある小さなタンパク質を標的にした薬が開発され、さまざまなリンパ腫に応用されています（表）。がん細胞の標的タンパク分子を狙って、効率よくがん細胞を破壊できるもので、分子標的療法と呼ばれています。

最も新しいリンパ腫の分子標的療法の1つがチサゲン・レクルユーセルを使用したCAR-T療法です。これはリンパ腫の表面にあるCD19という分子を標的にする薬剤ですが、薬を作るために患者さん自身の正常免疫細胞を使います。あらかじめ採取した患者さんの血液細胞を、遺伝子工学によってCD19を特異的に攻撃する細胞（CAR-T細胞）に変化させ、点滴で体に戻します。従来の化学療法では効果が不十分だったリンパ腫への効果も期待されるものです。

このCAR-T療法は、現在一部の悪性リンパ腫にしか使えませんが、将来的には、対象の拡大が期待されています。

さらに、悪性リンパ腫に対して同種造血幹細胞移植を行うこともあります。ドナーの免疫細胞を用いて治癒を目指すもので、リンパ腫の治療の中では一番強い治療方法と位置づけられています。

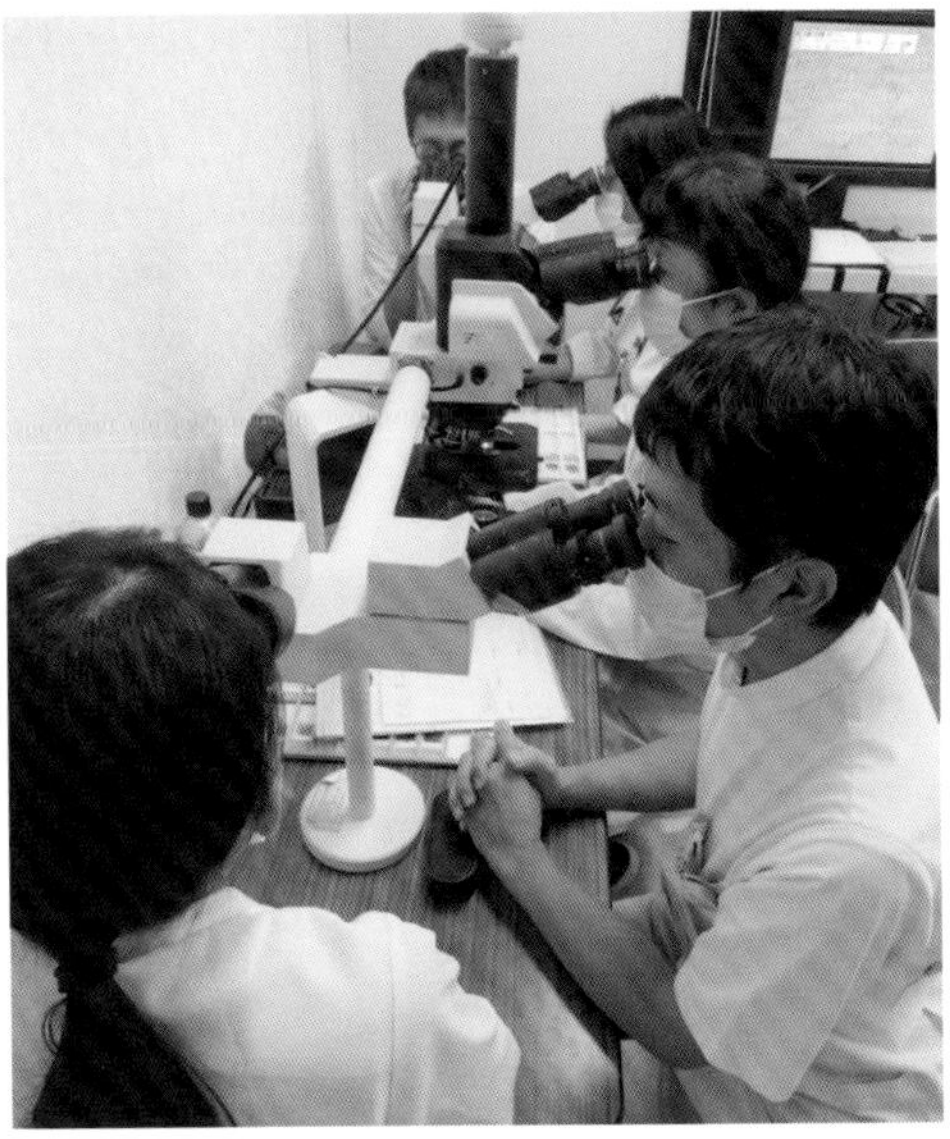

写真　顕微鏡診断の様子

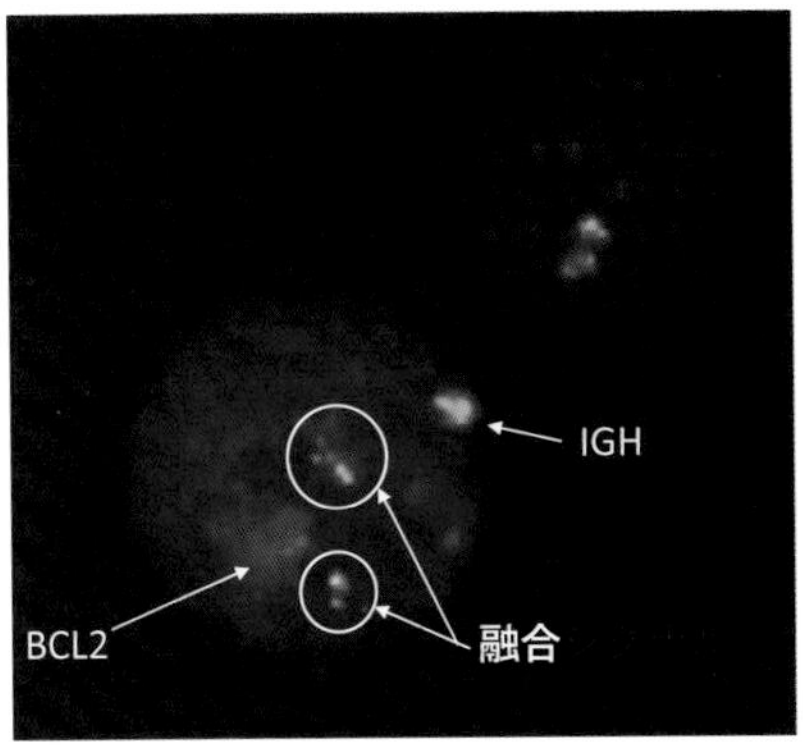

悪性リンパ腫の一種である濾胞性《ろほうせい》リンパ腫のFISH検査の一例。
本来、IGH遺伝子とBCL2遺伝子は、それぞれが別の染色体に含まれているはずです。しかし、染色体に相互転座という変化を生じると、通常は存在しないIGH BCL2という異常な遺伝子（キメラ遺伝子といいます）を生じます。これが濾胞性リンパ腫という病気が生まれる第一段階だと考えられています。
IGH遺伝子は緑色を、BCL2遺伝子はオレンジ色をつけていますが、一部では2つが隣り合って融合し、キメラ遺伝子を形成していることが分かります。

図　染色体検査（FISH法）

治療標的の分子	分子標的治療薬
CD20	リツキシマブ、オビヌツズマブ、オファツムマブ、イブリツモマブ・チウキセタン　など
CD30	ブレンツキシマブ・ベドチン
BTK	イブルチニブ、チラブルチニブ、アカラブルチニブ
CD19	チサゲン・レクルユーセル、リソカブタゲン・マラルユーセル
CCR4	モガムリズマブ
CD79b	ポラツズマブ・ベドチン

表　悪性リンパ腫に用いる分子標的治療薬

分子病理学検査

白血病や悪性リンパ腫などの血液のがんにはさまざまな遺伝子変異がかかわっており、これらの疾患の正確な診断には、遺伝子・染色体検査も重要となります。例えば、染色体の相互転座（図の解説参照）によって、別々の遺伝子から異常な遺伝子（キメラ遺伝子）が形成されることがあります。キメラとは、ギリシャ神話に登場するライオンの頭、山羊の身体、蛇の尻尾を持つ怪物の名前に由来しており、キメラ遺伝子とは、通常は存在しない2つの違った遺伝子ないし遺伝子の一部が融合した遺伝子のことを指します。

血液のがんでは、形成されたキメラ遺伝子からは、異常な活性を持つタンパクが生成され、これが、血液がん発症の原因となることが知られています。当院では、キメラ遺伝子をはじめ、血液のがんで認められる遺伝子や染色体の異常をPCR法やFISH法（染色体に蛍光をつけて変異を検出する方法、図）、場合によってはシークエンス解析（遺伝子配列を調べる）などの手法も用いて検査を行っています。

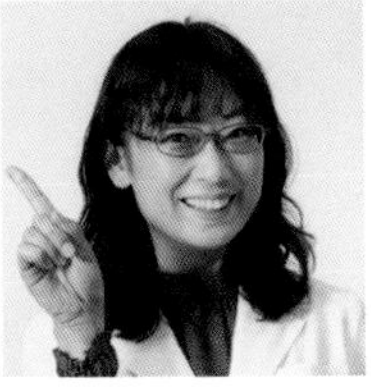

臨床検査部　助教
岩谷 舞
（いわや まい）

信州がんセンター（内）
緩和ケアセンター

病気の「つらさ」を和らげるために——緩和ケア

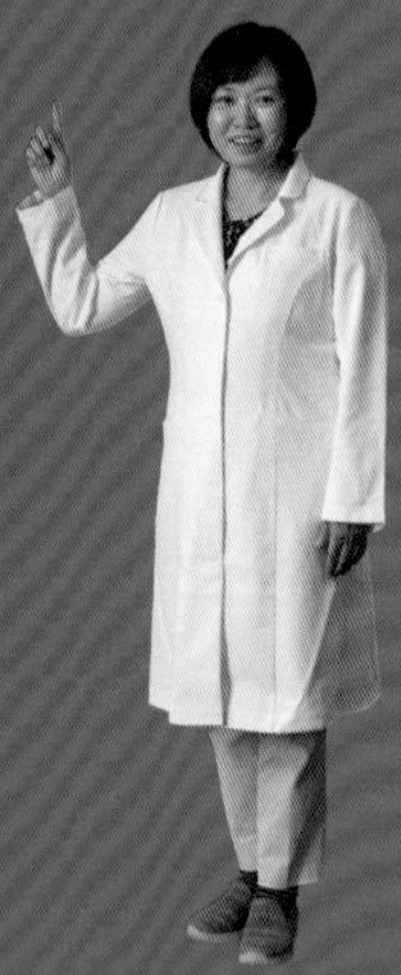

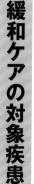

緩和ケアセンター長
間宮 敬子
（まみや けいこ）［写真］
ジェネラルマネージャー
山下 浩美
（やました ひろみ）

緩和ケアとは

緩和ケアとは、がんなどの生命を脅かす病気にかかったとき、痛みなどの体の苦痛、不安などの心の苦痛、経済的問題などの社会的苦痛、生きる意味などのスピリチュアルな苦痛を和らげるためのケアです。患者さんだけでなく、家族の苦痛にも対応し、生活の質を改善していきます。かつて緩和ケアは、病気の治療ができなくなったときから始められていましたが、現在は治療と並行して行うものとされ、病気であると診断されたときから始めています。

緩和ケアチームとは

緩和ケアチームは、患者さんや家族が抱えている問題に対応するために、医師、看護師、薬剤師、管理栄養士、ソーシャルワーカー、心理士、理学療法士などで構成されています。

当院の緩和ケアチームは２００６年４月に結成され、現在、緩和ケア外来や病棟でのコンサルテーション業務を行っています。病棟や外来で、苦痛のスクリーニング（ふるい分けの検査）を行うことにより、緩和ケアが必要な患者さんや家族への介入を開始します（写真１）。

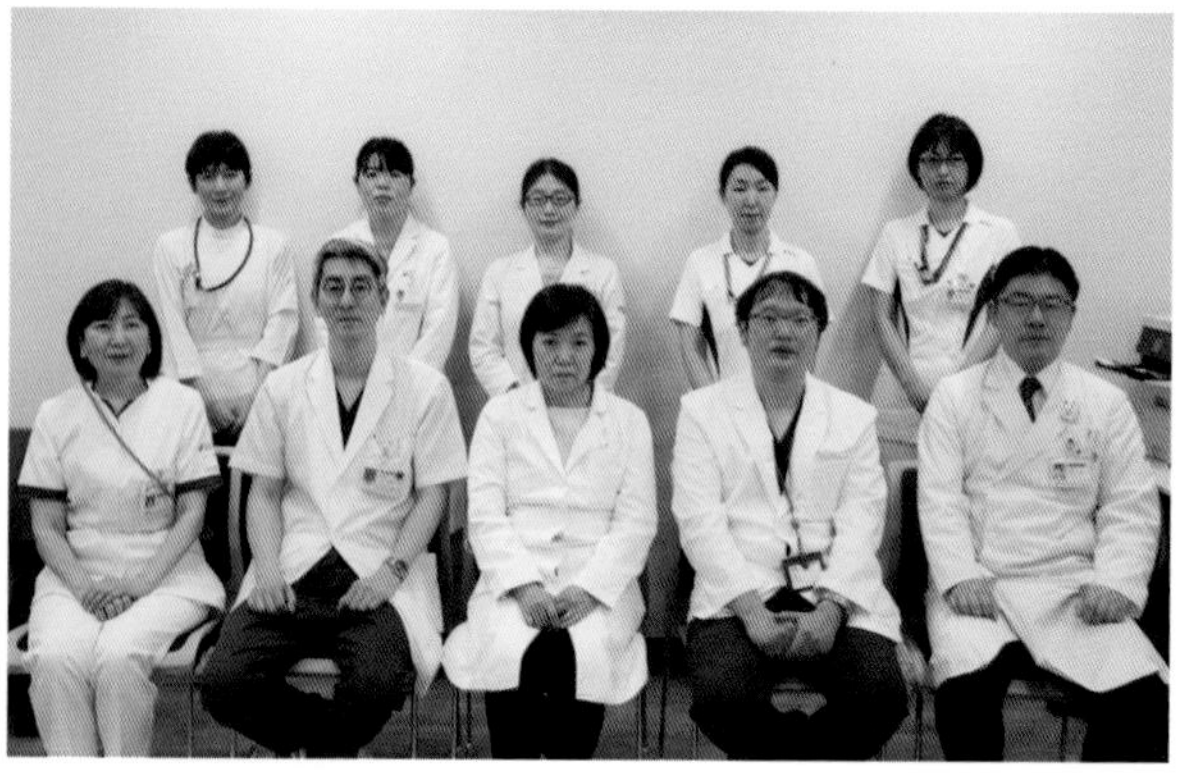

写真１　緩和ケアチーム

新規患者数は年間２００人を超え、介入理由も身体的な苦痛だけではなく、気持ちのつらさへの対応、家族ケアなどさまざまで、一般病棟だけでなく、集中治療室、救急部からの紹介も受けています。

緩和ケアの対象疾患

緩和ケアセンターで診療している緩和ケアの対象疾患は、成人のがんのほか、小児やＡＹＡ世代（思春期と若年成人）のがん、心不全、腎疾患《じんしっかん》、筋萎縮《きんいしゅく》性側索硬化症《せいそくさくこうかしょう》などの神経難病などがあります。

今後、超高齢社会も進んでいきますので、高齢者や認知症の緩和ケアも必要になってくるでしょう。

看護師の活躍

当センターには、ジェネラルマネージャーと認定看護師（緩和ケア、がん性疼痛《とうつう》看護）を配置しています。院内の各部署に緩和ケアの担当看護師（リンクナース）がおり、センターと連携し、勉強会や症例検討会を行い、ケアの充実に努めています。

また、がん看護に関する知識や技術を持つ専門・認定看護師が、がん看護外来を行い、がんやがん治療による症状のケア（むくみや痛みのケア、髪や皮膚などの変化に対するウィッグやメイク法の紹介）と、気持ちのつらさを和らげるお手伝いをしています。

グリーフケア

家族は患者さんの闘病生活を支えるだけでなく、患者さんが亡くなった後は、その悲しみを抱えながら新たな環境で生活していかなければなりません。

チームが一定期間かかわった患者さんや、家族ケアを行った遺族の方に、亡くなった方を偲ぶとともに、「体や心のつらさを抱えて困っていることがあれば、いつでも連絡をもらいたい」というメッセージを添えて、グリーフカードを送付しています（写真2）。

遺族の方々から心のこもったお便りが届くこともあり、尽力した医療者にとってもケアされる思いで感謝しています。

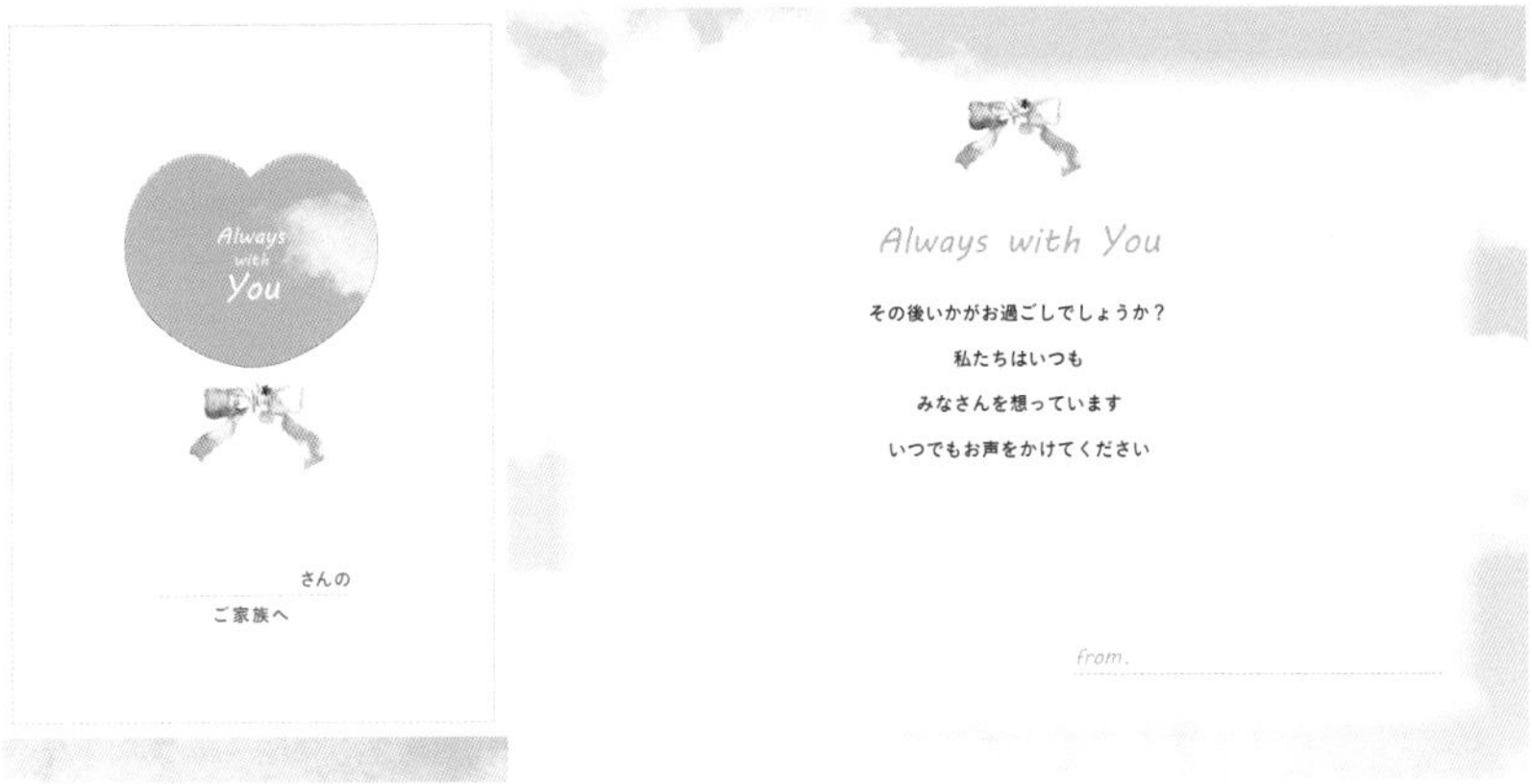

Always with You

ご家族へ
Always with You
その後いかがお過ごしでしょうか？
私たちはいつも
みなさんを想っています
いつでもお声をかけてください
From.

写真２　当院のグリーフカード

神経ブロック治療、東洋医学を駆使した緩和ケアの実践

当院の緩和ケア医（２０２１年４月現在３人）は麻酔科出身であり、ペインクリニックの専門医でもあります。薬物療法で効果がないがんの痛みに対して、神経ブロックを行うことができます。

がんの痛みに対する神経ブロックにはたくさんの種類がありますが、特に胃がんや膵《すい》がんに対する腹腔神経叢《ふくくうしんけいそう》ブロック、陰部や肛門周囲の痛みに対するくも膜下《まくか》フェノールブロックなどはよく行われている方法であり、県内の病院から患者さんを紹介され、治療を行うことがあります。

当センターには、信州大学唯一の日本東洋医学会漢方専門医・指導医がいます。西洋薬で症状緩和が難しい患者さんに対して、漢方薬で症状緩和ができることもよくあります。また、鍼《はり》治療も行っており、特に長期臥床《がしょう》*からくる筋肉の凝《こ》りによる痛みに対して、効果をあげています。

神経ブロックとは？

神経ブロックとは、神経や神経の周辺に局所麻酔薬、神経破壊薬を注射して、痛みを取り除く方法です。薬剤が神経に作用して痛みの伝わる経路をブロックすることで、痛みを取り除きます。痛みが緩和されることに加えて、血流がよくなったり、筋肉のこわばりがなくなったりする効果が期待できます。

●**腹腔神経叢ブロック：**上腹部の内臓痛に対して有効な神経ブロック

●**クモ膜下フェノールブロック：**胸部、会陰、肛門部などの痛みに対して有効な神経ブロック。クモ膜下腔にフェノールグリセリンという薬剤を投与して痛みを取り除きます。

ケア週間と市民公開講座

日本ホスピス緩和ケア協会は、毎年 10 月に「ホスピス緩和ケア週間」として、緩和ケアの啓発活動に取り組んでおり、信州大学でも、緩和ケアに関するポスター展示を行っています。

またこの時期に、市民の方に広く緩和ケアを知っていただくことを目的として、2014 年から市民公開講座を行っています。2020 年度はコロナ禍の影響でオンライン講演会となりましたが、多くの方が視聴してくださいました。当センターでは、今後も、市民公開講座を続けていきます。

アドバンス・ケア・プランニング（ACP）

ACP とは、将来起こりうる病状の変化に備えて、医療従事者が患者さんや家族とともに、医療上の希望や生命維持治療に対する意向を確認し、医療に関する代理意思決定者の選定などを行うプロセスです。厚生労働省では、「人生会議」と愛称をつけて ACP の普及・啓発を進めています。ACP を実施することにより、患者さんの医療に対する満足度が向上し、家族の心理的負担や抑うつ、不安を改善します。

現在、当院では ACP の手引書を作成中です。元気なときに、家族や親しい人と話し合っておき、もしものときのために備えることができたら、生命を脅かす病気になったり、事故や災害に遭遇したりしたときに焦る必要がなくなります。自分の人生を振り返り、どんな治療を受けたいか、どこでどんなふうに亡くなりたいかを決めておくことは、残された人生を、どのように生きていくかを考えることにも繋がります。

地域連携

緩和ケアチームは、当院で治療を終えた患者さんの転院先や、退院した患者さんの在宅医療を支える訪問看護ステーションを直接訪問し、定期的にカンファレンス、いわゆる「アウトリーチ」を行っています。今後もたくさんの医療機関と連携する機会を増やしていこうと考えています。

また、かかりつけ医にもご使用いただけるように当院で使用している疼痛緩和のポケットマニュアルを分かりやすくした「かかりつけ医のための疼痛緩和マニュアル」を作成しました。痛みの緩和における共有理解を目指して、中信地区のかかりつけ医の皆さまにお配りしています。

＊臥床／床について寝ている状態

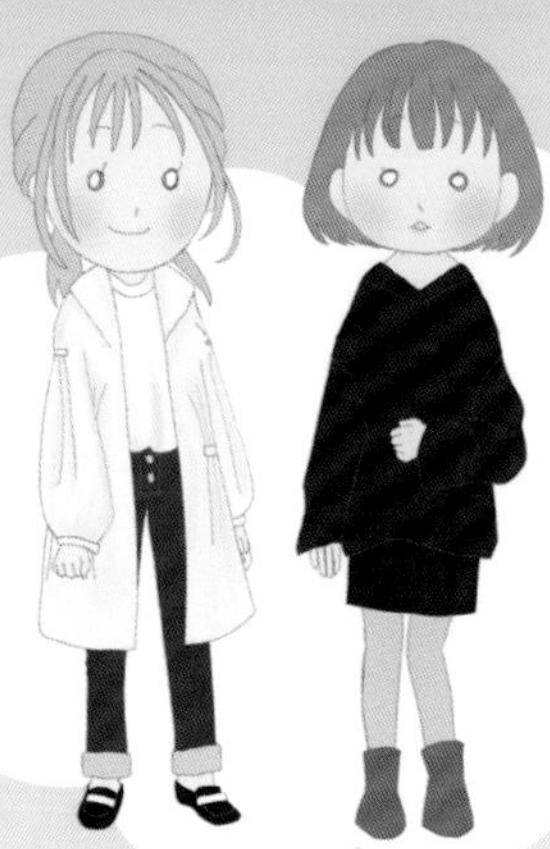

南病棟6階

レディース病棟 デイルーム

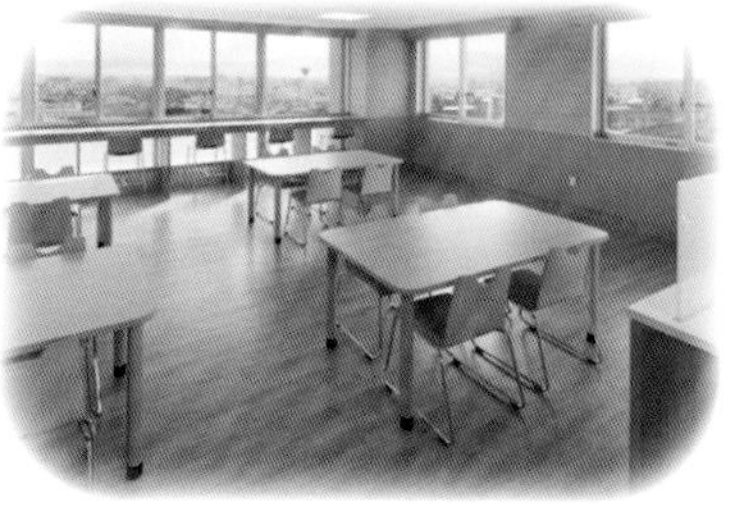

南病棟の最上階（6階）は、女性患者さん専用の病棟です。病棟内は温かみのある配色や素材を使用し、デイルームの窓からは信州の山々を眺めることができ、四季折々の景色をお楽しみいただけます。（46-47ページ参照）

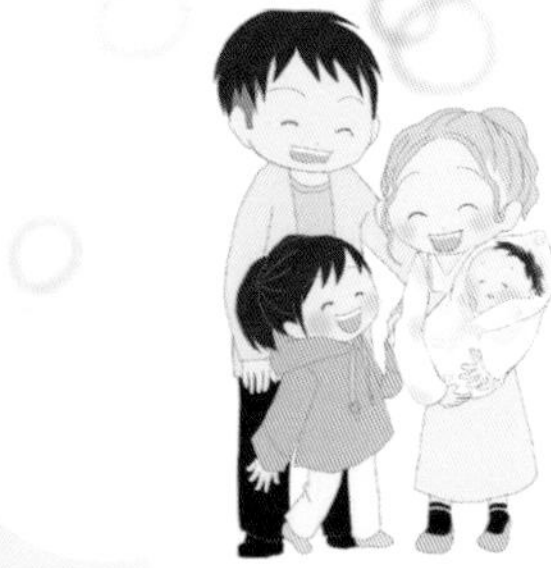

南病棟3階

ハイブリッド手術室

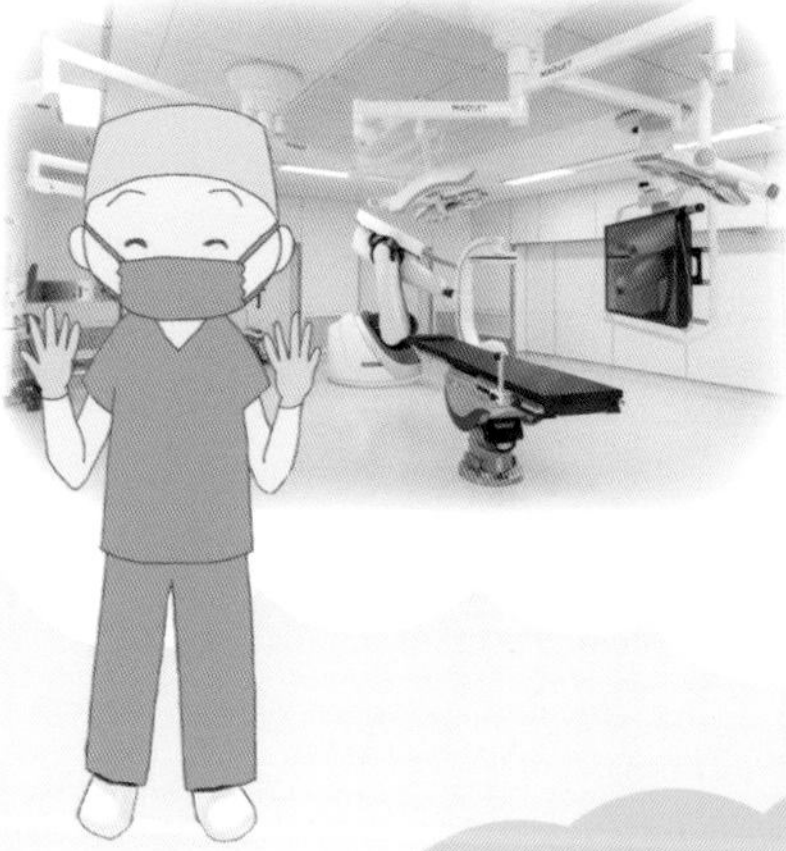

南病棟3階（手術室フロア）には、手術室内に血管造影装置を備えることでカテーテル治療から外科手術への移行がスムーズに行える「ハイブリッド手術室（104-105ページ参照）」や「スマート治療室（14-15ページ参照）」など、高度な技術と科学が融合した特色のある手術室を備えています。

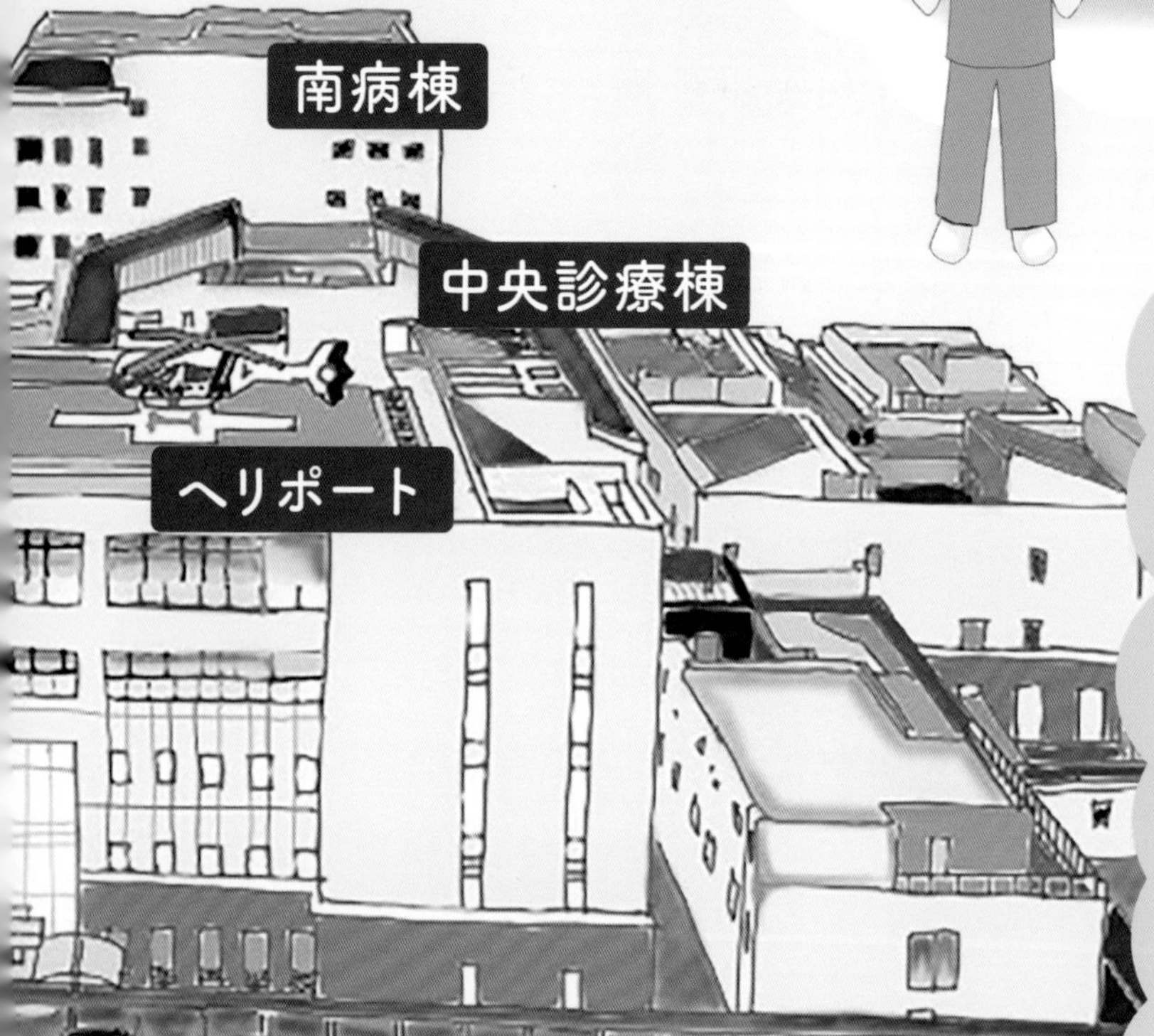

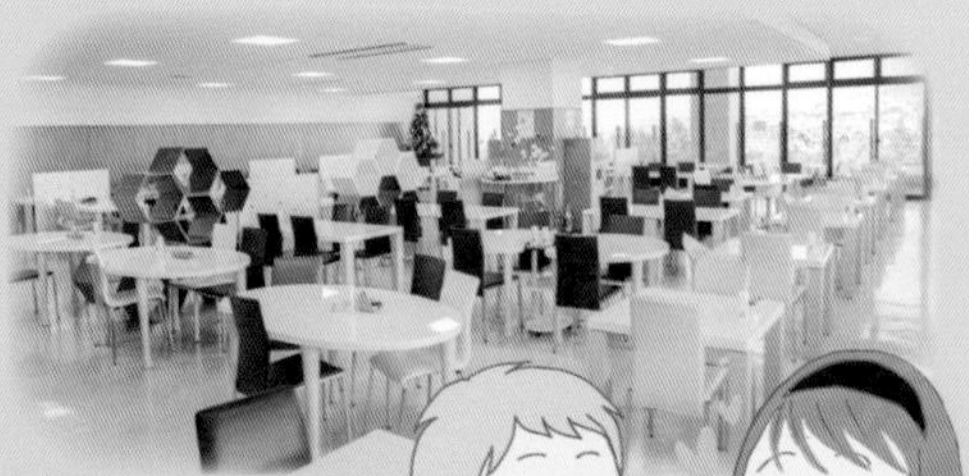

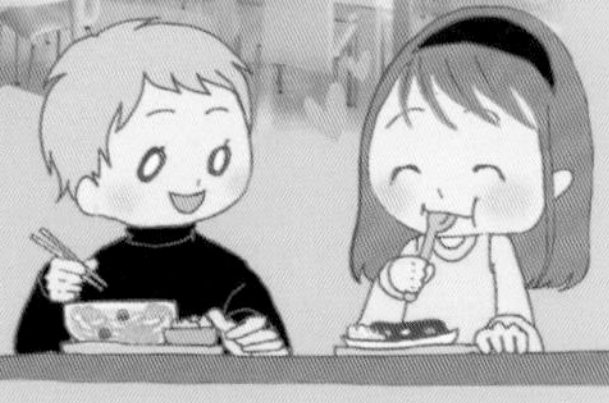

外来棟5階

レストラン

外来棟の最上階（5階）は、「清潔感と明るさ」をコンセプトとしたレストランフロアになっています。窓側の席からは北アルプスが一望でき、春夏秋冬それぞれの自然をご堪能いただきながら、食事ができます。また、レストランの隣には屋上庭園が設けられています。

最大10階※1の高さ、延床面積の合計8万㎡超※2

信大病院を散歩する

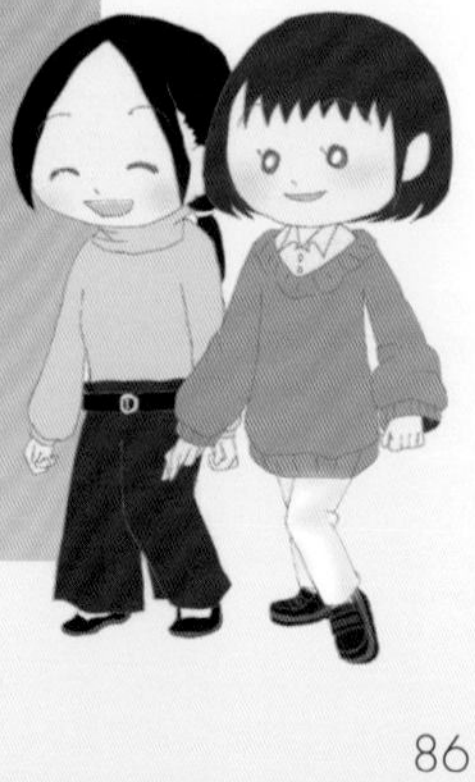

※1　東病棟　　※2　外来棟、病棟、中央診療棟の合計

1階

各種アメニティ

外来棟から東西病棟に抜ける1階の廊下は、コーヒーショップやコンビニ、フラワーショップ等の各種アメニティが設置されています。患者さんやご家族のちょっとした息抜きなどにご利用ください。また、病棟の1階にはATMも設置しています。

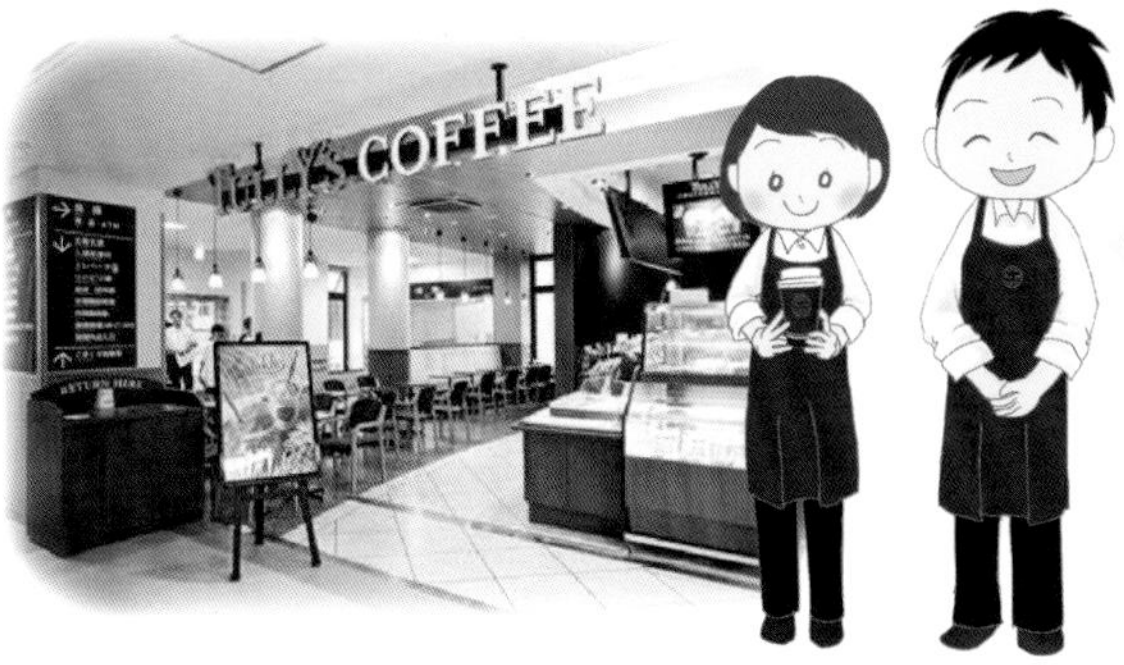

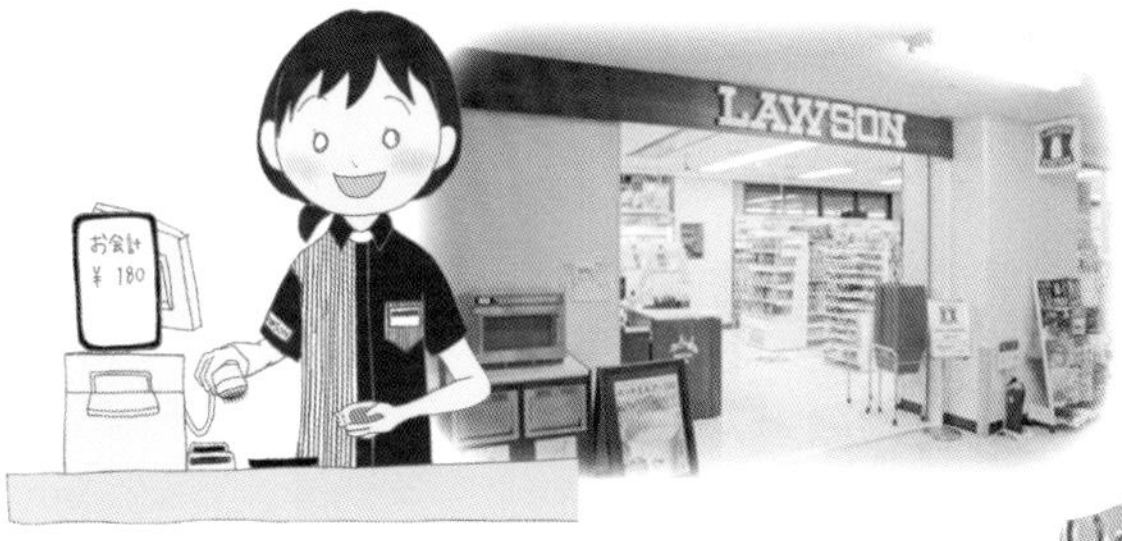

南病棟 B1階

MRI検査室

南病棟地下1階のMRI検査フロアには、広い待合室と完全個室の更衣室を設置しています。また検査室の天井は、天窓から青空などの風景が見える「疑似天窓」となっており、快適に検査を受けていただけるような工夫がされています。

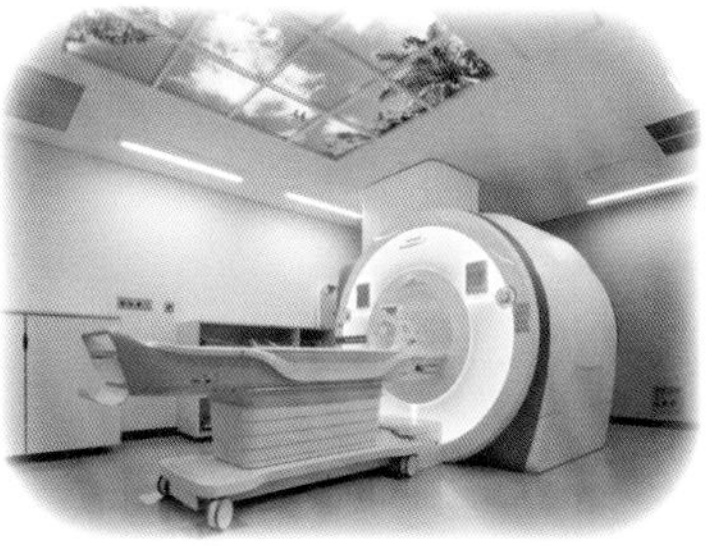

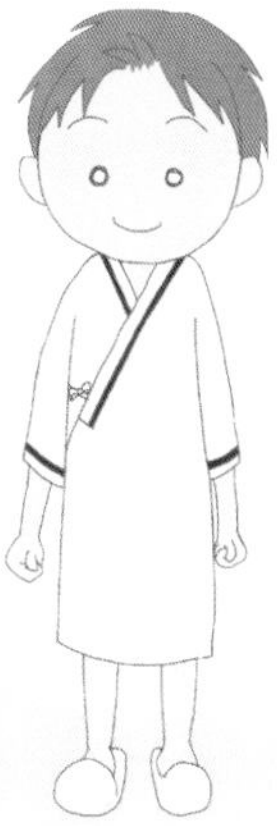

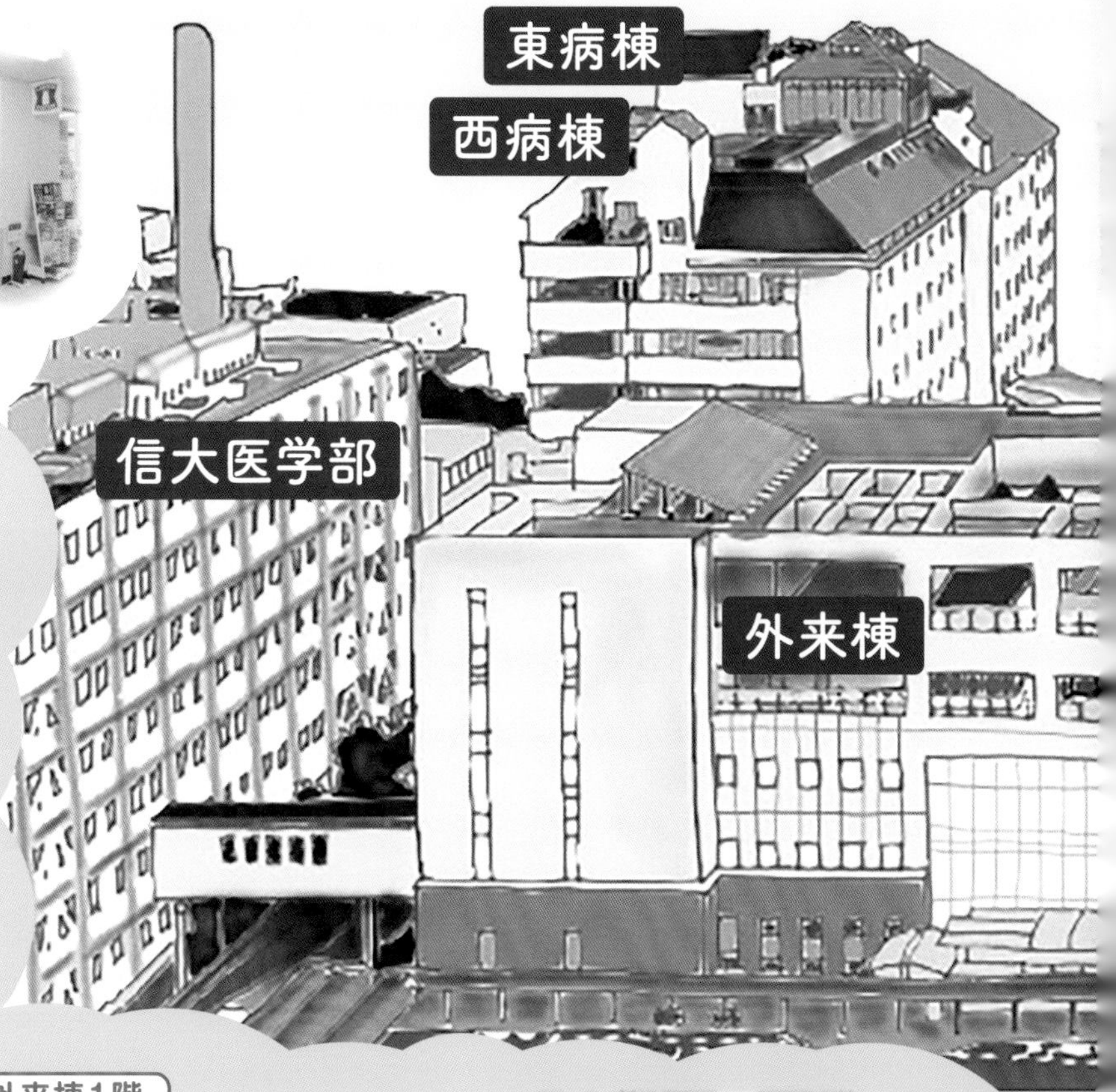

外来棟1階

こまくさ図書室

患者さんやご家族が利用できる病院内の図書館です。松本市との共同運営で、司書が常駐し、病院所蔵の医療関係などの本や、松本市図書館から貸し出される一般書籍が閲覧できます。インターネットコーナー、児童書・絵本コーナーも設置しています。

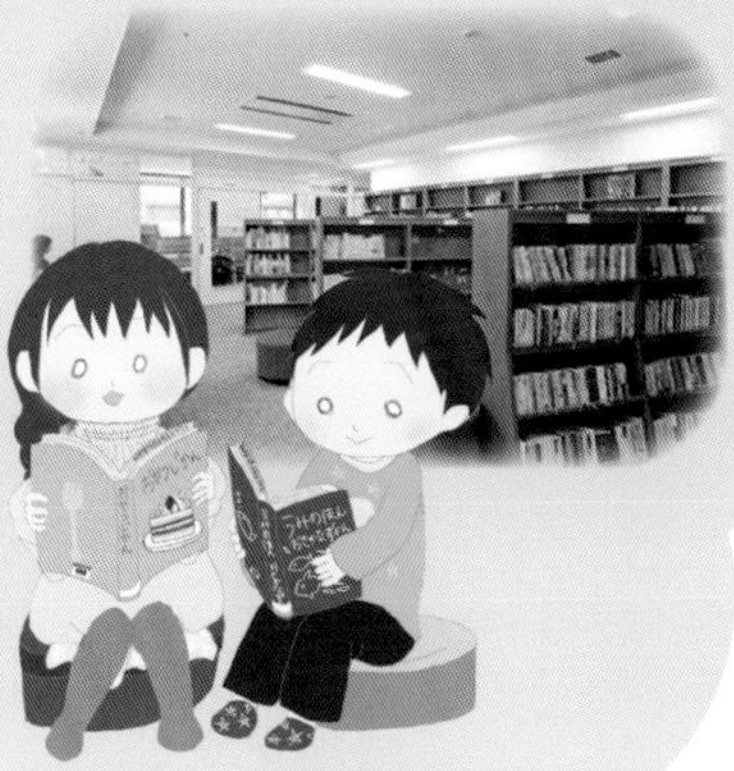

外来棟1階

外来棟正面玄関・総合案内

外来棟1階のエントランスホールは、3階までの吹き抜け構造で、上部から自然光を取り入れることで明るく広々とした空間となっています。

お困りの際は、正面玄関を入ってすぐの総合案内でお尋ねください。

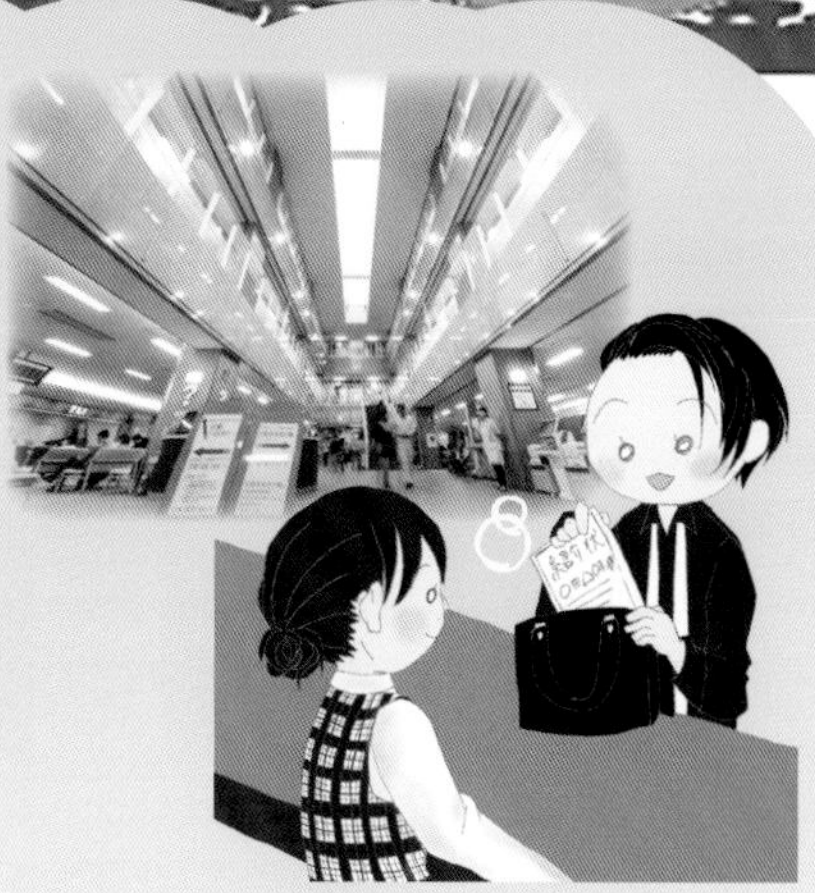

周術期および周産期医療を支えるための薬剤部の取り組み

Topic 10

最良の薬物療法を提供するために

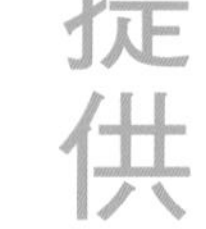

薬剤部 主任
小澤 秀介（おざわ しゅうすけ）

薬剤部の特色

薬剤部は、一般的な調剤や医薬品情報提供、高カロリー輸液（点滴で投与することでエネルギーや体に必要な栄養素を補給する）や抗がん剤などの調製、薬の血中濃度解析を担うだけではなく、医療チームの一員として患者さんへの最適で安全な薬物療法を支え、薬の専門家である薬剤師がさまざまな医療現場で活躍しています。

各病棟では薬剤師が常駐し、病棟スタッフと協力して入院患者さんへの最適な薬物治療の提供に努めています。また、外来患者さんに対しても、安全で適切な医療を提供するための取り組みを行っています。

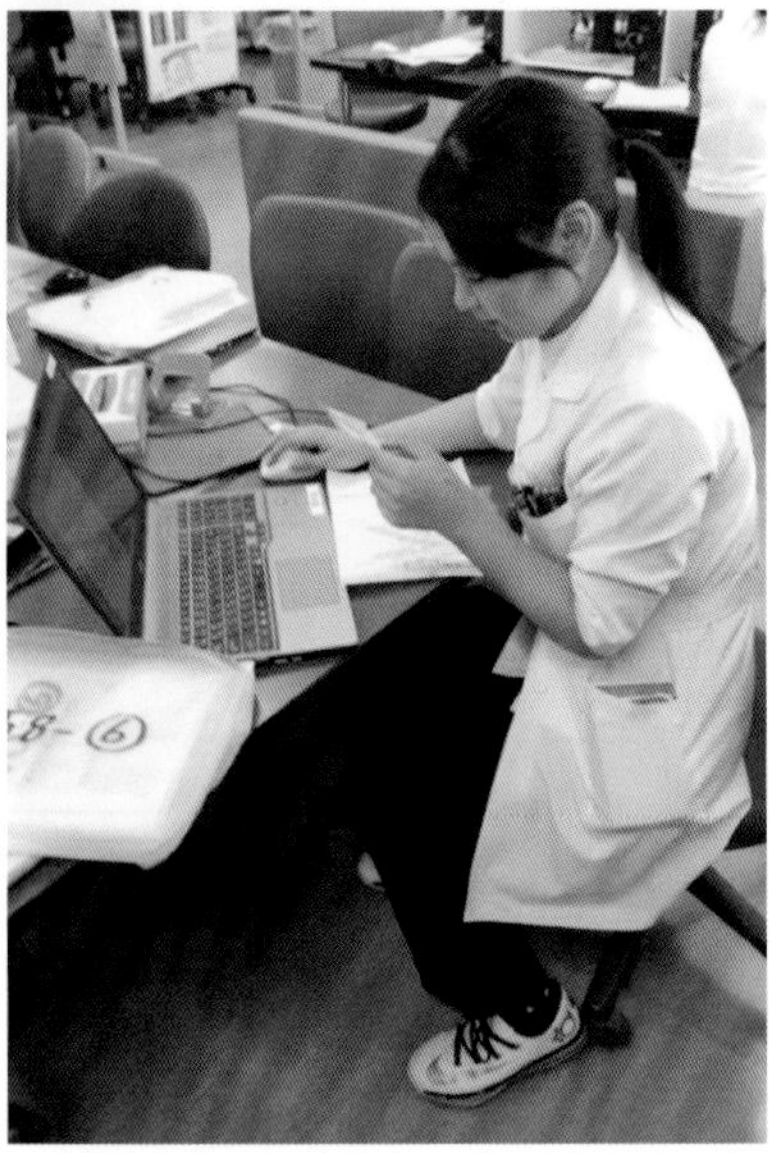

写真　普段飲んでいる薬を薬剤師が確認し、入院時の安全な治療に努めています

安全に手術を受けるために

薬には注意が必要な飲み合わせがあるのと同様に、手術を行う際に注意が必要な薬があります。例えば、血液をサラサラにする薬を飲んでいる患者さんがそのまま手術を受けると、手術により血が止まらなくなる可能性があります。さらに、薬以外に普段使用している健康食品にも薬と同様に、手術に影響を及ぼすものが存在します。

そのため、安全に手術を受けるためには、特定の薬や健康食品などは入院前に飲むのをいったん休止する必要があります。その薬を飲み続けていたために、予定通りに手術を受けることができなかった事例が実際に報告されています。

薬剤部では普段飲んでいる薬を入院前に確認し、安全に手術が受けられるよう、医師、看護師に情報提供を行っています（写真）。さらに、入院時には患者さん全員と面談を行い、薬やアレルギー情報などを聞き、入院中の治療に役立てています。

安心して赤ちゃんを産むために

妊娠中に飲んだ薬はお腹《なか》の赤ちゃんにどのような影響を及ぼすのか、薬局で市販している薬やビタミン剤は安全なのかなど、妊娠中は特に薬に対する不安を感じる患者さんが数多くいます。また、授乳中の薬の使用についても同様です。

当院では「妊娠と薬外来」を開設しており、妊娠中および妊娠を希望する患者さんに対して、妊娠中や授乳中の薬の影響について、産科婦人科医師と薬剤師が協力して相談に応じています（図）。薬を飲んだ後で「赤ちゃんへの影響は大丈夫かな？」と不安になったり、お母さんが必要な薬を飲むのを止めてしまったりすることがないよう、適切なアドバイスを行っています。

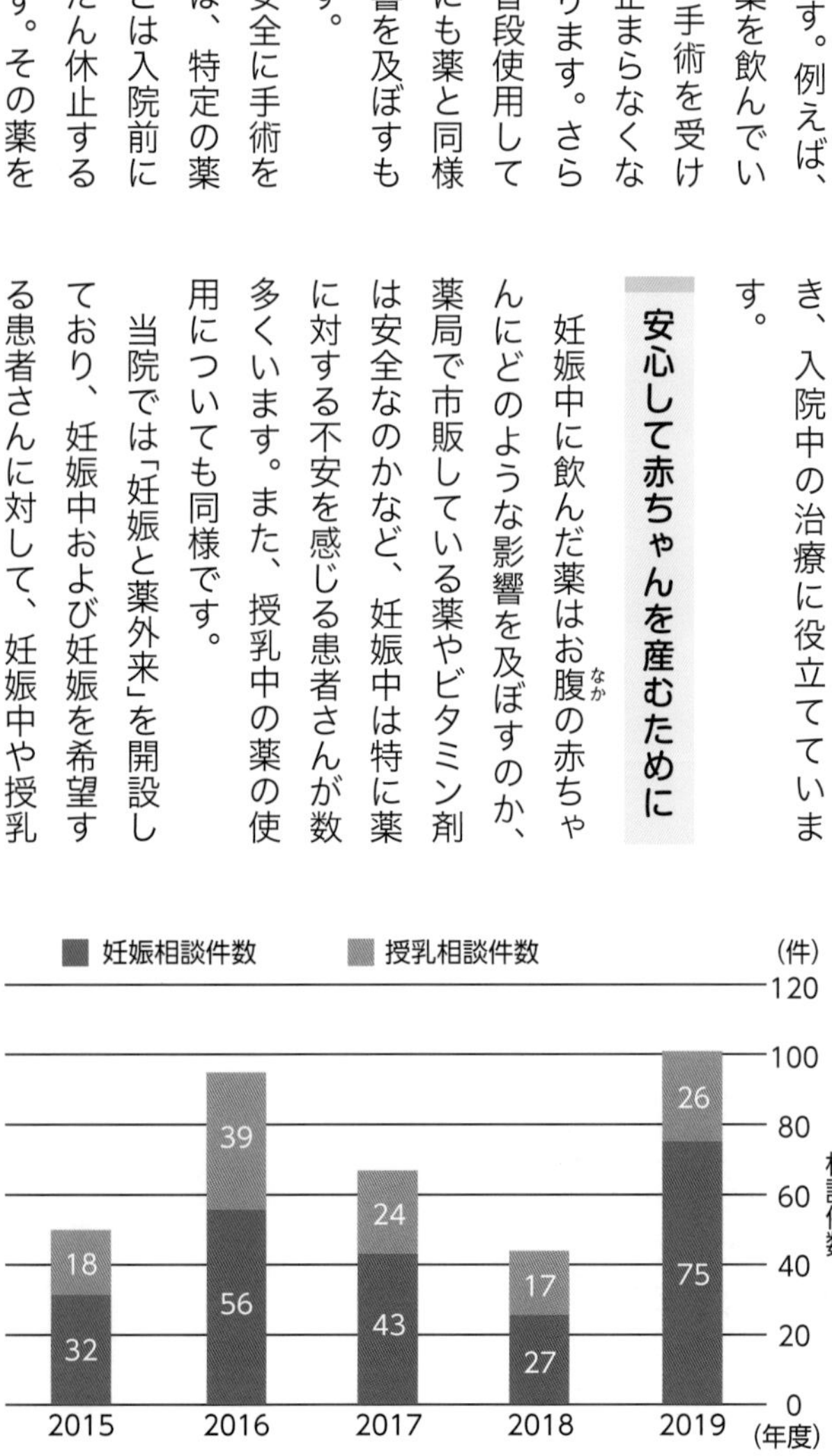

図　当院における妊娠と薬外来受診件数の推移

第3部
さらなる高みを目指して

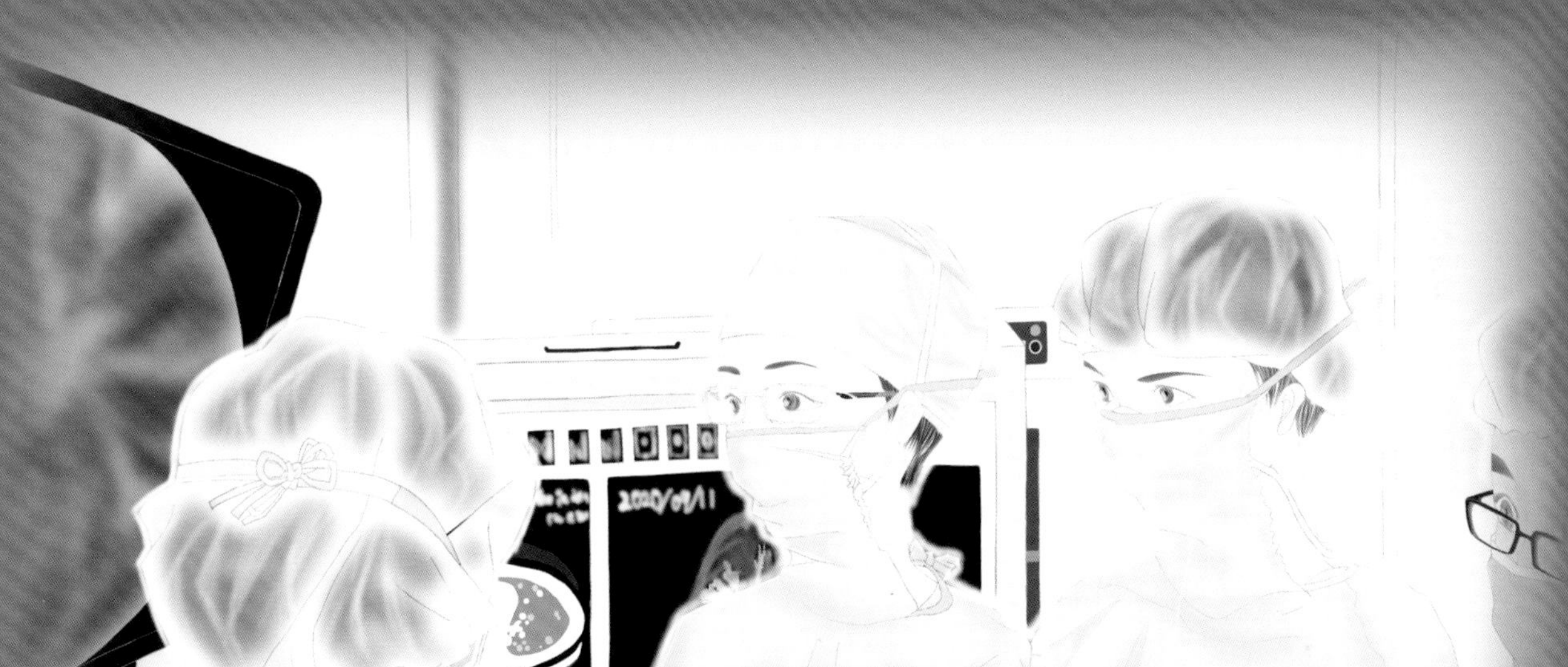

移植外科

すべての肝不全患者さんに生きる希望を―肝移植

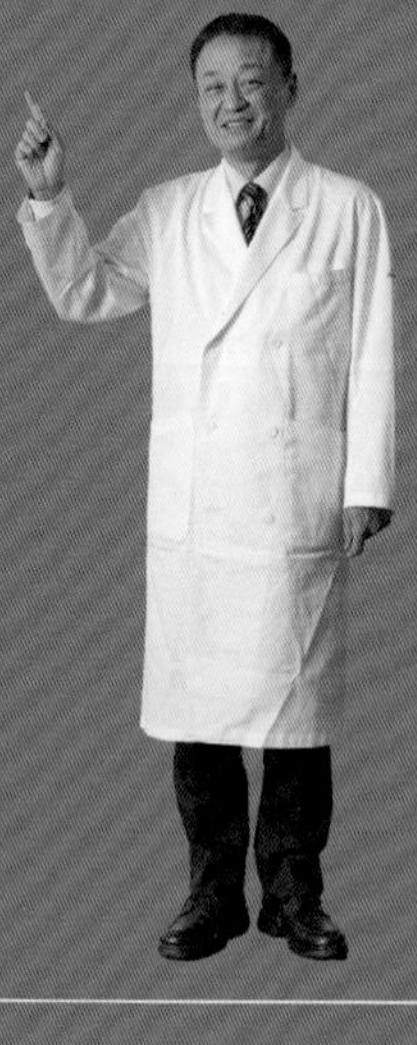

講師
三田 篤義
（みた あつよし）

肝移植の対象となる病気

従来の治療法によって治すことができない病気に対して、肝移植《かんいしょく》は最後の手段として選ばれる選択肢です。しかし、病気があまりに進行した場合には、全身状態が悪化していることが多く、移植に耐えられないこともあります。この点から、肝移植が必要になるかもしれない方には、早めに専門医とご相談されることをお勧めしています。治療の対象になりうる病気として、肝硬変《かんこうへん》、肝細胞がん、劇症肝炎、先天性代謝異常（ウィルソン病、シトリン欠損症、家族性アミロイドポリニューロパチーなど）等が挙げられますが、すべての患者さんが肝移植の対象となるわけではありません。病気の程度や時期によって個別に判断していくことが重要です。

肝不全とは？

肝不全《かんふぜん》とは、肝臓の機能が正常に働かなくなり、体にさまざまな症状が出る状態をいいます。肝臓は、腸で食物から吸収した栄養素をもとに体の原料になるタンパク質を合成したり、毒物を分解して無毒化したり、バイ菌が全身に回らないように門番の役割をしています。

普段は半分も使われず、また、ちょっと壊れても、再生する能力があります。従って、病気にかかってもしばらくは余力が使われるのみで、全く症状が出ません。症状が出たときは、すでにかなり肝臓が蝕《むしば》まれている可能性が高いのですが、適切な治療を行えば、肝細胞は再生し、元通りに回復できます。

しかし、ある程度以上肝臓の破壊が進むと、再生能力は失われ、治療も効かず、末期肝不全へと進行していきます。そうした場合は、肝移植が唯一の治療法となります。

肝不全の症状

肝不全の4大症状は、①黄疸《おうだん》、②腹水《ふくすい》、③出血傾向、④肝性脳症です。

まず肝炎ウイルスやアルコール、脂肪肝などが原因となり、肝臓に炎症（肝炎）が起こります。胆管《たんかん》に異常が起こる疾患（胆道閉鎖《たんどうへいさ》や原発性胆汁性胆《げんぱつせいたんじゅうせいたん》管炎《かんえん》など）が原因となることもあります。原因が取り除かれないと炎症が持続し（慢性肝炎）、徐々に肝臓が硬《かた》くなっていきます（肝硬変《かんこうへん》）。

肝臓が損傷されると、肝臓は損傷した組織を新しい組織で置き換えることで修復します。損傷と修復が繰り返されると、瘢痕《はんこん》（傷あと）が生じます（線維化）。瘢痕組織は何の機能も果たさず、また肝臓の内部構造を歪《ゆが》めてしまうことがあります。瘢痕と歪みが広範囲に及ぶと、肝硬変が発生します。

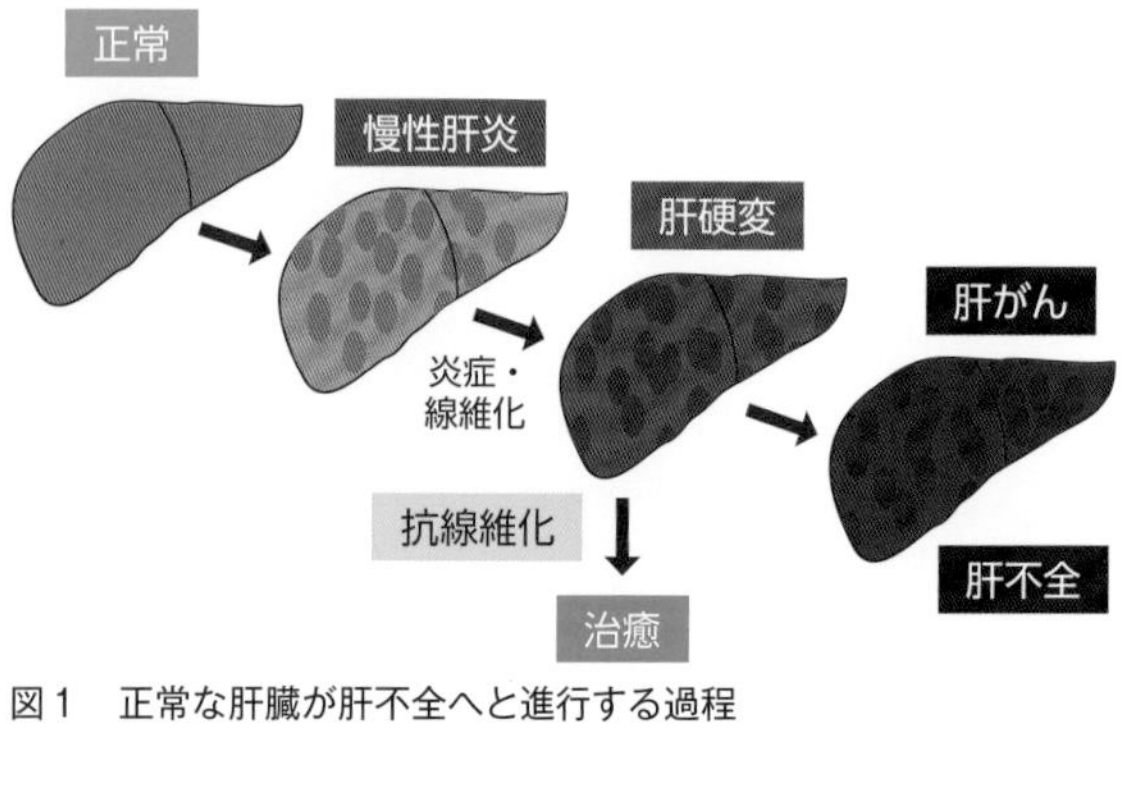

図1　正常な肝臓が肝不全へと進行する過程

血液中の赤血球には、ビリルビンという黄色い色素が含まれています。正常な肝細胞が減少するとビリルビンの代謝がうまくいかなくなり、血液中に溢《あふ》れ出してきて目や皮膚が黄色くなります（黄疸）。硬い肝臓には腸から栄養分を乗せた血液を運ぶ門脈の血流が入りにくく、逆流が始まると、門脈圧が高くなります（門脈圧亢進症《もんみゃくあっこうしんしょう》）。

栄養分が肝臓に運ばれずにアルブミンを合成できなくなると（低アルブミン血症）、血管の中から水分が染み出すようになり、腹水が溜《た》まります。脾臓《ひぞう》に血液が溜まり脾腫《ひしゅ》（脾臓が腫れて大きくなること）になると、血小板が低下し（低血小板血症）、肝臓で血液凝固因子《けつえきぎょうこいんし》が合成されず、血液が固まりにくくなり、出血しやすくなります（出血傾向）。

肝臓で毒物が代謝されなくなり、アンモニアなどの中分子物質が血液中に溜まると脳に影響を及ぼし、意識障害が出ます（肝性脳症）。

肝不全の治療

肝不全の原因を取り除くことが第一です。肝炎ウイルス治療、禁酒、ダイエット、利胆剤（胆汁の分泌を促進する薬）の服用などです。

考えうるすべての治療を行っても肝不全が進行する状態となった場合に限り、肝移植が選択されます。肝移植に適する状態かどうかは患者さんによって異なりますので、主治医とよく相談し、専門施設を受診してください。

肝移植には、亡くなった方から肝臓を提供されて行われる脳死肝移植と、健康な家族から肝臓の一部を提供されて行われる生体肝移植があります。

肝移植後の生活

肝移植は大手術で、退院するまでに1～3か月の入院が必要となります。肝移植が成功すると、それまで病気だった肝臓が健康なものに置き換わるので、見違えるように元気になります。学校や職場に復帰して、通常の社会生活を営めるようになります。これまでに、肝移植後に出産適齢期を迎えて新しい命を授かった患者さんもたくさんいます。

一方、移植医療には拒絶反応がつきものです。患者さん自身の体に備わった免疫の力が、移植された臓器に働いてしまうと再び臓器不全となってしまうため、免疫抑制剤を服用して拒絶反応が起こらないようにする必要があります。この免疫抑制療法は一生涯続ける必要があります。

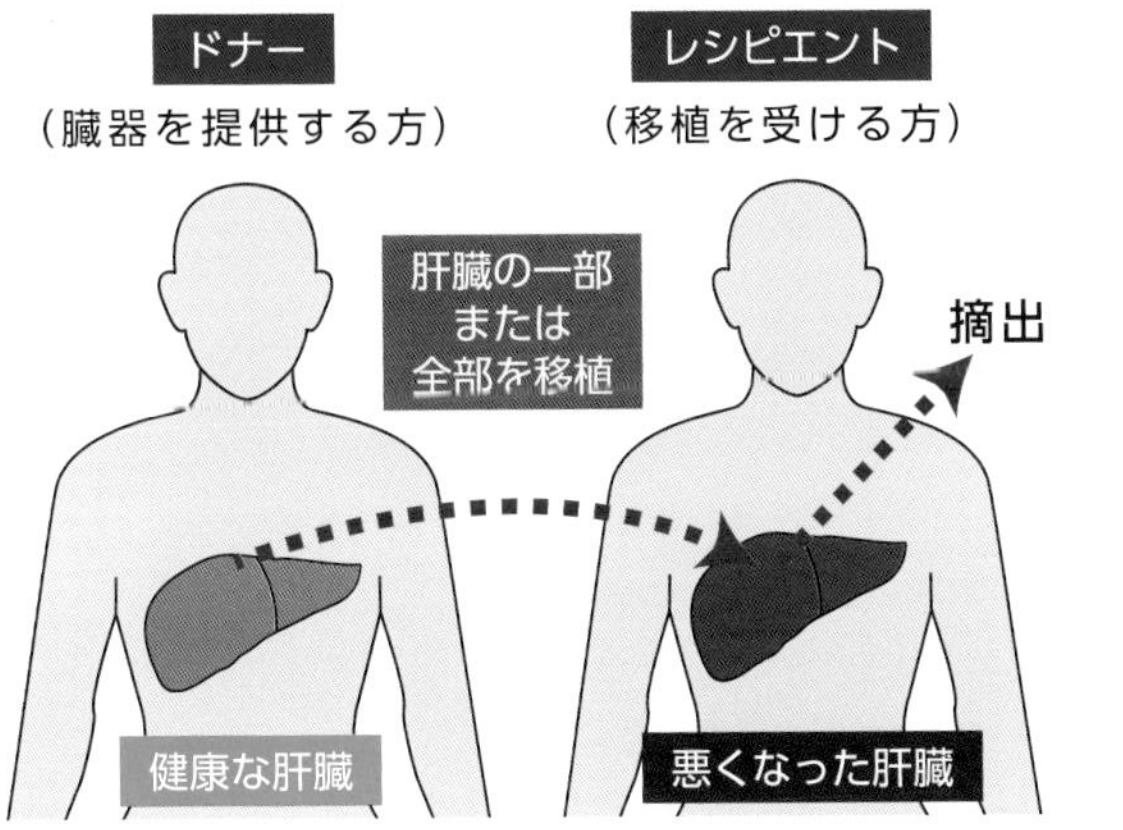

図２　肝移植

CHECK POINT　**ドナーについて**

肝移植は手術治療ですが、その他の手術と決定的に異なることがあります。それは、肝臓を提供してくれるドナーがいなければ成り立たない医療であるということです。ドナーとなれるのは、何らかの病気で亡くなった方か、または生来健康で、家族のために臓器を提供したいと申し出た方です。移植医療は、このようなドナーの善意によって成り立っており、多くの命が救われているのです。詳しくは移植医療センターのページ（p94-95）を参照ください。

当科の特徴

当院は、長野県のみならず、隣接する６県を含めて唯一肝移植を行っている施設です。生体肝移植に加えて、脳死肝移植認定施設になっています。

国内３例目に当たる生体肝移植を 1990 年に成功させ（患者さんは今も元気に過ごされており、国内最長生存症例です）、1999 年には、脳死移植法制定下で初めての脳死肝移植を成功させました。以降、現在まで 30 年の間に 350 症例の肝移植を行ってきました。

当院は、一人でも多くの患者さんを救えるように手術方法を進化させ、丁寧な術後管理に努めています。

【診療実績】肝移植症例数（累計）

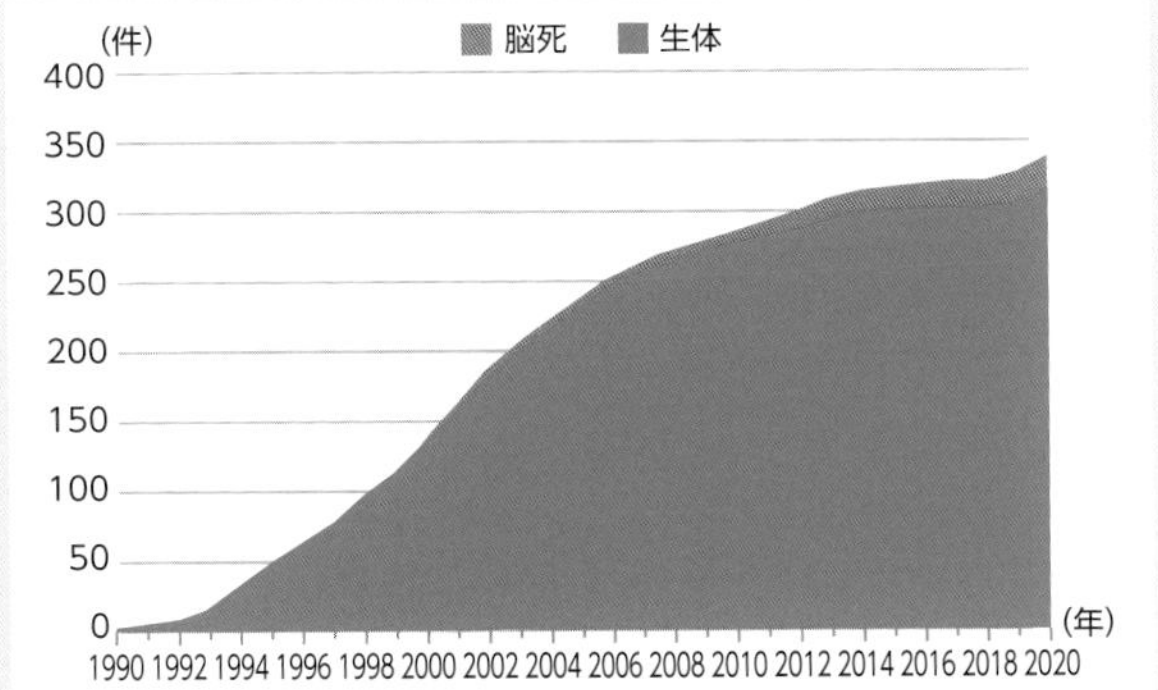

腎臓内科

重度の慢性腎臓病（CKD）の治療選択肢として―腎移植

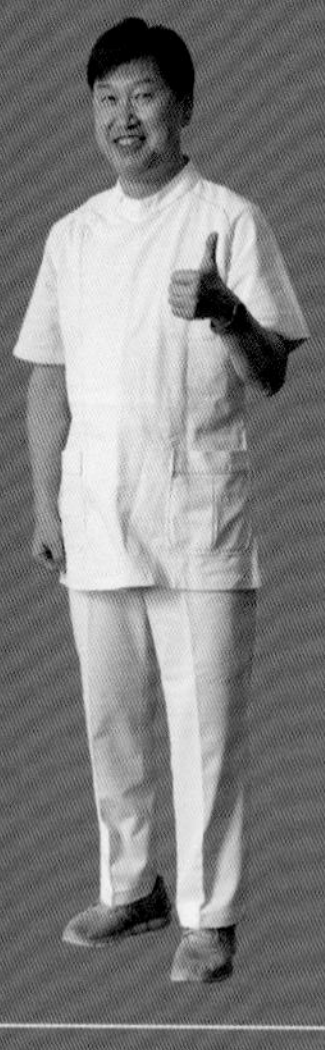

科長
上條 祐司
（かみじょう ゆうじ）

慢性腎臓病（CKD）とは？

慢性腎臓病《まんせいじんぞうびょう》（Chronic Kidney Disease：CKD）とは、尿タンパクの排泄《はいせつ》や腎機能の60％未満の低下が３か月以上続く状態を指します。CKDになると、将来的に透析療法や腎移植が必要になったり、心血管病になったり、寿命が縮む可能性があるため、早期発見して早期に対処することが必要です。日本国民の８人に１人はCKDと判断されるほどとても多い病気なので、新たな国民病と言われています。

CKDの症状

腎臓は、体液を良い状態に維持するために日々尿を作っている臓器です。体内の老廃物や過剰に摂取した塩分などのミネラル成分を、尿の中に溶かしこんで排泄します。

腎臓の尿を作る能力が大きく低下すると、老廃物や余分なミネラル成分が排泄できなくなり、体内に溜《た》まっていきます。水分や塩分が溜まるとむくみや高血圧を起こし、さらに悪化すると心臓の大きな負担となり、肺に水が漏れだすことで息が苦しくなります。

老廃物が溜まると、だるさ、吐き気、頭痛、食欲低下などの症状が出ます。また、体が酸性になりやすくなり、心臓や神経の機能を低下させます。

腎臓は血液や骨を作る大事なホルモンも分泌していますが、腎機能が悪くなるとそれらのホルモンも作れなくなるので、貧血になったり骨がもろくなったりします（図1）。

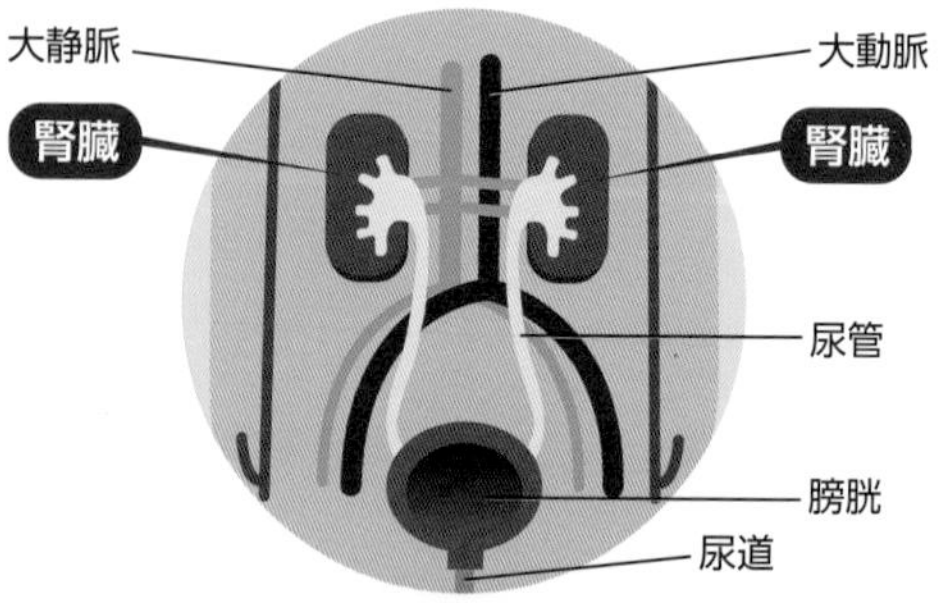

腎臓は、そらまめに似た形をし、腰のあたりに左右対称にひとつずつあります。大人の握りこぶしくらいの大きさでわずか150gほどですが、生命の維持に大切な働きをしています

主な働き

- 血液をろ過して、老廃物や余分な水分を尿として排出
- 体液の量や電解質のバランスの調整
- 血圧の調整
- 血液を作るためのホルモンをつくる
- ビタミンＤを活性化し、骨を強くする

（長野県地域包括医療協議会 長野県）

図１　腎臓の働き

検査・診断

腎臓はとても余力がある臓器なので、少し機能が低下しても自覚症状はなかなか出ません。また、腎機能は低下すると元に戻らないので、自覚症状が出たときには手遅れになっていることが多いです。そのため、ＣＫＤを発見するには健康診断を受けることがとても大事になります。

簡単な尿検査と血液検査により尿タンパクの程度と糸球体《しきゅうたい》ろ過量（どのくらい尿を作り出せるかの指標）を測定すると、ＣＫＤの有無や重症度を判定することができます。

腎臓が悪くなる原因としては生活習慣病や腎炎（免疫が関係して腎に炎症が起きる病態）があり、それらにより治療法が異なってくるので、ＣＫＤの原因を確かめるために腎生検（腎臓に針を刺して腎組織を採取し、顕微鏡で観察する）という検査が必要となる場合があります。

ＣＫＤの治療

ＣＫＤの原因にかかわらず、糖尿病・高血圧・高脂血症・高尿酸血症・肥満・喫煙などの生活習慣病があると腎臓の負担になるので、これを是正するため食事療法・運動療法・薬物療法が必要となります（図２）。また、腎炎がある場合には、炎症をなくすための特別な薬（ステロイド薬や免疫抑制剤）を使う場合があります。

これらの治療はＣＫＤと判断されたら、自覚症状がなくてもなるべく早期に開始して、少しでも腎機能の悪化を食い止める必要があります。腎機能が30％未満程度に低下してくると、血中のミネラル成分の濃度異常や貧血など、さまざまな体液の異常が出現してくるため、それらを補正する治療も必要となります。

もし、腎機能が10％未満まで低下してしまうと、上述の治療を行っていてもさまざまな症状がコントロールできなくなるため、日常生活が困難となり、放置した場合にはやがて死に至ります。

このように腎臓の機能が極度に低下し、体を支えきれない状態を腎不全といいます。腎不全の治療には、透析療法（血液透析〈ＨＤ〉や腹膜透析〈ＰＤ〉）と腎移植があります。

血液透析は血液を直接きれいにすることを継続する治療で、週に３回病院に通い続ける必要があります。現在国内で最も普及している方法で、長期間続けることができます。

一方、自宅で行うことのできる腹膜透析は、お腹《なか》の中にきれいな透析液を貯留して血液をきれいにする方法で、毎日、決まった時間に患者さん自身や家族で行います。病院に通わなくていいという点で自由度が高いのですが、長期間の施行は難しいという欠点があります。

腎移植は重度の腎不全に対する最も根治的な治療法と位置づけられており、透析療法と比較して寿命が長くなり、生活の質も向上します。免疫抑制剤を飲み続ける必要がありますが、安全に行うことのできる確立した治療法です。

腎移植には生体腎移植（親族から腎臓を提供してもらう）と献腎移植（脳死や心臓死の方から腎臓を提供してもらう）がありますが、いずれの場合でも移植された腎臓の90％は５年たっても機能しています。

血液透析・腹膜透析・腎移植の各治療は相補的な役割があり、腹膜透析と血液透析を併用したり、透析療法を腎移植までのつなぎの治療として用いたり、腎移植後に腎機能が低下してしまった場合に透析療法へ戻ることもできます（図３）。

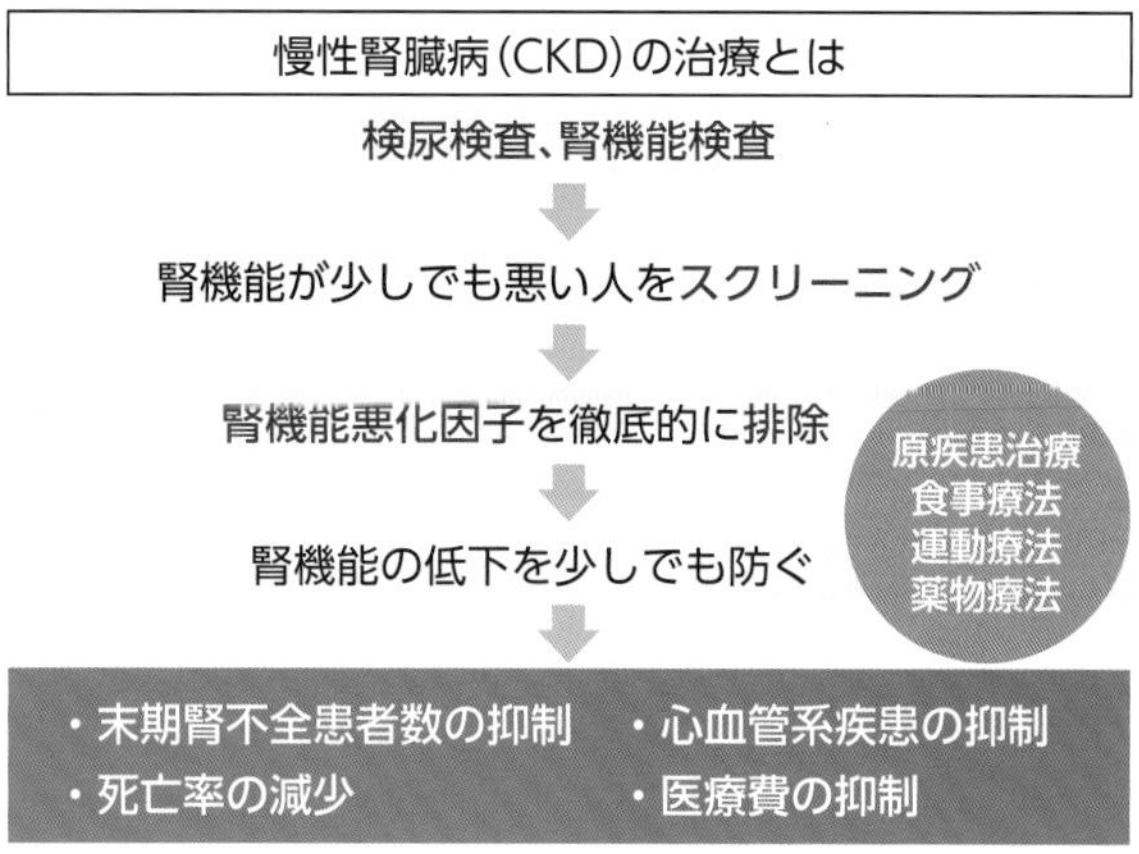

図２　CKDの治療

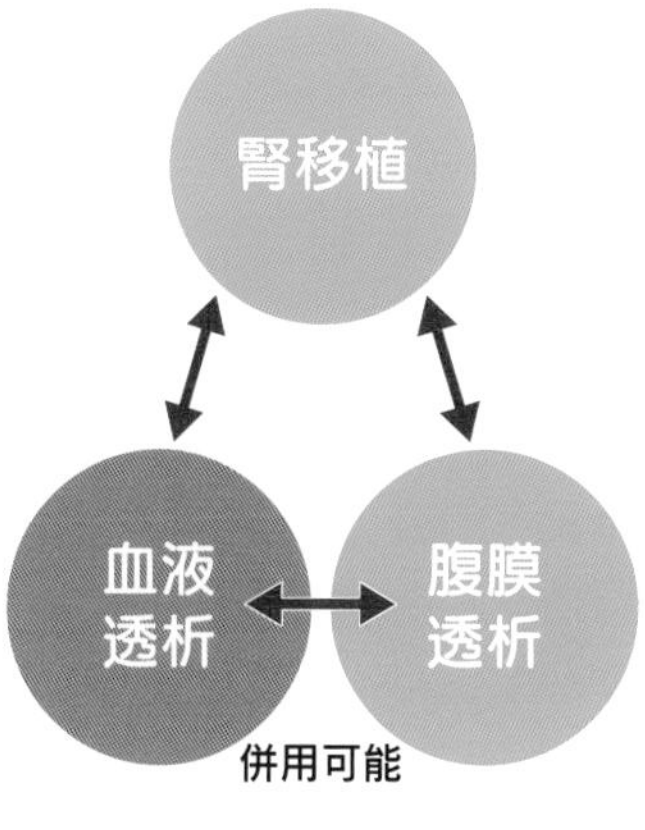

図３　腎代替療法

当科の特徴

腎臓内科では医師会や行政と協力し、①健診やかかりつけ医の検査において尿タンパクや腎機能低下が認められたら腎臓専門医に紹介してもらう、②腎臓専門医は状態評価を行いハイリスク症例の診療にあたる、③リスクの低い患者さんはかかりつけ医中心の加療を継続する、といったCKD重症化予防対策を推進しています。残念ながら治療が間に合わず腎機能が著しく悪くなってしまった患者さんに対しては、透析療法に加え腎移植を積極的にお勧めし実践しています。2020年４月から腎代替療法選択外来を新設し、より適切な治療を患者さん・家族が選択できるように支援しています。

当院の腎移植は、腎臓内科・泌尿器科・心臓血管外科による合同チームによって行われ、安全かつ有効な腎移植医療の提供に努めています。腎臓内科は、腎移植術前の全身状態評価、術後管理、外来における長期の移植腎機能管理を担当しています。

【診療実績】（2019年度）
- 腎生検……93件
- 血液浄化療法数
  - 血液透析……2,693件
  - 血漿交換療法・血漿吸着療法……201件
  - 持続血液透析ろ過法……862件
  - 顆粒球・白血球吸着療法……10件
  - エンドトキシン吸着療法……8件
  - 腹水ろ過濃縮再静注法……51件
- 腎移植
  - 生体腎移植……6件
  - 献腎移植……1件
- バスキュラーアクセス手術……74件
- 腹膜透析患者管理数……24人
- 腹膜透析関連手術……9件

移植医療センター

移植を望む患者さんを専門スタッフが支援します

レシピエント移植コーディネーター
後藤 美香
（ごとう みか）
院内コーディネーター
（ドナーコーディネーター）
根岸 達哉
（ねぎし たつや）

移植とは？

移植とは、病気により臓器の機能が低下してしまい生命の危機に陥る、あるいは生活に大きな支障をきたす場合に、新しい臓器と取り替えて機能を回復させる治療です。他者からの善意による臓器の提供が不可欠な医療で、移植以外に治療の選択肢がないときに行います。臓器を提供する方を「ドナー」、移植を受ける方を「レシピエント」、移植される臓器を「グラフト」と呼びます。

当院は、「肝臓《かんぞう》移植」「肝腎《かんじん》同時移植」「腎臓《じんぞう》移植」「骨髄《こつずい》移植」が行える施設です（図、2021年３月現在）。

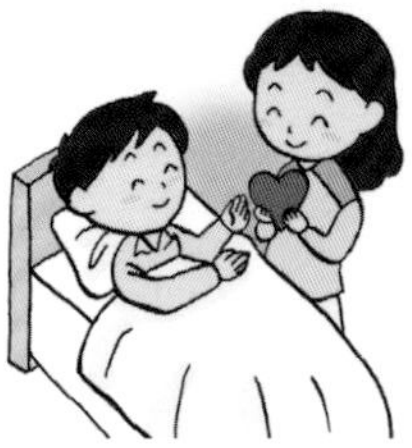

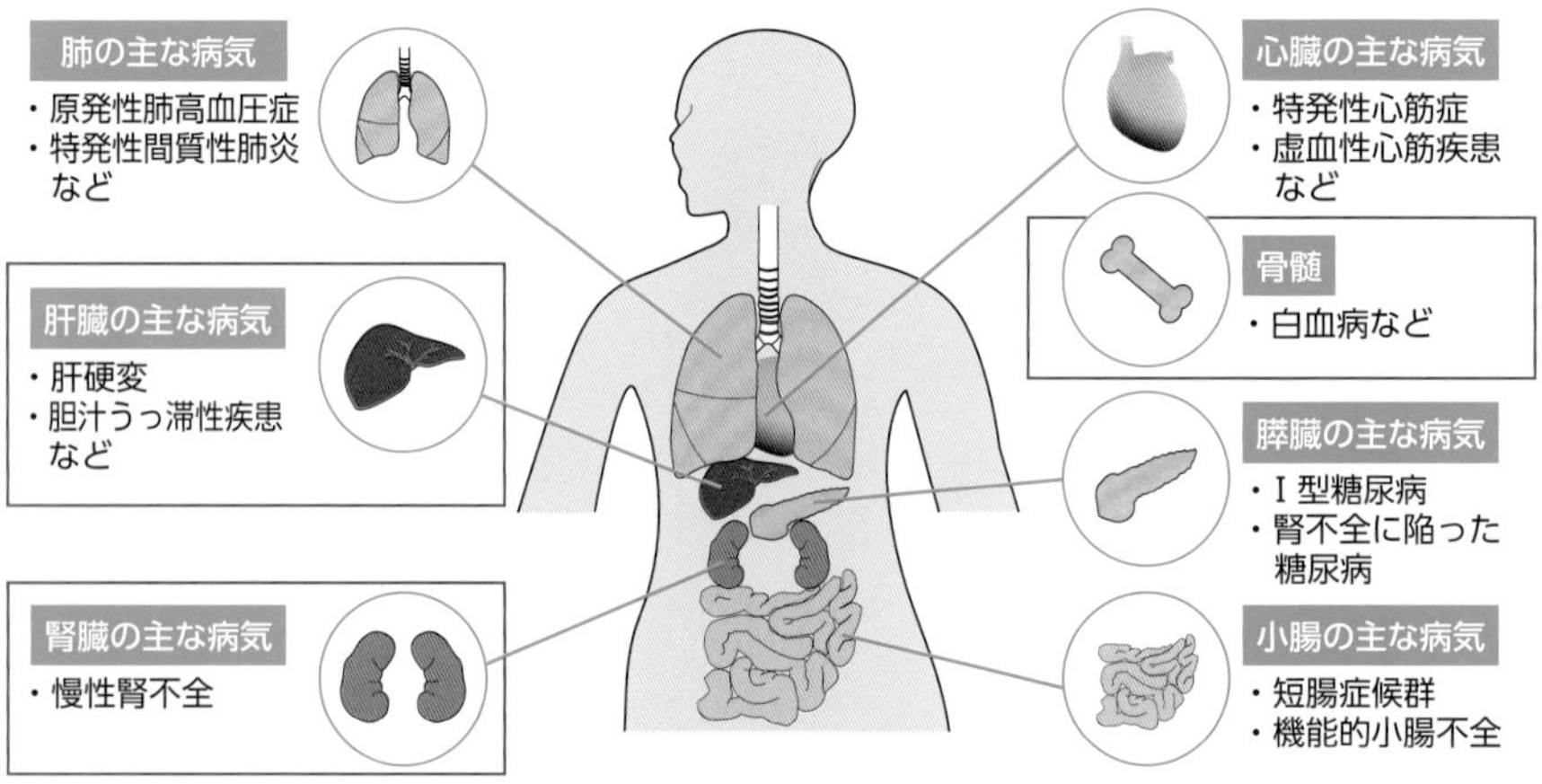

図　移植の対象となる臓器と主な病気（赤枠は当院で実施可能な移植です）

臓器移植

臓器移植には、「死体臓器移植」と「生体移植」があります。

・死体臓器移植とは

亡くなられた方から臓器の提供を受けて移植を行う方法です。脳死の方から提供される場合（脳死下臓器提供）と、心臓が停止した後に提供される場合（心停止下臓器提供）があります。

・生体移植とは

近親者から臓器の提供を受けて移植を行う方法です。日本では欧米に比べ、亡くなられた方からの臓器提供が少ないため、長期間ドナーが現れるのを待つ必要があります。そのため、生体移植に頼らざるを得ないのが実情です。

●肝臓移植

肝臓移植とは、機能が低下し正常に働かなくなってしまった肝臓を摘出し、健康な肝臓に置き換える手術です。

●肝腎同時移植

肝腎同時移植は、肝臓移植を待つまでの間に腎障害を併発し、透析が一定期間以上必要な状態となった場合などに肝臓と腎臓の両方を同時に移植する手術です。

●腎臓移植

腎臓移植とは、腎臓の機能が低下した方に健康な腎臓を移植することによって、機能を回復させる治療です。腎臓の機能が戻ると、透析や食事制限などから開放された日常生活を送ることができるようになります。

〈肝臓・腎臓移植を希望される場合〉

主治医の紹介状を持参のうえ、担当科外来を受診してください。診察・移植適応の判断および移植についての説明を行います。

その後、移植を希望される場合は、①移植方法およびドナーの選定（生体移植）、②レシピエントの適応検査、ドナー候補者の適応検査（生体移植）、③適応について評価・検討を行い、生体移植の場合は実施への準備を進めます。死体臓器移植の場合は、日本臓器移植ネットワークへの登録を行います。

骨髄移植（造血細胞移植）

骨髄移植とは、病気、または機能していない造血細胞を健康な方（ドナー）の造血細胞と入れ替える治療です。自分自身の造血細胞を移植する「自家移植」と、自分以外の健康な方の造血細胞を移植する「同種移植」があります。

〈骨髄移植を希望される場合〉

主治医の紹介状を持参のうえ、担当科外来を受診してください。骨髄移植についての説明、移植の適格性の判断を行い、ドナーを探します。

患者さんとドナーとは、HLA型という白血球の型が一致していることが重要です。兄弟でも4分の1の確率でしか一致しません。

まずは、①血縁者（兄弟、親子など）でドナー候補がいるかどうかを確認し、適合者がいた場合には適応評価を行います。血縁者でドナーがいない場合には、②骨髄バンク、③臍帯血バンクなどに登録し、ドナーを探します。ドナーが見つかるまで、患者さんには治療を継続していただきます。

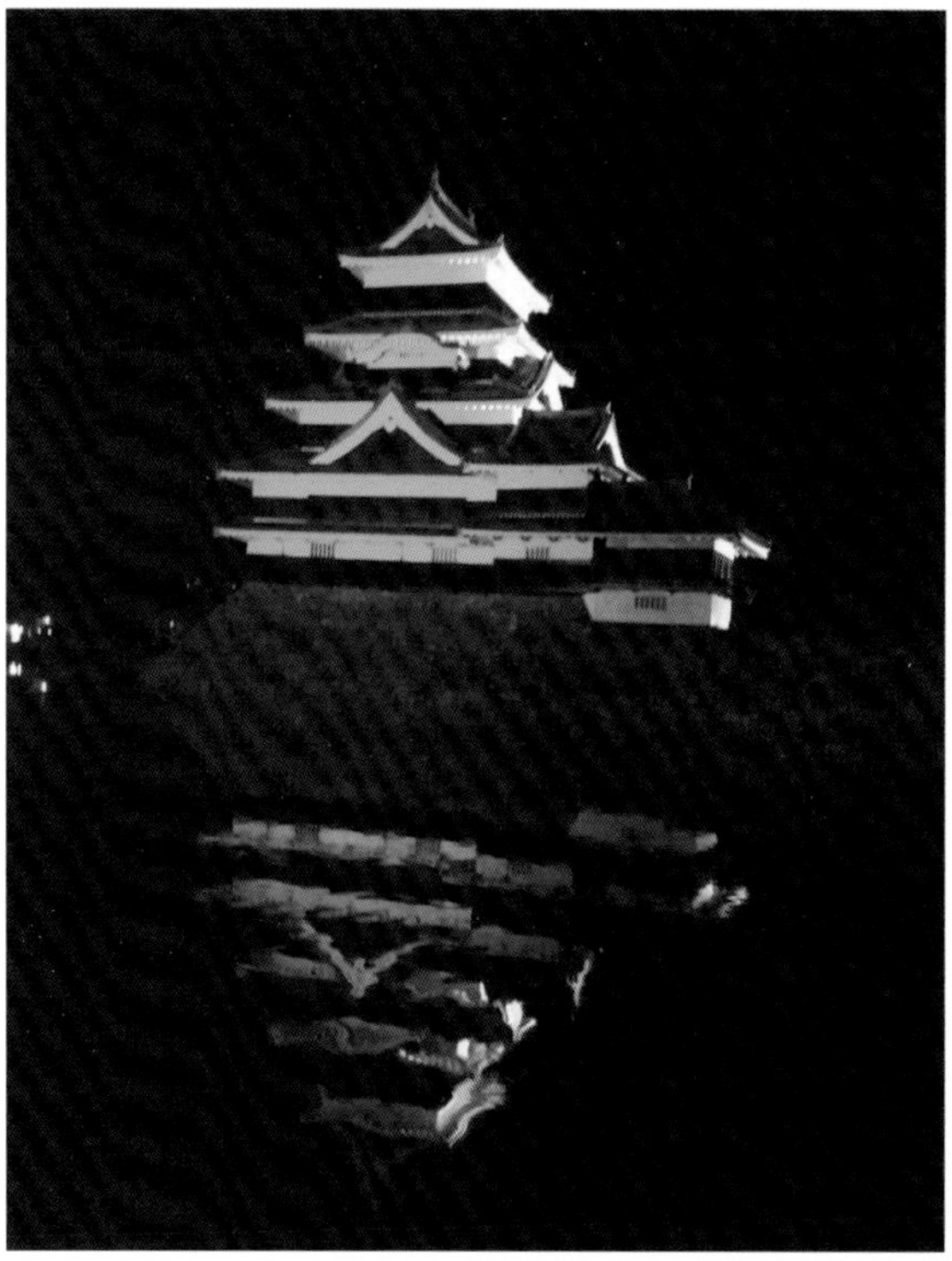

写真　全国 GREEN LIGHT-UP Project でライトアップされた松本城（2018年10月16日）

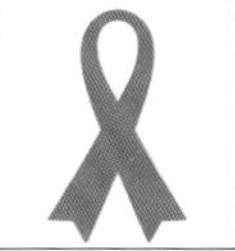

世界的な移植医療のシンボルマーク：グリーンリボン
グリーンは成長と新しいいのちを意味し、リボンは "Gift of life"（いのちの贈りもの）によって結ばれた臓器提供者（ドナー）と移植が必要な患者さん（レシピエント）のいのちのつながりを表現しています。
（出典・画像提供：公益社団法人 日本臓器移植ネットワーク）

移植医療センターの特徴

「移植医療の窓口」として、２部門で構成されています。治療の選択肢として移植を考える場合、あるいは死後の臓器提供について考える場合、正確な情報を知り、適切な時期に意思決定できることがとても大切です。受診希望、移植医療に関する相談、情報提供などが必要な場合には、お問い合わせください。

●レシピエント移植コーディネーター（看護師：学会認定コーディネーター）

臓器不全により移植が必要となる可能性が出てきた段階から、患者さんやご家族に対して移植医療に関する具体的な情報提供を行い、治療への意思決定から移植後も継続して、医学的管理、心理的および社会的問題へのサポート、院内外における医療チーム間の連携・調整を行いながらサポートします。

●ドナーコーディネーター（看護師／臨床検査技師）

死後の臓器提供に関する情報提供と意思決定支援、移植への橋渡し（臓器提供時の調整）、移植医療の普及啓発を行います。

臓器提供を検討したいという申し出があった際、ご家族の臓器提供する･しないという意思決定を支援し、また、提供を決意された場合は、臓器提供が円滑に行われるようにサポートします。

CHECK POINT　臓器提供について

「臓器提供」とは、死後に自身の臓器を提供することです。臓器提供により、移植を待つ方々を救うことができます。臓器提供は脳死後あるいは心停止した死後に行うことができ、生体移植や骨髄移植（ドナーが生きている場合）とは異なります。

臓器提供は、①本人が生前に書面で臓器提供をする意思を示しており、それをご家族が承諾する場合、②本人の臓器提供の意思が不明で、ご家族が臓器提供を承諾する場合、のいずれかに行うことが可能です。

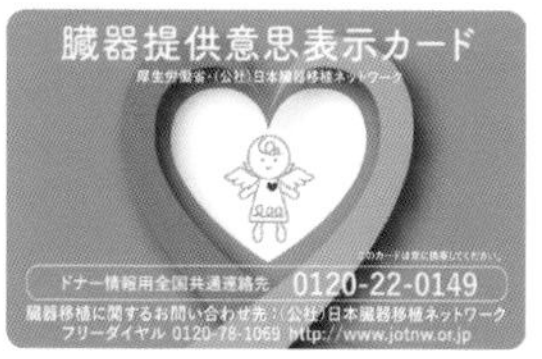

臓器提供意思表示カード
（画像提供：公益社団法人 日本臓器移植ネットワーク）

CHECK POINT　各移植の担当診療科

受診希望の方は、以下の診療科宛に紹介状をご準備ください。

●肝臓移植：移植外科
●腎臓移植：腎臓内科
●骨髄移植：血液内科（成人）
　　　　　　小児科（小児）

消化器内科
病理診断科

さまざまな症状が現れるIgG4関連疾患　その診断と治療

IgG4とは？

IgG4は免疫グロブリン（イムノグロブリン：Ig）といわれるタンパク質の1つです。細菌やウイルスが体の中に侵入してきたときに増え、それらを排除する役割をもっています。免疫グロブリンは大きく分けて5種類（IgG、IgA、IgM、IgD、IgE）あり、このうち、血液中に多く含まれているIgGは、さらにIgG1、IgG2、IgG3、IgG4の4種類に分けられます。普通の方では、IgG全体の4〜6％をIgG4が占めています。このIgG4が上昇することにより全身の臓器に影響を及ぼし、具体的には、涙腺、唾液腺、肺、膵臓《すいぞう》、胆管《たんかん》、腎臓《じんぞう》、動脈などに炎症が起こったり、線維化（壁が厚く硬くなる）したりすることで、さまざまな症状が現れます。これらを総称して「IgG4関連疾患」と呼んでいます。

症状

IgG4関連疾患は中高年の方に多くみられ、炎症や線維化を起こす臓器によってさまざまな症状が現れますが、無症状の場合もあります。

涙腺・唾液腺の病変ではまぶたが腫《は》れ、唾液腺の1つである顎下腺《がっかせん》が腫れた場合には、顎《あご》の下にコリコリとした顎下腺を触れます。また涙や唾液の量が減少し、目や口の中が乾いた感じがします。

膵臓・胆管では炎症や線維化の影響で胆管が細くなり、肝臓で作られた胆汁が十二指腸《じゅうにしちょう》へ流れづらくなることで、目や皮膚が黄色くなる黄疸《おうだん》が出ることがあります。また膵臓では炎症や線維化に伴う腹痛、糖尿病を発症することもあります。

肺や腎臓、動脈の病変では症状がほとんどなく、検診などの血液検査や画像検査の際に診断されることも多いです。

検査と診断

血液検査ではIgG4の上昇が特徴的ですが、すべての患者さんで上昇するわけではなく、1〜2割ほどの患者さんでは血液検査でIgG4の上昇を認めないこともあります。CTやMRI、超音波検査などの画像検査では病変臓器が腫れたり（腫大《しゅだい》）、しこり（結節）を作ったり、壁が厚くなるような変化（肥厚《ひこう》）を認めます（図1）。

病変の一部を顕微鏡で観察してみると、リンパ球や形質細胞*を病変部に多く認めます。特殊な染色を行うと形質細胞の多くはIgG4陽性形質細胞であることが分かります。そのほかに花《はな》筵《むしろ》状線維化や閉塞性静脈炎《へいそくせいじょうみゃくえん》といった特徴的な所見もみられます（図2）。

IgG4関連疾患の診断においては他の病気との区別（鑑別）が重要であり、

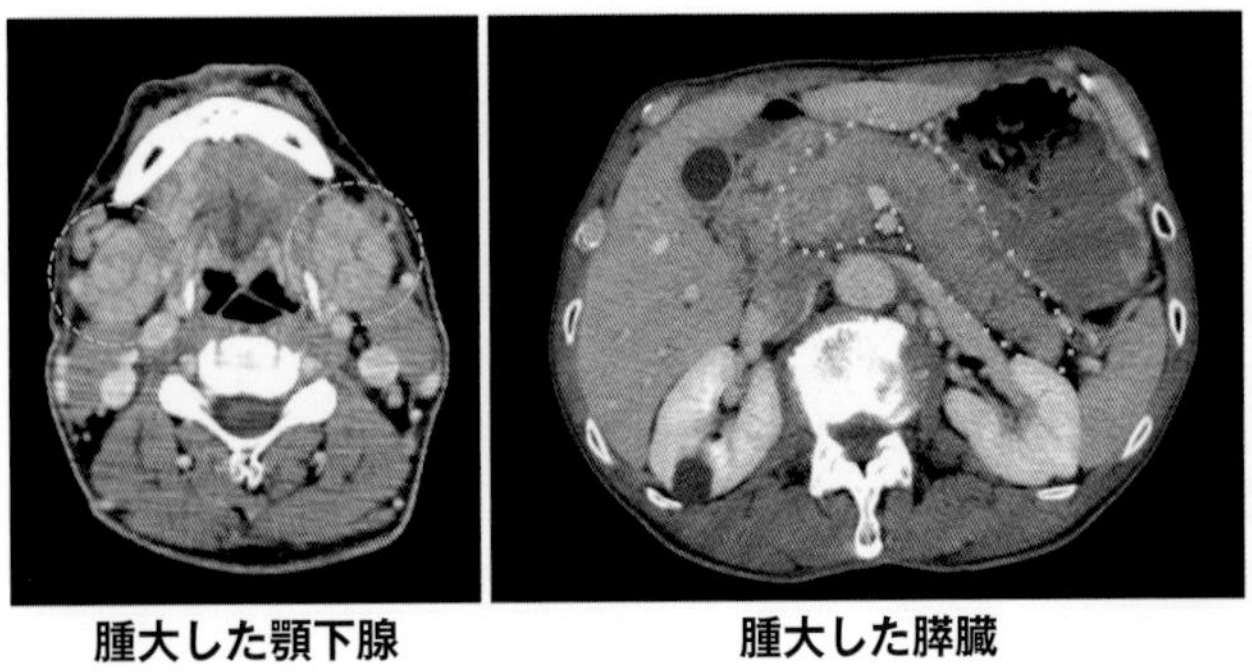
腫大した顎下腺　　腫大した膵臓

図1　画像所見

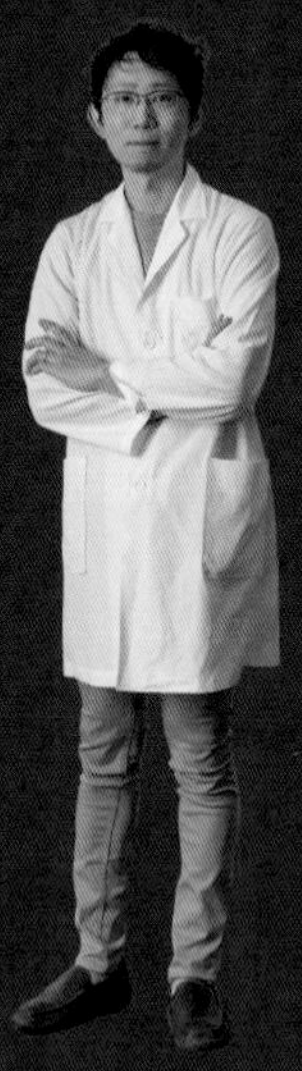

消化器内科 助教
渡邉 貴之
（わたなべ たかゆき）

＊リンパ球や形質細胞／白血球の1つで、体内に侵入した細菌やウイルスを攻撃したり、体を守ったりする

特にがんとの鑑別が必要になってきます。血液検査でのＩｇＧ４上昇や病変部へのＩｇＧ４陽性形質細胞が現れるのはがんでも認められることが知られています。ＩｇＧ４関連疾患では全身のいろいろな臓器に病変を認めることが多いことから、血液検査でのＩｇＧ４上昇や病変部へのＩｇＧ４陽性形質細胞の出現だけで診断するのではなく、さまざまな結果を総合的に判断し診断することが望ましいとされています。

治療と予後

ＩｇＧ４関連疾患ではすべての患者さんが治療対象となるわけではなく、治療を行わずに経過をみる患者さんもいます。主な治療対象は、なにかしらの症状を伴っていたり、血液検査で異常を認める患者さんです。

ＩｇＧ４関連疾患ではステロイドが著しく効果をもたらすことが多く、治療方法の第１選択となっています。しかし、他の病気（一部のがん、特に悪性リンパ腫）の病変を小さくすることがあるため、区別が必要です。ステロイドの中止に伴い、病変が再び腫れてしまう可能性があるため、ステロイドについては減量していきながら少量で続けていくことが多いです。ステロイドを長期間使用した際には、糖尿病や感染症、骨粗《こつそ》しょう症《しょう》などへの配慮が必要になってきます。

ステロイド以外の治療として、欧米からは抗CD20モノクローナル抗体であるリツキシマブや免疫抑制剤の有効性が報告されていますが、日本においてはそれらの治療薬はＩｇＧ４関連疾患において未承認です。

多くのＩｇＧ４関連疾患では、治療を開始することで病変の改善を認めますが、治療の開始が遅れた場合には、臓器が元の働き（機能）に戻らない可能性もあります。膵臓では炎症が続くことで膵臓に結石ができたり、胆管では胆管狭窄《たんかんきょうさく》が残存し、胆管ステント＊の留置や定期的な交換が生涯必要になってしまうこともあります。また腎臓では、治療の開始が遅れると、腎臓の機能が元に戻らず、最終的には人工透析が必要になった場合もありました。

ＩｇＧ４関連疾患は免疫が関わる疾患であることから、がんの合併リスクが高い可能性も考えられますが、これまでのところ一定の見解には至っていません。しかし、ＩｇＧ４関連疾患の診断から1年以内にはがんが見つかることが多く、診断の際にはがんがないかどうかといった面での全身検査への配慮も必要です。多彩な症状をとることも含めて、ＩｇＧ４関連疾患の可能性がある場合は、ＣＴ、内視鏡などの精密検査が必要となります。

ＩｇＧ４関連疾患自体が直接生命に影響を及ぼす可能性は少ないと考えられますが、何か気になる症状があれば、一度かかりつけ医にご相談ください。

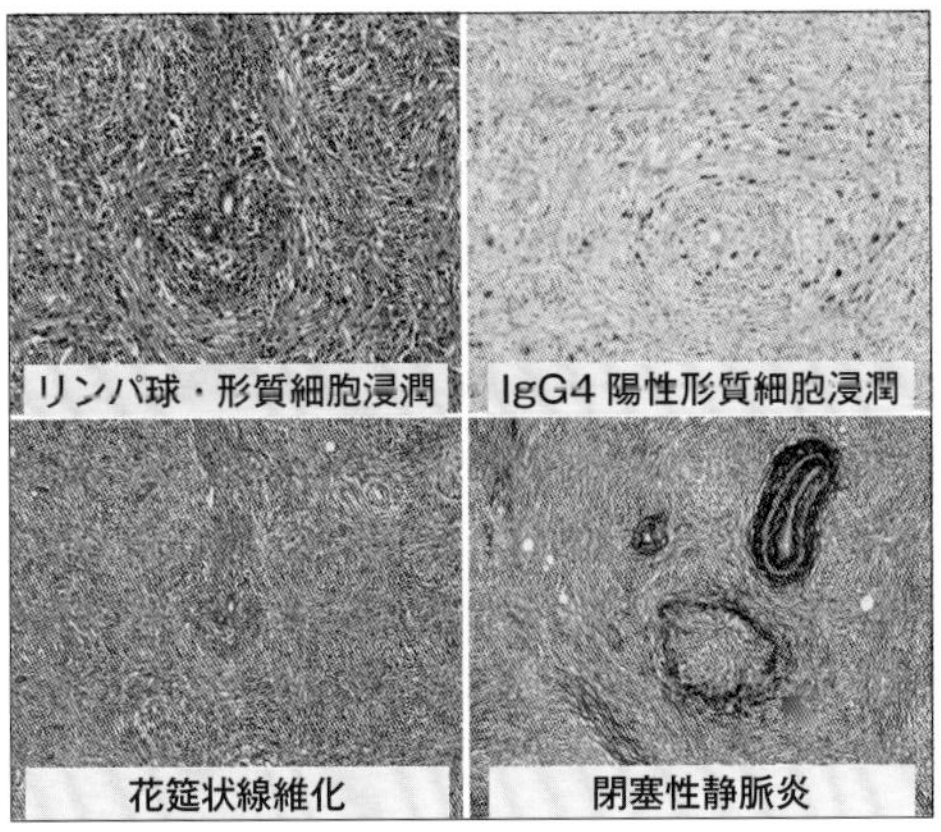

図２　組織所見

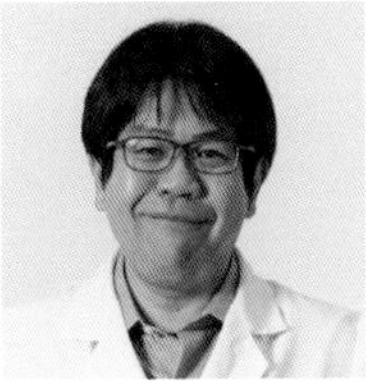

病理診断科 科長
上原 剛
（うえはら たけし）

当科の特徴

消化器内科では2001年に、自己免疫性膵炎において、IgG4が上昇することを世界で初めて報告し、IgG4関連疾患という疾患概念の確立に貢献してきました。以降、当院では延べ250人以上にのぼるIgG4関連疾患の患者さんの診断と治療を行っています。

IgG4関連疾患は全身のさまざまな臓器に病変が現れるため、診断が難しい患者さんには、これまでの経験に加え、各診療科と密な連携を取り合いながら、正確な診断と適切な治療を提供できるよう心がけています。また他施設との共同研究にも参加し、IgG4関連疾患の予後や再発、悪性腫瘍《しゅよう》出現の調査や疾患の発症にかかわる遺伝子の検索も行っています。

まだ謎の多いIgG4関連疾患

IgG4関連疾患では、文字どおりIgG4の上昇が病態にかかわっている可能性が考えられていますが、臓器の炎症や線維化といった症状にIgG4がいったいどのようにかかわっているのかは、これまでのところ完全には分かっていません。また、臓器の炎症や線維化によって「しこり（結節）」ができることがあると、がんとの区別が難しくなる場合があります。IgG4関連疾患が知られる以前は、がんと診断されて手術に至ることもありました。

今では、喘息《ぜんそく》などのアレルギー疾患や、寄生虫疾患などでも、血液検査でIgG4が上昇することがあることが一般的に知られています。

＊ステント／血管など、体内の管状の部分を内側から広げるための医療機器

リウマチ・膠原病内科

さまざまな不調を引き起こす難治性リウマチ・膠原病の最新治療

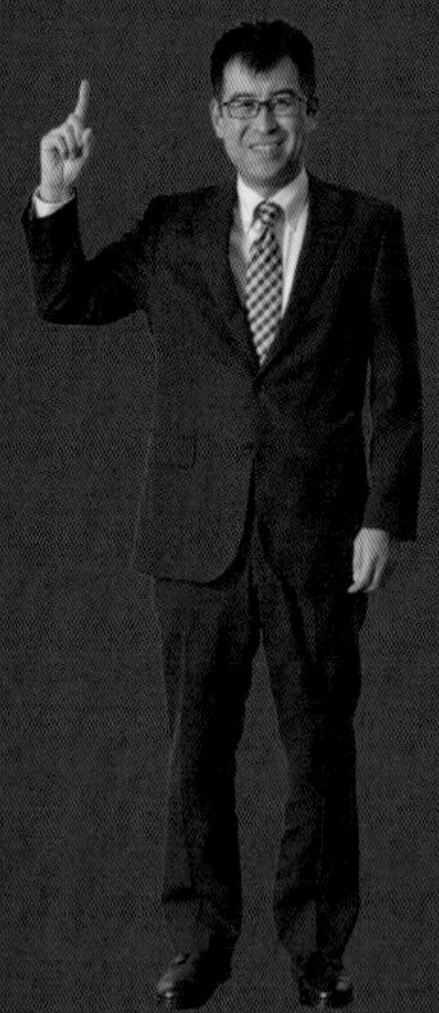

科長
下島 恭弘
（しもじま やすひろ）

リウマチ・膠原病とは？

リウマチ・膠原病《こうげんびょう》とは、「免疫」という身体の防衛システムの不具合によって、関節や皮膚、ときに筋肉や全身の臓器に支障をきたす病気の総称です。１つの病気の名称ではなく、さまざまな症状の病気を指します。それぞれの病気で診断や治療の方法は異なりますが、多くの患者さんは、原因となる免疫の不具合を継続的に調整する治療が必要です。リウマチ・膠原病内科を設置している医療機関は全国でも限られていますが、当科は、すべてに対応できる専門診療科です。

症状の特徴は？

リウマチ・膠原病と呼ばれるものには、多くの病気があります（表）。よく見られる症状は、「節々の痛み・腫《は》れ」「皮膚のただれ・色調の変化」「発熱・だるさ」「筋肉の痛み・脱力」などです。

特に患者さんが多い関節リウマチでは、免疫の異常による関節の炎症で軟骨や骨が破壊されてしまい、そのままにしておくと関節が変形して機能障害を起こします。

また、リウマチ・膠原病の中には、肺、心臓、消化管、腎臓《じんぞう》、神経などに炎症が生じて、息苦しさや咳《せき》、胸やお腹《なか》の痛み、むくみ、しびれや脱力などの症状が出現するものもあります。

検査と診断

●診断までの流れ

リウマチ・膠原病に含まれる病気は、症状の確認と医師の診察をもとに、必要な検査を行い、診断します。例えば、「節々が痛い」と感じたとき、多くの人は「関節リウマチ」を思い浮かべますが、そうした症状の病気はほかにもたくさんあります。

まずは熟練した専門医が診察を行い、診断までの検査計画を立てます。同じ症状のように見えても、病気が異なれば治療方針も変わります。

また、膠原病の中には命にかかわるような臓器に支障をきたす病気も含まれるため、迅速な診断とともに、治療に結びつく適切な評価を行う必要があります。当科では、豊富な経験と知識をもとに、最適な治療の導入に努め、患者さんの1日も早い回復を目指しています。

●どんな検査をするの？

血液や尿の検査では、炎症やダメージの程度を評価し、病気に特徴的な指標の有無も確認します。障害を受けた臓器の評価は、レントゲンやCT、MRIなどの画像検査を用います。

●関節リウマチ	●リウマチ性多発筋痛症	●全身性血管炎
●悪性関節リウマチ	● RS3PE 症候群	高安動脈炎
● Felty 症候群	●再発性多発軟骨炎	巨細胞性動脈炎（側頭動脈炎）
●回帰性リウマチ	●家族性地中海熱	結節性多発動脈炎
●成人スチル病	●全身性エリテマトーデス	顕微鏡的多発血管炎
●脊椎関節炎	●抗リン脂質抗体症候群	多発血管炎性肉芽腫症
強直性脊椎炎	●全身性強皮症	好酸球性多発血管炎性肉芽腫症 など
乾癬性関節炎	●皮膚筋炎・多発性筋炎	●好酸球性筋膜炎
反応性関節炎	●混合性結合組織病	
SAPHO 症候群	●シェーグレン症候群	
（掌蹠膿疱症性骨関節炎）など	●ベーチェット病	

表　当科で診療を行うリウマチ・膠原病

診断を確定させるために、炎症のある部分を切り取って採取し、顕微鏡で病理検査をすることもあります。

治療の方針

●治療の流れ

関節リウマチでは、抗リウマチ薬で治療を行います（図1）。痛みや腫れをなくすことはもちろん、関節の破壊が進まないように治療薬を調整します。副作用の出現に注意しながら定期的に検査や病気の評価を行い、患者さんの状態に合わせた治療を提案します。

全身性エリテマトーデス、皮膚筋炎・多発性筋炎、全身性血管炎などの膠原病では、副腎皮質《ふくじんひしつ》ステロイドでの治療とともに、免疫抑制剤を併用して病気の早期回復を目指します。病気の状態が落ち着いて薬を減らしても、そのことで再び悪化しないように細心の注意を払いながら治療を継続していきます（図2）。

近年、関節リウマチ以外の膠原病でも、生物学的製剤などの新たな治療選択の可能性が広がってきました。一方で、いまだに回復が難しいリウマチ・膠原病に苦しむ患者さんは少なくありません。私たちは、これまで蓄積してきた治療経験を生かすとともに、完全回復を目指した臨床研究を継続し、また世界中から発信される新たな見解も十分に加味して、最善の治療を提供できるよう努めています。

●日常生活で気をつけること

治療の多くは、リウマチ・膠原病の原因である「不具合を起こした免疫システムを制御」するものです。病原体に対する抵抗力も低下しますので、「うがいや手洗い」などの感染症予防を行いましょう。私たち専門医は、患者さんの日常生活に支障がでないよう、最大限にサポートいたします。

CHECK POINT

患者さんの状態に合わせた関節リウマチの治療を提供します！

近年、関節リウマチの治療は、生物学的製剤や分子標的治療薬の登場で著しく進歩しています。早期診断と適切な治療を行うことで、完全治癒も目指せるようになりました。一方で、ほかの合併症を抱えているために、関節リウマチの治療が進まない患者さんも少なくありません。当科では、リウマチ・膠原病および内科の専門医として、患者さん一人ひとりに合わせた適切な治療を提案いたします。

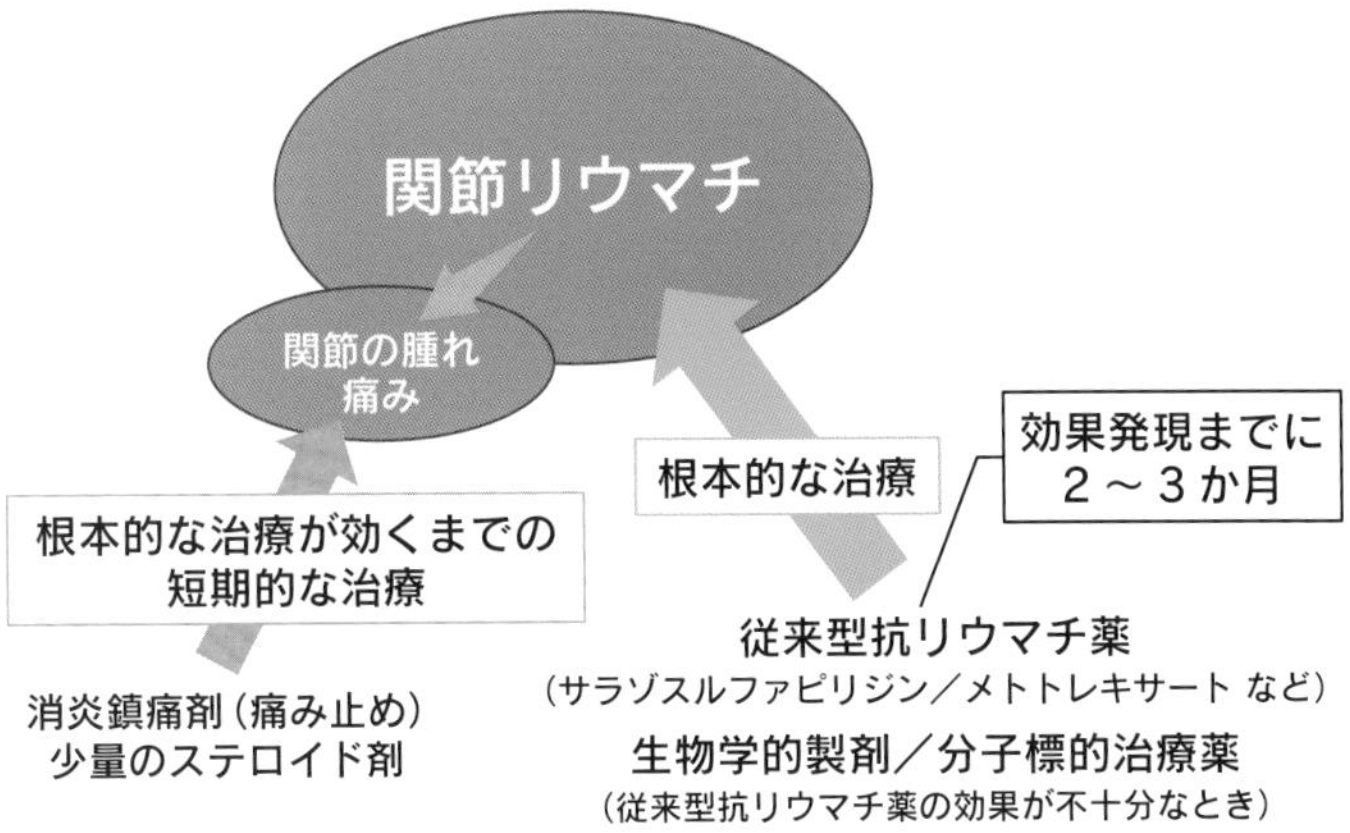

図1　関節リウマチの治療の考え方

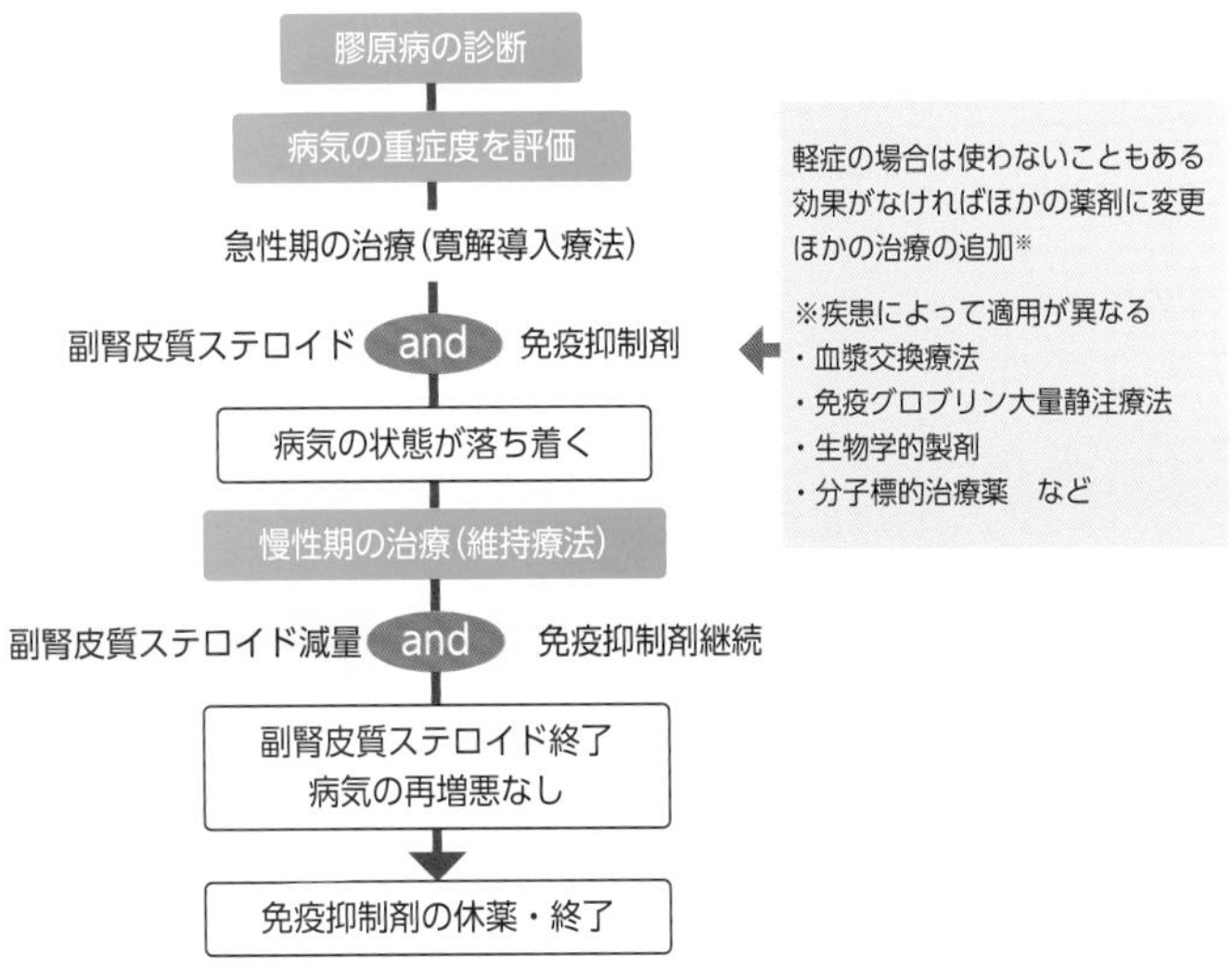

図2　膠原病治療の一般的な考え方

当科の早期診断研究（全身性血管炎）

難治性膠原病の1つとして知られる全身性血管炎は、血管の壁に炎症が生じて血流障害を起こし、全身のさまざまな臓器に影響を及ぼす病気です。全身性血管炎は治療がスムーズに進まない患者さんも多いのですが、近年では新たな治療薬も登場し、治療の可能性は広がってきました。ただし、特徴的な症状や十分な検査の結果がそろわなければ診断が難しい側面もあります。

当科では、発症早期から出現する症状に注目し、臨床研究を行っています。有効な治療を早期に導入することは、完全回復のために重要なことです。私たちの研究成果は診断と治療を円滑に進め、患者さんの診療に役立っています。

最適な診療を目指す試み

全身性エリテマトーデスは関節リウマチに次いで多く、当科にも多くの患者さんが通院されています。また、皮膚筋炎・多発性筋炎の診療実績も豊富であるため、毎年、多くの新規患者さんが受診されます。

患者さんの早期回復を目指す当科独自の研究を進めるとともに、他大学との共同研究を行い、診療への還元を目指しています。また、さまざまな治験にも参加しており、最新医療の提供ができるよう努めています。

消化器内科

若年の発症が多いＩＢＤ（潰瘍性大腸炎・クローン病）の診断・治療

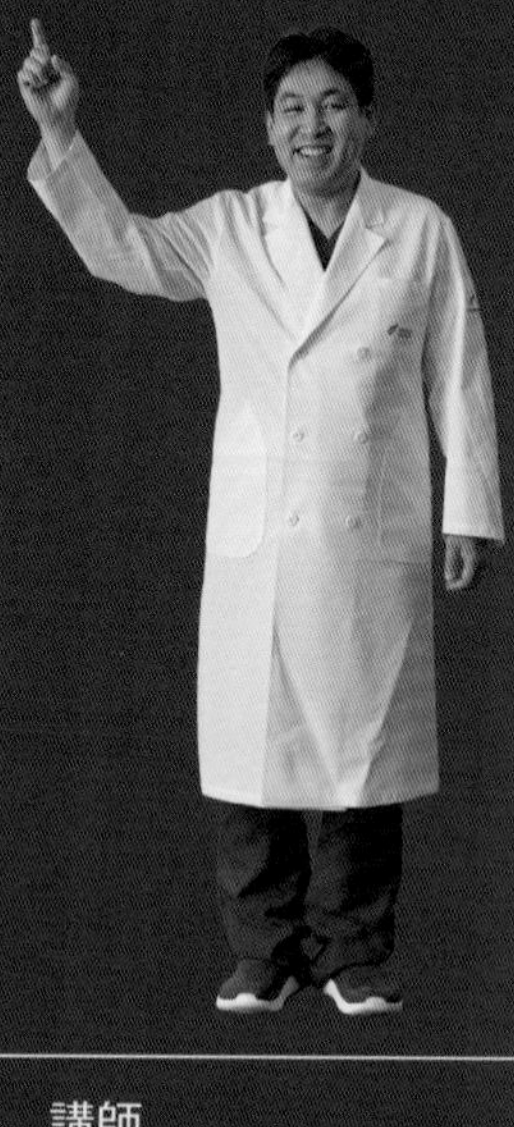

講師
長屋 匡信
（ながや ただのぶ）

IBD（潰瘍性大腸炎・クローン病）とは

IBD（inflammatory bowel disease）とは、広義には腸に炎症を起こす、すべての病気を意味しますが、狭義には「潰瘍性大腸炎《かいようせいだいちょうえん》」と「クローン病」のことを意味します。潰瘍性大腸炎もクローン病も原因不明の腸の炎症性疾患であり、医療費の一部を国が補助する「指定難病」に指定されています。国内では1990年代以降、急激に患者数が増えており、潰瘍性大腸炎は16万人、クローン病は４万人を超える患者さんがいます（図）。

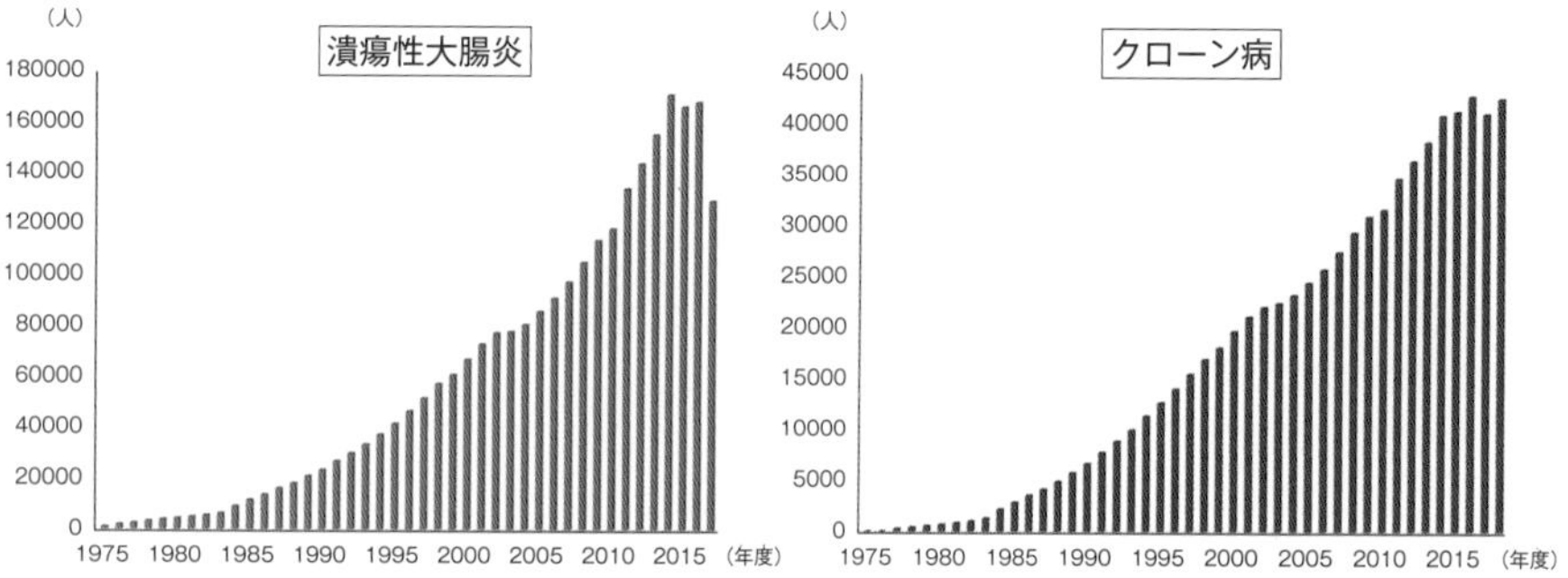

（難病情報センターホームページ「特定疾患医療受給者証所持者数」をもとに作成）

図　IBDの特定医療費受給者証所持者数の年次推移

ＩＢＤの特徴・症状

若年で発症することが多い疾患です。潰瘍性大腸炎の発症年齢のピークは男性で20～24歳、女性では25～29歳にみられますが、若年者から高齢者まで発症します。男女比は1対1で、性別に差はありません。

クローン病の発症年齢は男性で20～24歳、女性で15～19歳に最も多くみられます。男女比は、約2対1と男性に多くみられます。

若年で発症すること、病気を完治させ難いことから、長期間の治療が必要な慢性の病気です。長期的には病状が悪い時期（活動期）と落ち着いている時期（寛解期《かんかいき》）を繰り返すのが特徴です。

腸の炎症は、下痢、腹痛、血便などの症状を引き起こすため、両疾患ともに症状や病態に共通点が多くあります。しかし、ＩＢＤの種類や、腸のどのあたりの炎症かによって症状が異なります。

●潰瘍性大腸炎

大腸のみに炎症や潰瘍が認められる病気であり、主に下痢、血便、腹痛、体重減少、発熱などの症状があります。炎症は大腸粘膜の浅い部分にみられ、通常は直腸より炎症が起こり、連続して口側へ（上の方へ）広がっていきます。

●クローン病

終末回腸《しゅうまつかいちょう》（小腸の終わりの付近）によく発症しますが、口の中から肛門まで、あらゆる消化管に炎症や潰瘍が起こります。腹痛、下痢、体重減少、発熱などが認められますが、潰瘍性大腸炎でよくみられるような血便はあまり多くありません。また、クローン病の炎症は消化管粘膜の深い部分にまで及び潰瘍が深くなりやすく、強い炎症や潰瘍瘢痕《はんこん》（傷あと）により腸が塞《ふさ》がってしまうこと（腸閉塞《ちょうへいそく》）や、腸に穴があくこと(腸管穿孔《ちょうかんせんこう》)があります。

炎症は消化管に非連続的に認められ、消化管以外にも目の炎症や手足の関節の痛み、皮膚の炎症など、さまざまな症状を引き起こします。ほかにも、クローン病の患者さんでは、およそ半数に肛門に炎症を伴う「痔瘻《じろう》」(膿《うみ》の出る穴を伴う痔)が生じ、膿の排出や痛み・発熱を認めることもあります。

検査・診断

ＩＢＤは、腹痛、下痢、血便、発熱、体重減少、貧血などの症状が長く続くことが特徴です。自覚症状や血液検査の異常が続く場合には、ＩＢＤを疑い消化管の内視鏡《ないしきょう》検査(胃カメラ・大腸カメラ・小腸カメラ)や、バリウムを用いた消化管のＸ線造影検査、腹部レントゲン・ＣＴ検査により炎症の状態や範囲を正確に調べます(写真)。内視鏡検査では、組織を採取して炎症の程度を顕微鏡で調べる病理検査(生検組織検査)も行い、ＩＢＤに特徴的な異常がないかも検索します。

さらに、ＩＢＤを正確に診断するためには、食中毒の原因になる細菌、アメーバ赤痢《せきり》などの感染症による腸炎や結核菌《けっかくきん》、サイトメガロウイルスなどの特殊な感染性腸炎と区別する必要があります。このため、便の細菌の検査、特殊な血液検査、結核・ウイルス検査なども行います。

また、解熱鎮痛薬《げねつちんつうやく》などでもＩＢＤに似た腸炎を生じることがあるため、現在飲んでいる薬を確認する必要もあります。炎症の範囲に応じて、潰瘍性大腸炎は「直腸炎型」、「左側大腸炎型」、「全大腸炎型」に分類され、クローン病は「小腸型」、「小腸大腸型」、「大腸型」に分類されます。

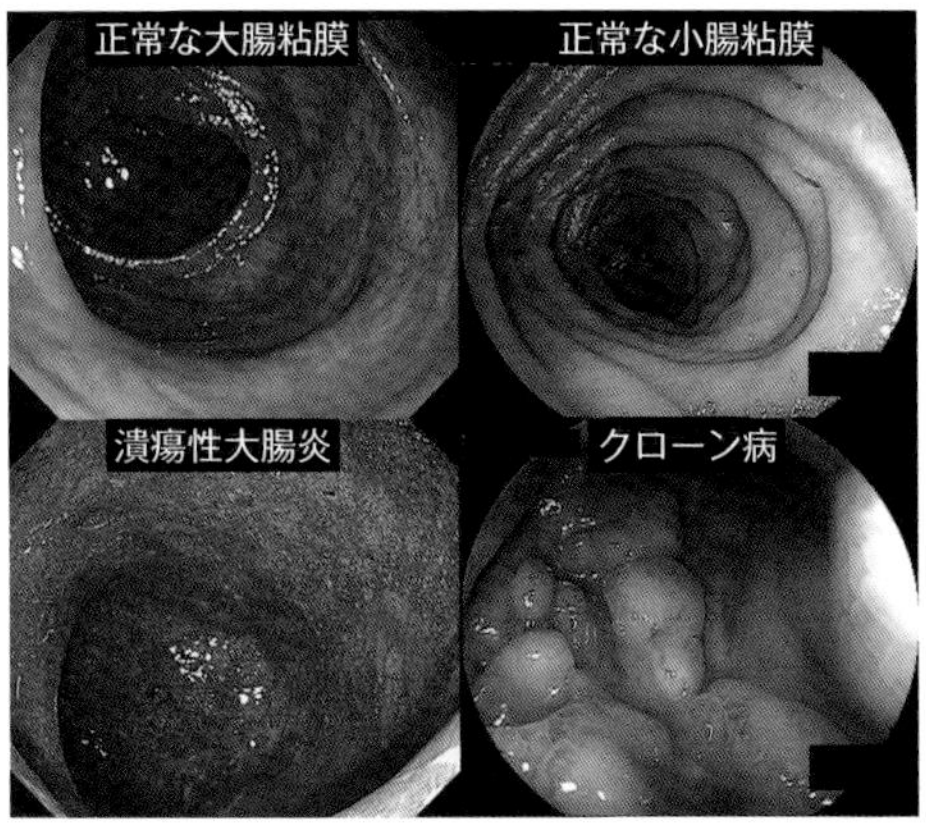

写真　IBD の内視鏡画像

ＩＢＤの治療

ＩＢＤは、再燃(病状が悪化する)と寛解(病状がよくなる)を繰り返すうちに消化管のダメージが蓄積し、ときに手術が必要となる進行性の疾患です。そのためＩＢＤの治療では、病勢をいったん落ち着かせる(寛解導入療法)だけでなく、落ち着いた状態を長期に維持すること(寛解維持療法)が重要です。

現在ＩＢＤの治療薬には、腸の炎症や免疫反応を抑える5-ASA製剤、ステロイド薬、免疫調節薬、免疫抑制剤、抗ＴＮＦα製剤(炎症を起こすサイトカインといわれるタンパク質を抑える薬)を代表とする生物学的製剤、漢方薬などの内服薬、坐薬《ざやく》、注射剤など、さまざまなものがあります。また、腸の安静と栄養を維持するための経腸栄養療法や、体外循環装置を用いて炎症の原因となる活性化した白血球を除去する治療(ＣＡＰ療法)もあります。

これらの治療を、ＩＢＤの重症度や炎症の部位により調整します。炎症が強い時期には強い治療で一気に炎症を沈静化し、炎症が改善した後は炎症が再度起こらないように維持の治療を継続していきます。

潰瘍性大腸炎では、治療により病勢がコントロールできない場合や重症～劇症の場合、大腸がんを合併した場合には、大腸全摘術が検討されます。

クローン病では、難治性の痔瘻や腸閉塞、穿孔などの場合に手術が検討されます。潰瘍性大腸炎は手術により炎症の原因となる大腸を切除してしまうため完治が望めますが、クローン病は全消化管に炎症を起こし、術後の再発も多いため、手術後も治療の継続が必要です。

IBDは遺伝する？　妊娠・出産はできる？

IBD は、家族内での発症が一般よりも多いことが知られています。欧米では患者さんの約 20%に、潰瘍性大腸炎やクローン病を発症した近親者がいると報告されています。近年、医学の進歩に伴い病気のしくみが少しずつ解明され、遺伝だけではなく環境、腸内細菌の異常、食生活などのさまざまな要因が加わり、体内で免疫異常が起こることで発症することが分かってきました。少なくとも、必ず遺伝するというような病気ではありません。

IBD を患っている女性の妊孕性《にんようせい》（妊娠する能力）は、症状が落ち着いている時期（寛解期）では一般の方と同じぐらいですが、症状が悪化している時期（活動期）では低下します。また、妊娠中も寛解を維持できていれば安定した妊娠・出産が可能とされていますが、活動期の妊娠では、流産・早産・低出生体重児の危険が高くなります。

妊娠中に使ってはいけない薬もあるため、妊娠・出産については主治医とよく相談しながら計画していくことが重要です。

脳血管内治療センター

安全で患者さんの負担が少ない脳血管内治療を目指して

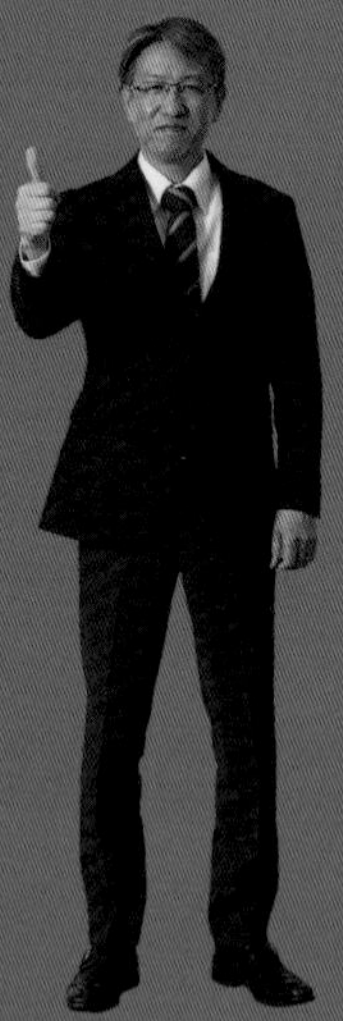

センター長
小山 淳一
（こやま じゅんいち）

脳血管内治療とは

脳血管内治療は、脳や頸部《けいぶ》（首）の血管の病気を、血管の内側からカテーテルで治療する技術です。主な脳の血管の病気としては、①脳動脈瘤《のうどうみゃくりゅう》、②頸動脈狭窄症《けいどうみゃくきょうさくしょう》などがあります。

脳動脈瘤に対するフローダイバーター治療技術

脳動脈瘤は、従来は「開頭クリッピング術」といわれる、頭部を切開してクリップで動脈瘤の根元を挟み、血液を遮断《しゃだん》して破裂や再破裂を防ぐ方法によって治療してきました。しかし、カテーテル（血管などに挿入する柔らかい管）を用いた「コイル塞栓術《そくせんじゅつ》」が行われるようになってからは、こちらが増加し、国内ではクリッピング術と件数がほぼ同じになりました（図1a）。

コイル塞栓術は脳動脈瘤の内側に柔らかいプラチナ合金製のコイルを充填《じゅうてん》することによって、瘤内の血液を固める治療法です。傷あとが非常に小さくて済むので体の負担が少なく、社会復帰が早くできるなどの長所がありますが、脳動脈瘤の形状や大きさによってはコイル塞栓術での治療が難しい場合がありました。

そこで、当院では2017年にコイルを充填しなくても動脈瘤が消失する「フローダイバーター」による治療方法を導入しました。フローダイバーターとは〝血流分離〟の意味であり、動脈瘤が発生している血管の内側にフローダイバーターといわれる特殊な筒を挿入することで、血流が分離・制限されて、次第に動脈瘤の内側の血液が固まる効果があります。約90％の患者さんの動脈瘤が2、3年かけて消失します（図2）。

当院では、2020年11月までに15人の脳動脈瘤の患者さんをフローダイバーターで治療しました。その後も、フローダイバーターの種類は増え、さらに多くの患者さんを治療できるようになっています。

頸部内頸動脈狭窄症へのステント治療技術

頸動脈狭窄症に対しては、「頸動脈《けいどうみゃく》内膜剥離術《ないまくはくりじゅつ》」という外科手術が行われてきました。その後、カテーテルを用いて「ステント」と呼ばれる網状の筒を血管の内側に入れて治療する「頸動脈ステント留置術《りゅうちじゅつ》」が増え、現在、国内では頸動脈内膜剥離術の2・5倍になっています（図1b）。

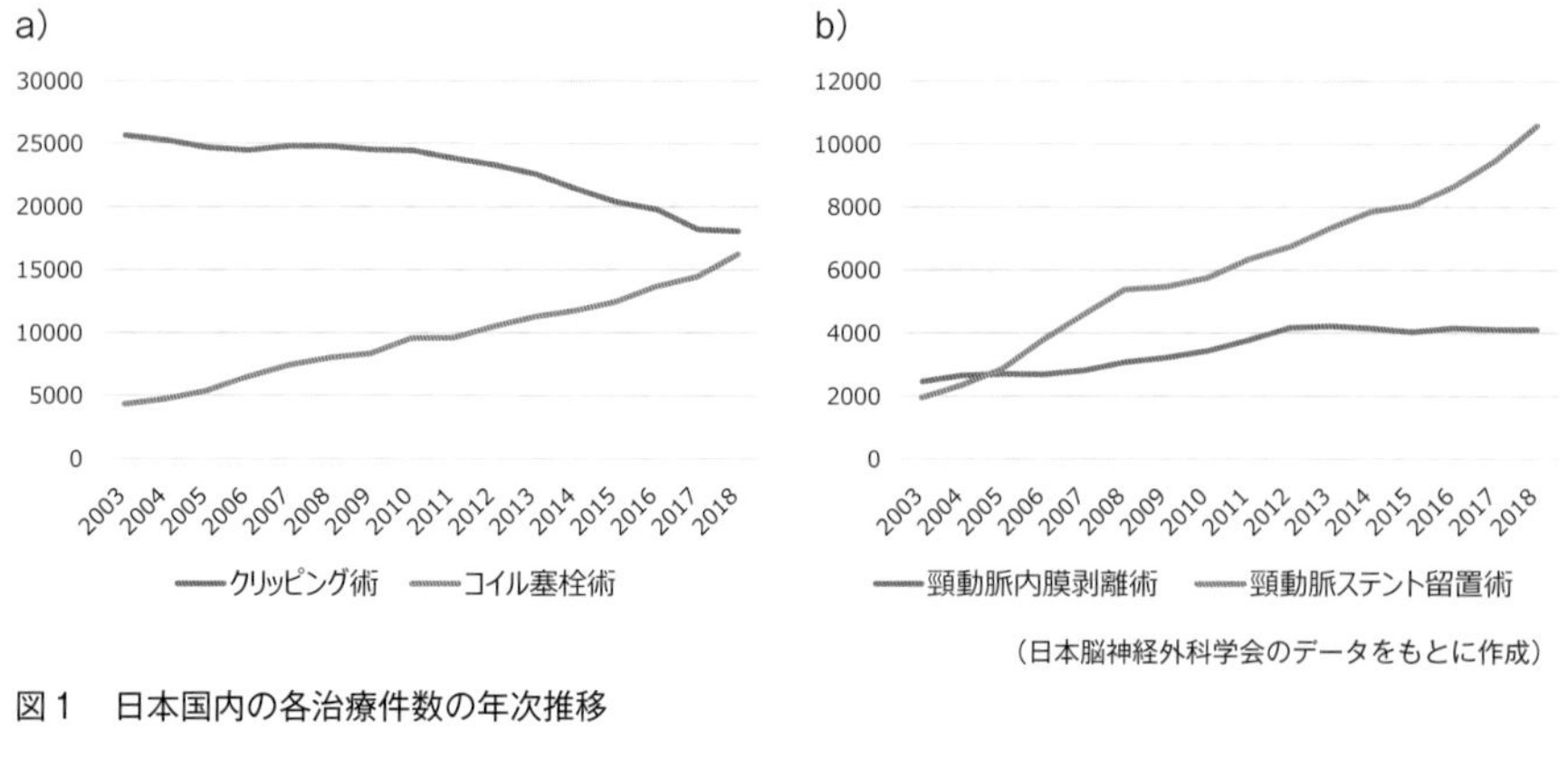

（日本脳神経外科学会のデータをもとに作成）

図1　日本国内の各治療件数の年次推移

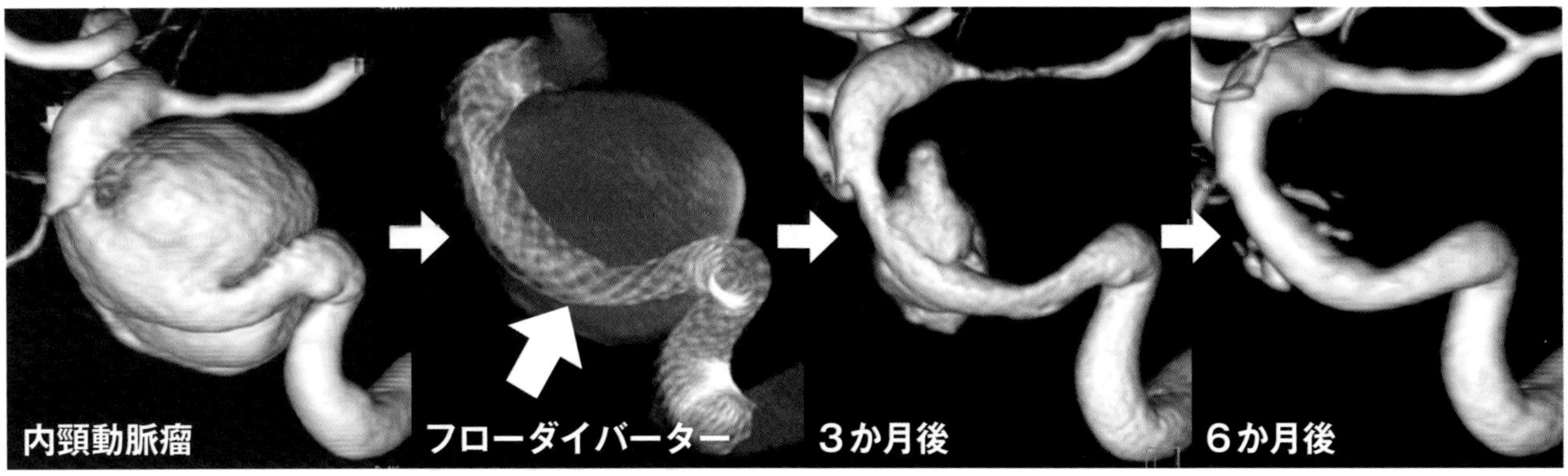

図２　内頸動脈瘤のフローダイバーター治療

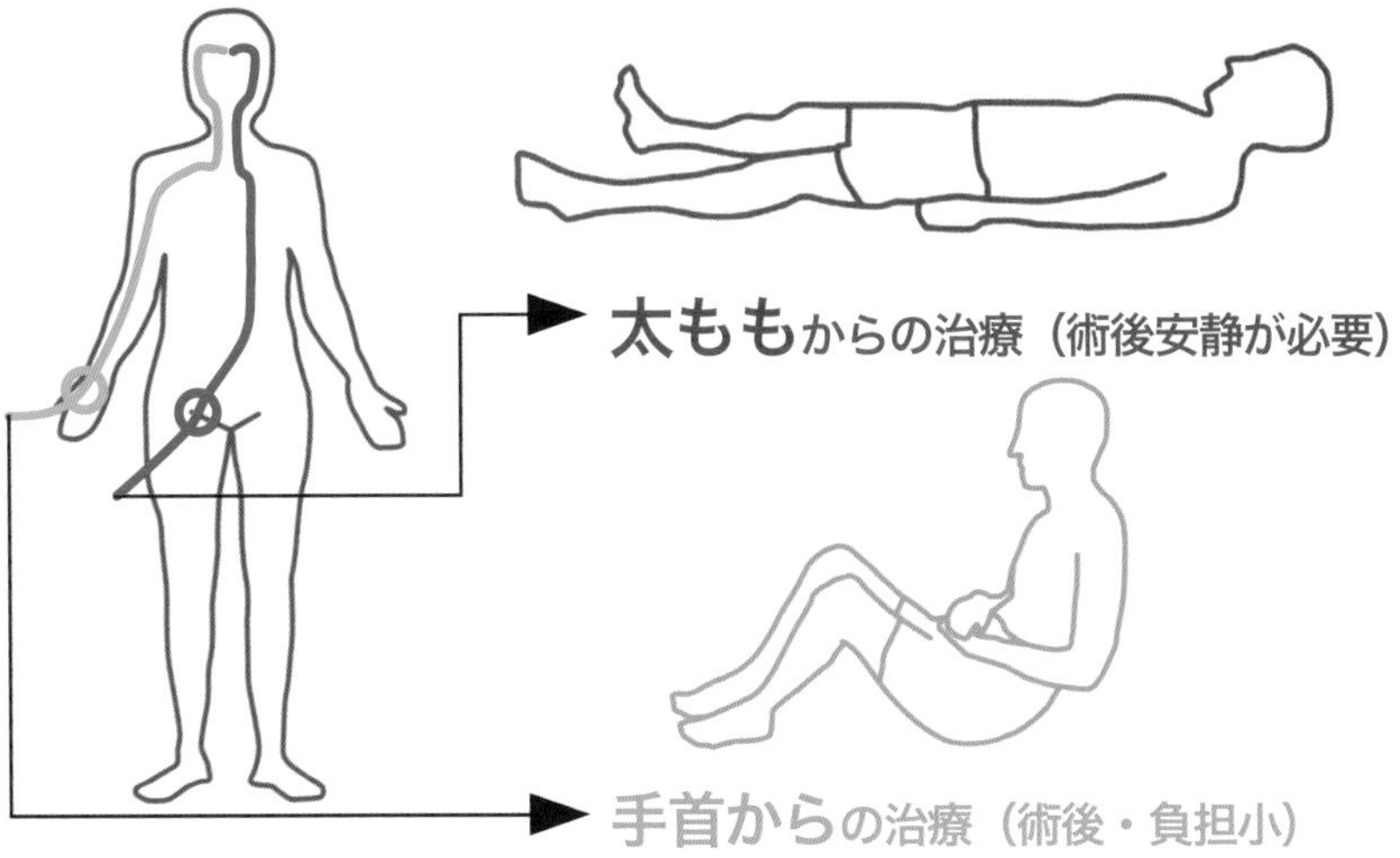

図３　太ももの付け根からと手首からの治療の違い

ステント留置術は頸動脈が細くなる原因となる、動脈内部のプラーク（コレステロールの垢《あか》）は切除せずに血管を内側から広げる治療法です。傷あとが非常に小さいので体の負担が少なく、社会復帰が早いなどの長所があります。一方、頸動脈ステント留置術は、治療の際にプラークが飛び散りやすいため脳梗塞《のうこうそく》が起こる可能性が高く、外科手術が困難な患者さんに限り、ステント治療を行うように推奨されています。

そこで当院では、２０２０年からプラークの飛散が少ない２枚重ねたステントを導入しました。脳梗塞を合併する危険性が低く、これによって今後ステント治療を行う患者さんはさらに増えると予想しています。

手首から治療する最新技術

脳血管内治療は太ももの付け根からカテーテルを挿入するのが一般的ですが、およそ２％の確率で挿入部位の合併症が起きるとされています。

脳血管内治療は血液をさらさらにする薬を服用している状態で施行されることが多いため、カテーテルを挿入した部位からお腹《なか》の中に出血したり、挿入した部位に新しく動脈瘤を作ってしまうこともあります。

そこで当院では、２０１６年に手首からカテーテルを挿入する治療を開始しました。手首からの治療の方が、合併症の可能性が少なく、入院期間も短いため、患者さんの負担も減ります。以来、関連病院を含め４００例以上の患者さんを手首から治療し、現在ではこの方法が当院における大多数を占めるようになり、技術の精度を高めてきました。

治療後は手足を動かすこともでき、ベッドで寝るとき上向きを強いる必要もありません。治療の翌日から歩行可能で、最短４日で退院可能です（図３）。

当センターの特徴

脳血管内治療センターは、最新の脳血管内治療の普及と発展を目指して、2010年４月に新設されました。当センターでは、最新の技術と機材を用いて高いレベルの脳血管内治療を提供し、治療成績向上のために新しい技術や器材の開発を行っております。また、脳血管内治療の安全性向上のための研究、普及のための医療体制の整備ならびに脳血管内治療専門医・指導医の育成も行っています。

脳動脈瘤の治療では、ステントやフローダイバーターを導入しています。動静脈奇形や動静脈瘻《どうじょうみゃくろう》には、液体塞栓物質を用いた治療を行っています。頸動脈狭窄症に対しては、ステントを用いた拡張術を行っています。また、頭蓋内の脳動脈狭窄症に対してもステントを用いた拡張術を行っています。当院脳神経外科は脳動脈瘤などに対する開頭手術で高い技術と実績を持っていますが、脳血管内治療でも、開頭手術に劣らない先進的かつ低侵襲《ていしんしゅう》・安全に配慮した治療を行っております。

整形外科

最新の低線量ハイブリッドナビゲーション手術室—進化する側弯症手術

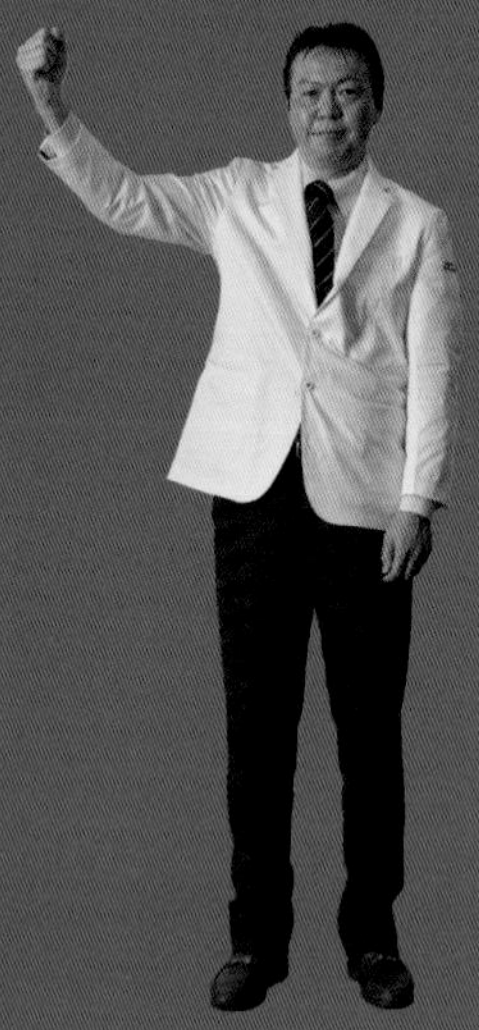

科長
髙橋 淳
（たかはし じゅん）

思春期特発性側弯症

脊柱側弯症《せきちゅうそくわんしょう》とは、さまざまな原因で背骨が曲がってしまう病気です。その中でも成長期である小学校高学年から中学校時代に発症する思春期特発性＊側弯症が全体の80～90%を占めており、女子の方が男子より5～7倍発症しやすいことが分かっています。日常生活の中や学校検診で発見される場合があります。側弯症は、状態や進行具合に応じて装具療法あるいは手術療法が必要になります。

＊特発性／病気の原因がはっきり分からないということ

コンピューターナビゲーションシステム

側弯症の弯曲《わんきょく》を矯正する手術では、背骨に沿って細い金属の棒（ロッド）を入れ、ロッドに脊椎《せきつい》を固定して曲がりを矯正します。固定する際は、10個以上の脊椎骨にネジを正確に入れる必要があります。

ネジを入れるときにコンピューターナビゲーションシステム（以下ナビゲーション）が威力を発揮します。ナビゲーションとは実際の手術中に治療している骨と手術器具との3次元的な位置関係を正確に表示する装置で、自動車のナビゲーションのように、安全、確実に脊椎の手術を行う助けになります。

当院整形外科は1996年に国内でいち早く脊椎手術にナビゲーションを導入し、この分野で日本をリードしてきました。側弯症の手術は時間がかかることが問題でしたが、当科のもつナビゲーションに関する豊富な経験で、その短縮をはかることができるようになり、安全性も高くなりました。独自に開発したマルチレベルレジストレーション法＊は、今では全国で広く行われるようになっています。

＊レジストレーションとは、手術前に撮影しておいたCT画像と術中の患者さんの背骨をマッチングする作業です。通常は1つの椎骨で行いますが、この作業を3つの椎骨で行う方法になります

ハイブリッドナビゲーション手術室

2018年5月には、南病棟にハイブリッドナビゲーション手術室が完成しました。この手術室には、高画質な透視・3次元CT写真を撮影できるロボットアームのついたX線装置を設置しており（写真1）、手術中のCT画像を用いてナビゲーションシステムを稼働させることができます（写真2）。

この装置は、手術ベッド上の患者さんの姿勢に応じてCTが撮影でき、その情報が自動的にナビゲーション用コンピューターに送られるため、以前必要だったレジストレーションという作業が不要となりました。また、入れたネジをその場でCTで撮影して位置を

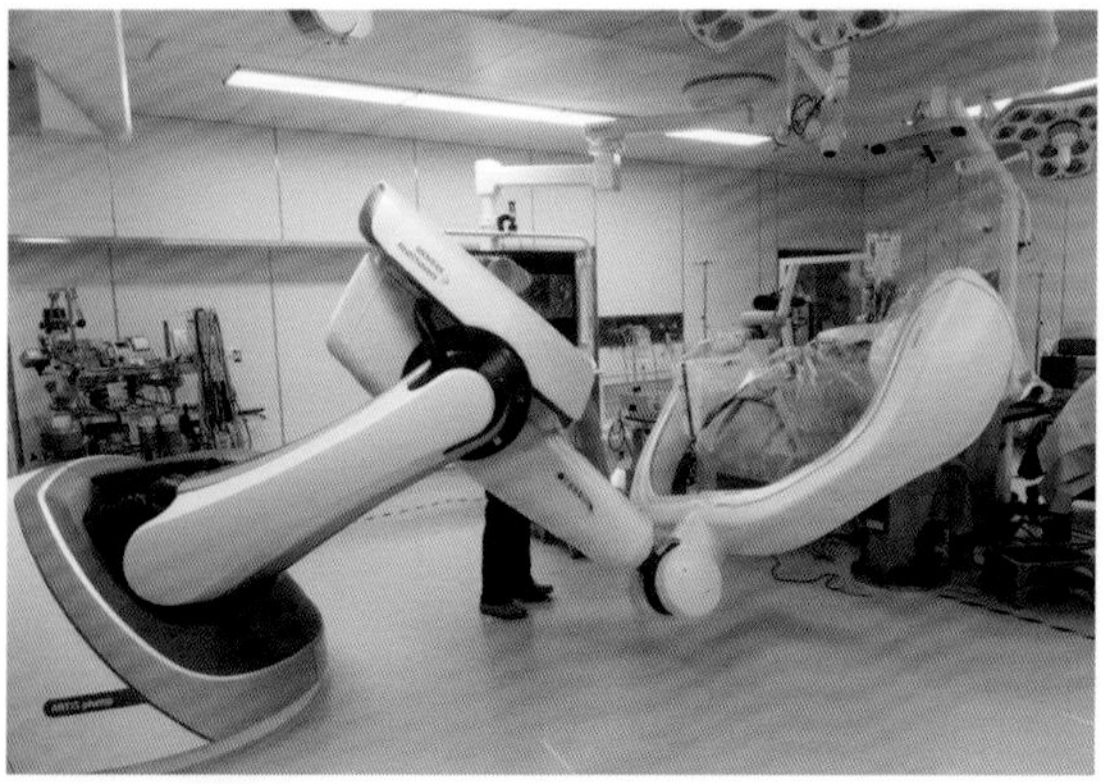

写真1　高画質な透視・3次元CT写真を撮影できる、ロボットアームのついたX線装置

CHECK POINT　脊柱側弯症患者さんへの新しい手術範囲選択手法

当科では最小限の固定範囲で理想的な矯正が期待できる、オーダーメイド低侵襲矯正固定《ていしんしゅうきょうせいこてい》を開始しました。2016 年に、腰にカーブがある側弯症患者さんに対し理想的な手術固定範囲を選択する方法として、Shinshu-line（通称 S-line）を考案しました。また 2018 年には信州大学繊維学部との共同研究により、胸にカーブがある側弯症患者さんに対しても理想的な固定範囲を選択する方法として、modified S-line を開発しました。これらの方法は 2019 年と 2020 年に海外の著名な医学誌に掲載され、ともに国内外で高い評価を受けています。

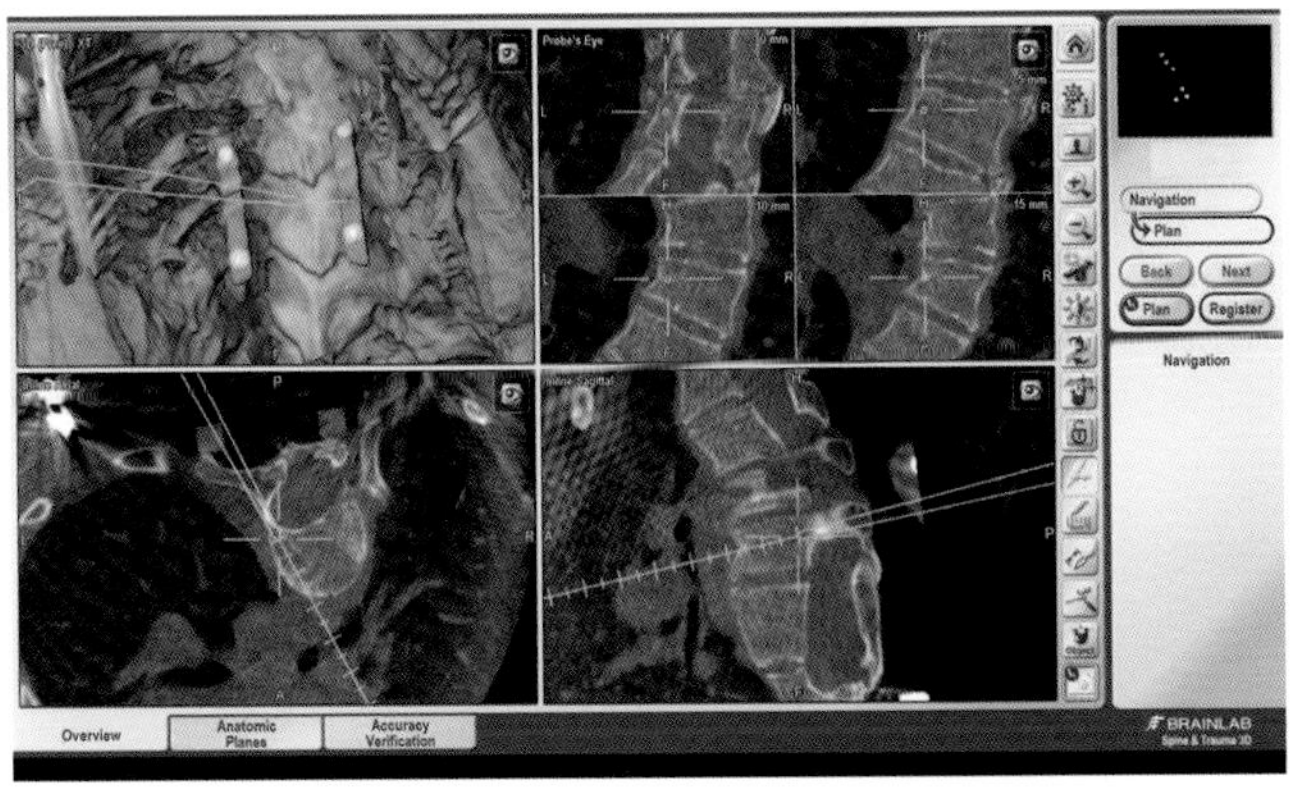

写真２　ナビゲーションシステム：３mm 径の椎弓根に 4.5mm 径のネジを刺入しています

確認できるため、安全性がさらに高まりました。

私たちのハイブリッドナビゲーションによる側弯症手術の成績は海外の著名な医学誌にも掲載され、高い評価を得ています（写真３）。

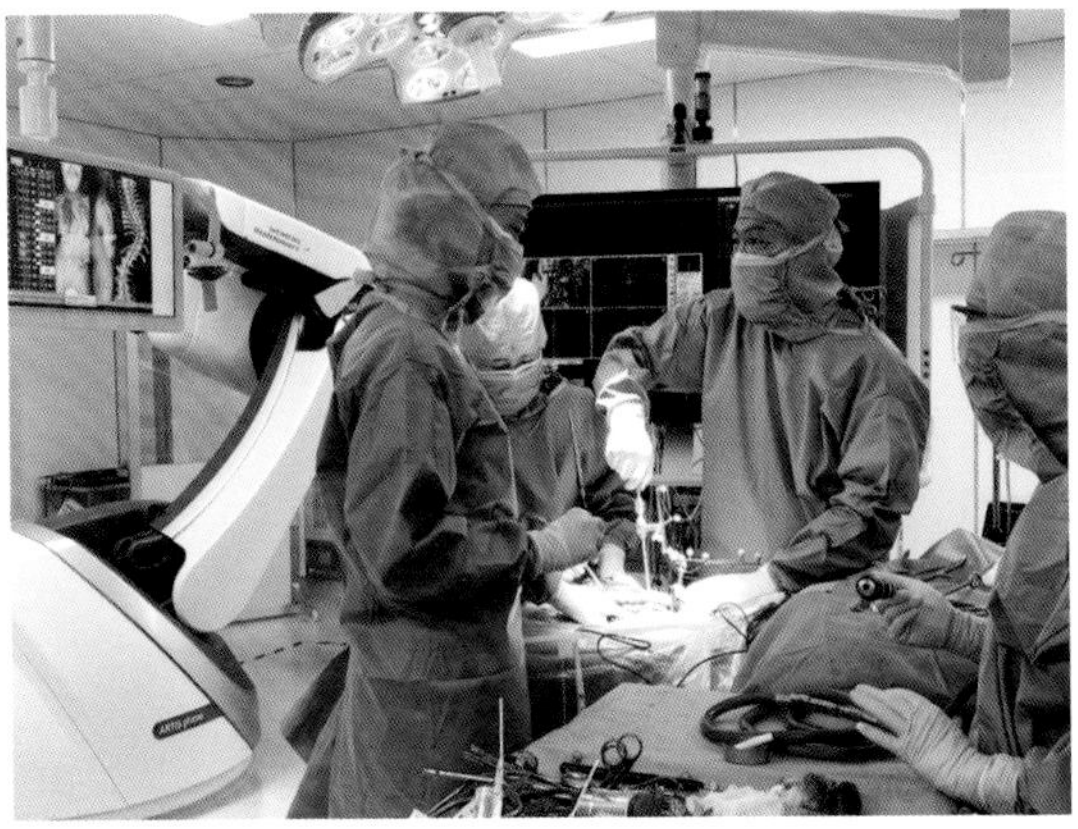
写真３　ハイブリッドナビゲーション手術室での側弯症手術風景

ハイブリッドナビゲーション手術室は、整形外科だけでなく、脳神経外科、心臓血管外科、循環器内科、形成外科、産科婦人科、消化器外科、放射線科でも使われています。ここでの側弯症手術は、整形外科医、麻酔科医、看護師、放射線技師、臨床工学技士、検査技師の多職種によるチームによって行われます。

低線量化の実現

小児の側弯症手術は、ハイブリッドナビゲーション手術室が多く使われます。そこでCTの被曝《ひばく》量を減らすため、放射線科や放射線技師の協力を得て、診断用CTの５分の１まで線量を低減することに成功しました。これからも、先端技術を効果的に運用しながら、安全で効果的な側弯症治療の提供に努めます。

側弯症手術以外の整形外科手術での使用

整形外科では脊椎手術のほかに、骨折などのけがや、骨や筋肉にできた腫《しゅ》瘍《よう》に対する手術も行っています。骨折の分野では主に骨盤骨折に対して、ハイブリッドナビゲーションシステムが用いられるようになってきています。

もともとこの手術は、傷が大きく出血量も多いうえ、神経損傷のリスクが高く、患者さんに負担がかかる手術でした。しかし、このシステムを用いることで小さな傷で出血量も少なく、かつ安全な手術を行うことが可能となってきました。

当科の特徴

当科は手足のしびれや痛み、長く続く腰痛、関節痛、歩きづらさでお困りの皆さんの力になりたいと考えています。当科の構成は、脊椎（首から腰）、上肢《じょうし》（肩から手指）、下肢《かし》（股関節から足指）、腫瘍（骨や皮膚、筋肉といった軟部のできもの）の各疾患班に加え、関節リウマチ・骨粗《こつそ》しょう症《しょう》チーム、重度四肢外傷チームとなっています。それぞれに専門のチーフがつき、幅広い症状、疾患に対して高度な医療を提供しています。

さらに、一般病院では治療が困難な、重症あるいはまれな外傷や疾病の治療、再手術、先進手術などについて、長野県内だけでなく全国からの紹介を受けています。当科６つのチームが一丸となって、安全で先進的な治療の実施に努めています。これからも患者さんにとって安心であり、また医師にとって魅力のある先駆的な存在となれるよう日々頑張っていきます。

【診療実績】

当科の 2019 年診療実績は年間外来患者数 22,825 人、手術件数は合計 1,012 件で、脊椎 281 件（うち側弯症 79 件）、下肢 317 件、上肢 127 件、腫瘍 172 件、外傷 115 件です。病院別頸椎《けいつい》・頸髄《けいずい》損傷治療実績は全国で５位、脊椎・脊髄《せきずい》腫瘍は 12 位、脊柱変形（側弯症）は 16 位、悪性軟部腫瘍は 18 位となっています。

（出典：DPC 対象病院・準備病院・出来高算定病院の合計治療実績〈2018 年４月～2019 年３月退院患者〉）

泌尿器科

腹腔鏡手術がさらに進化　ロボット支援下による　前立腺がん・腎がん手術

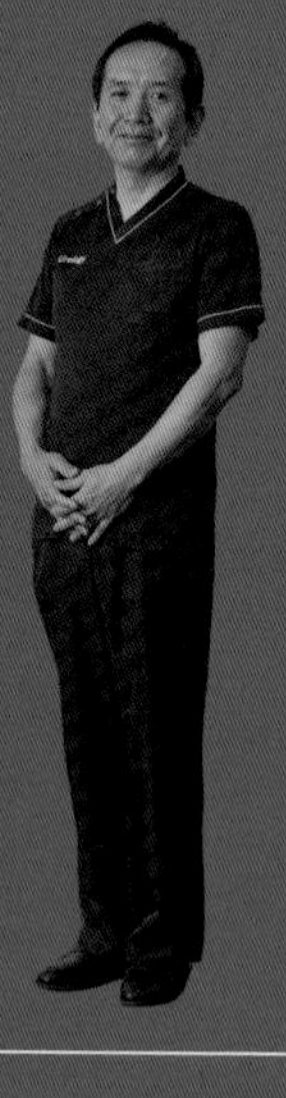

科長
石塚 修
（いしづか おさむ）

前立腺がんの症状と診断

前立腺とは、膀胱《ぼうこう》の直ぐ下に位置する男性特有の臓器で、精液の成分を作っており、尿道はこの前立腺の中を貫くように通っています。

中高年になると、一部の人では、特に内側の部分が徐々に大きくなってきます。そのために尿道が圧迫され尿の通りが悪くなり、尿の勢いが悪い、残尿感があるなどの症状が現れます。このような病気を前立腺肥大症といいます（図１）。

これに対し、前立腺がんは主に外側の部分に発生し、早期のがんでは、前立腺肥大症のような症状が出にくいため、発見が遅いと、周囲に浸潤《しんじゅん》*や転移を起こしやすくなります。

現在、前立腺がんは前立腺特異抗原（PSA）検診によって、早期に発見されることが多くなっています。

前立腺特異抗原とは、前立腺で作られ精液内に分泌されるタンパクの１つです。がんなどで前立腺の正常な構造が破壊されると血液中にも検出されるようになるため、検診で測定が行われるようになりました。

＊浸潤／がんがまわりに広がっていくこと

前立腺がんの治療

　前立腺がんの治療は、大別すると手術治療、放射線治療、男性ホルモンの分泌を抑えるホルモン治療、抗がん剤治療などになります。どの治療を選択するかは、前立腺がんの進行度や悪性度、治療ごとの利点・欠点に基づき、患者さんと相談しながら決めます。

　手術治療には、下腹部を切って前立腺を取り出す開放手術以外に、腹腔鏡《ふくくうきょう》手術《しゅじゅつ》があります。二酸化炭素で腹腔内に空間を作り、腹壁に作成した約6か所の穴から内視鏡や電気メス、鉗子《かんし》（組織を採取したり、ものをつかんだりすることができる器具）を入れて行う手術です。

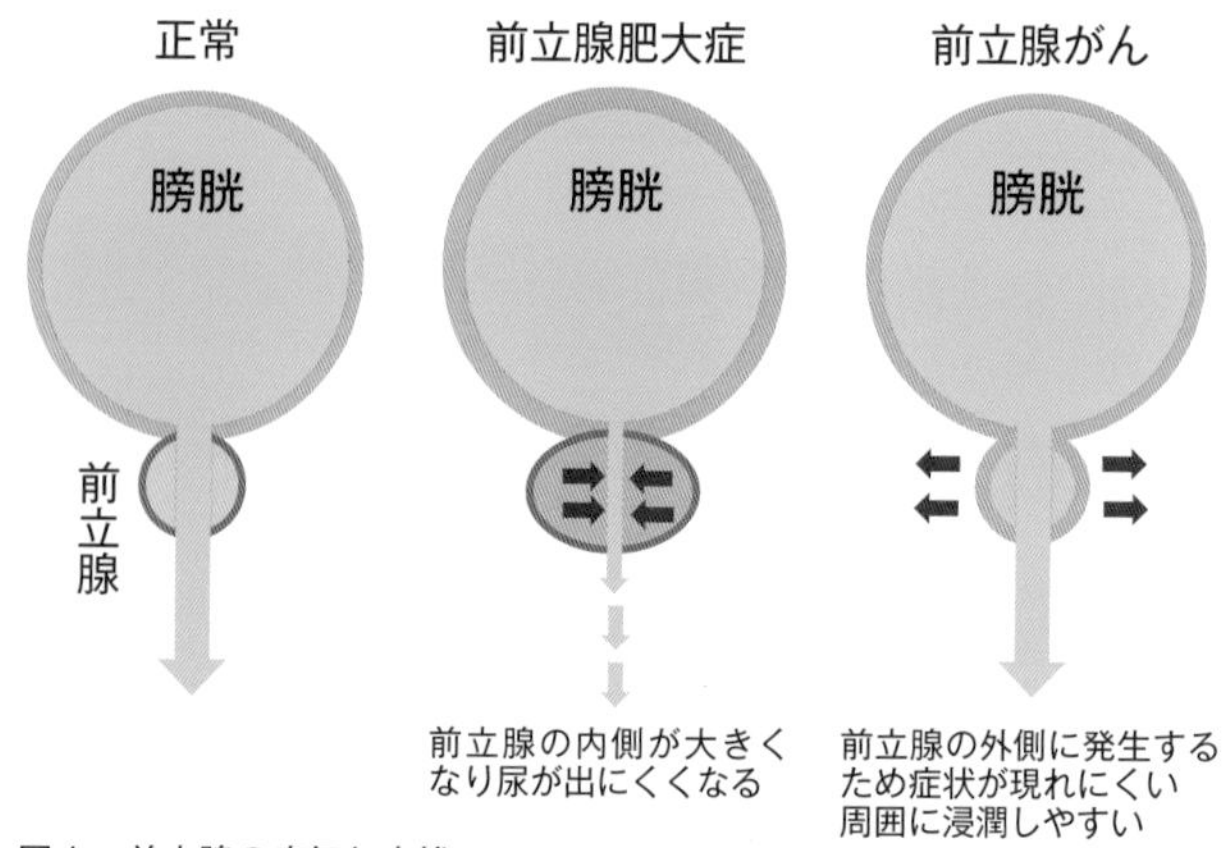

図１　前立腺の病気と症状

　当院では、2012年12月に長野県で第1例目の前立腺がんに対する内視鏡手術支援ロボットを使用した腹腔鏡下手術を開始しました。従来の開放手術よりも、術中の出血量や術後の痛みが少なく、入院期間も短くなります。その後、2020年6月までに約500例を施行しています。

腎がんの症状と診断

　腎《じん》がんは、通常、尿を作る腎実質の部分に発生するがんのことを指します。早期の腎がんは無症状で、定期検診や人間ドックでの腹部超音波検査によるスクリーニング（ふるい分け）検査、別の疾患を精査した際のCT検査などで偶然に発見されることが多くなっています。

　画像診断が普及する以前は、血尿や側腹部痛、腹部の腫瘤《しゅりゅう》を触れることなどの局所症状がきっかけとなって発見されていましたが、これらの症状が現れるのは、がんがかなり進行してからです。

腎がんの治療

現在、腎がんの7～8割は早期に無症状の状態で発見されています。早期がんに対しては手術療法が、転移を伴う進行がんにおいては薬物治療が中心となります。

手術療法は、腎臓の辺縁（内部の境界に近い部分）に存在する４㎝以下のがんの場合には、がんの部分のみを切除する腎部分切除術、それ以外の場合には腎摘除術を行います。最近では、どちらの手術も腹腔鏡を用いた低侵襲《ていしんしゅう》（体に負担の少ない）の手術を行うことが多くなっています。

当院では、２０１７年９月よりロボット支援腹腔鏡下腎部分切除術を開始しました。２０２０年11月までに、49例の手術を施行しています。従来の腹腔鏡手術よりも出血量が少なく、患者さんの体に負担の少ない手術です。

ロボット支援手術とは？

米国で開発された内視鏡手術支援ロボットのダビンチには、以下のような特徴があります（写真１）。

①３Ｄカメラで体内を立体的に映し出します。最大約10倍のズーム機能により、患部を拡大視野で捉えることが可能です。

②３本のアームを術者が自由に操作することができます。さまざまな形状の鉗子は人間の手と同等以上の可動域があります。

③手先の震えが鉗子の先に伝わらないように手ぶれを補正します。高い集中力を必要とする細かな作業でも正確に操作することができます。

当院では、ロボットアームを動かす操作台（コンソール）を２つ備えたダビンチＳｉを導入しています（写真２）。

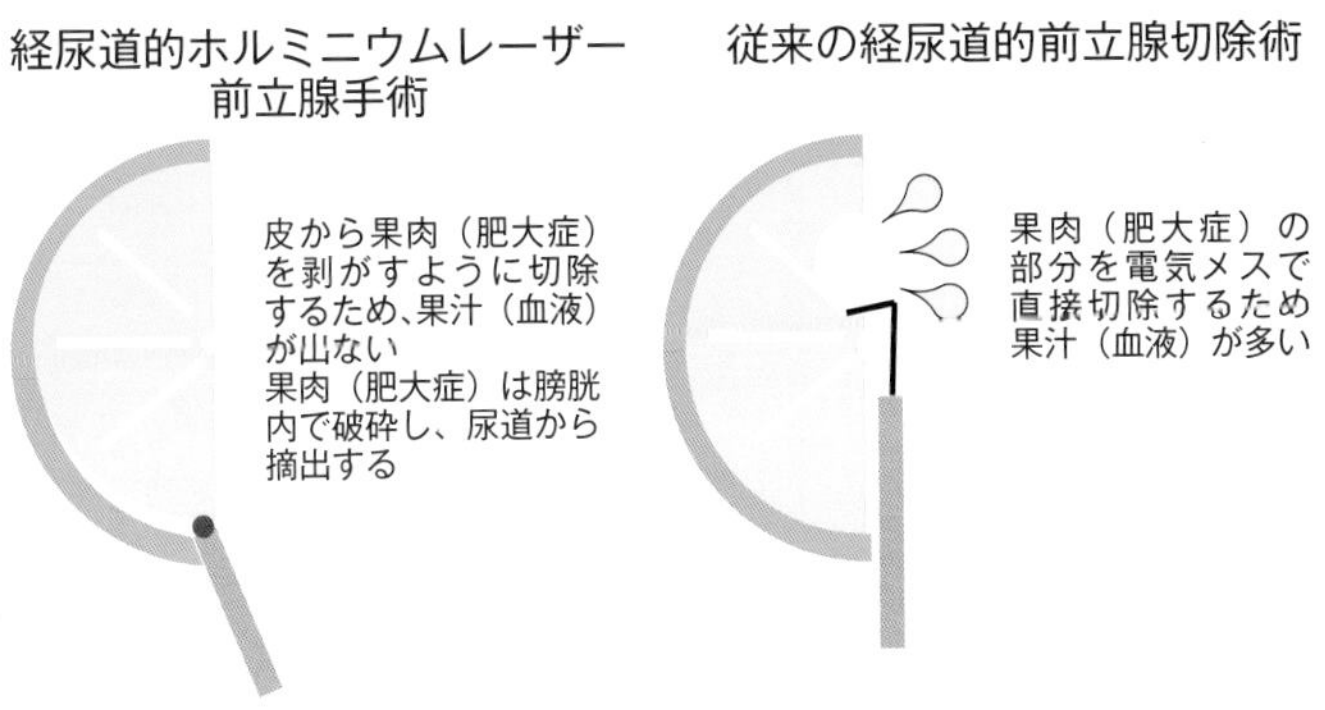
経尿道的ホルミニウムレーザー
前立腺手術
皮から果肉（肥大症）を剥がすように切除するため、果汁（血液）が出ない
果肉（肥大症）は膀胱内で破砕し、尿道から摘出する
従来の経尿道的前立腺切除術
果肉（肥大症）の部分を電気メスで直接切除するため果汁（血液）が多い
図２　前立腺肥大症をミカンの果肉に例えたレーザー手術

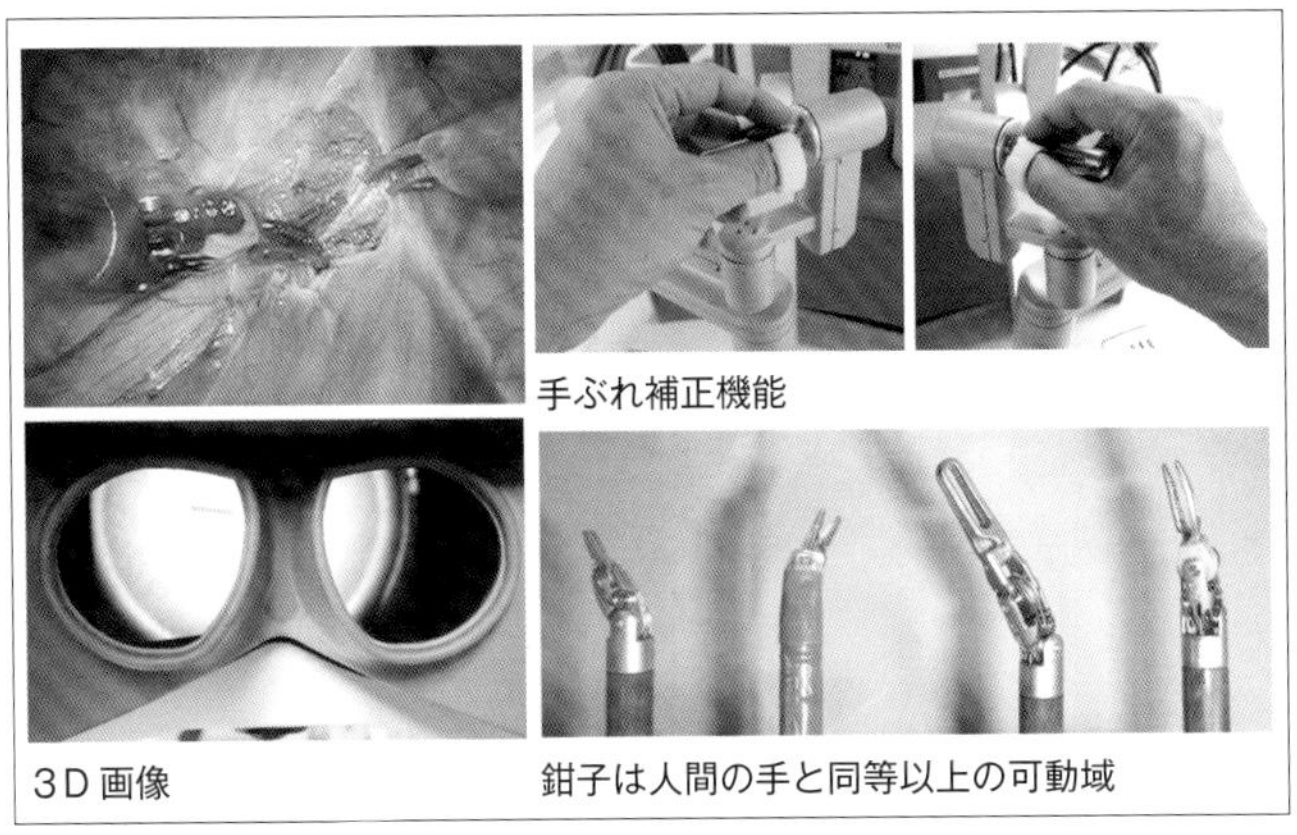
手ぶれ補正機能
3D 画像
鉗子は人間の手と同等以上の可動域
写真１　ダビンチの特徴

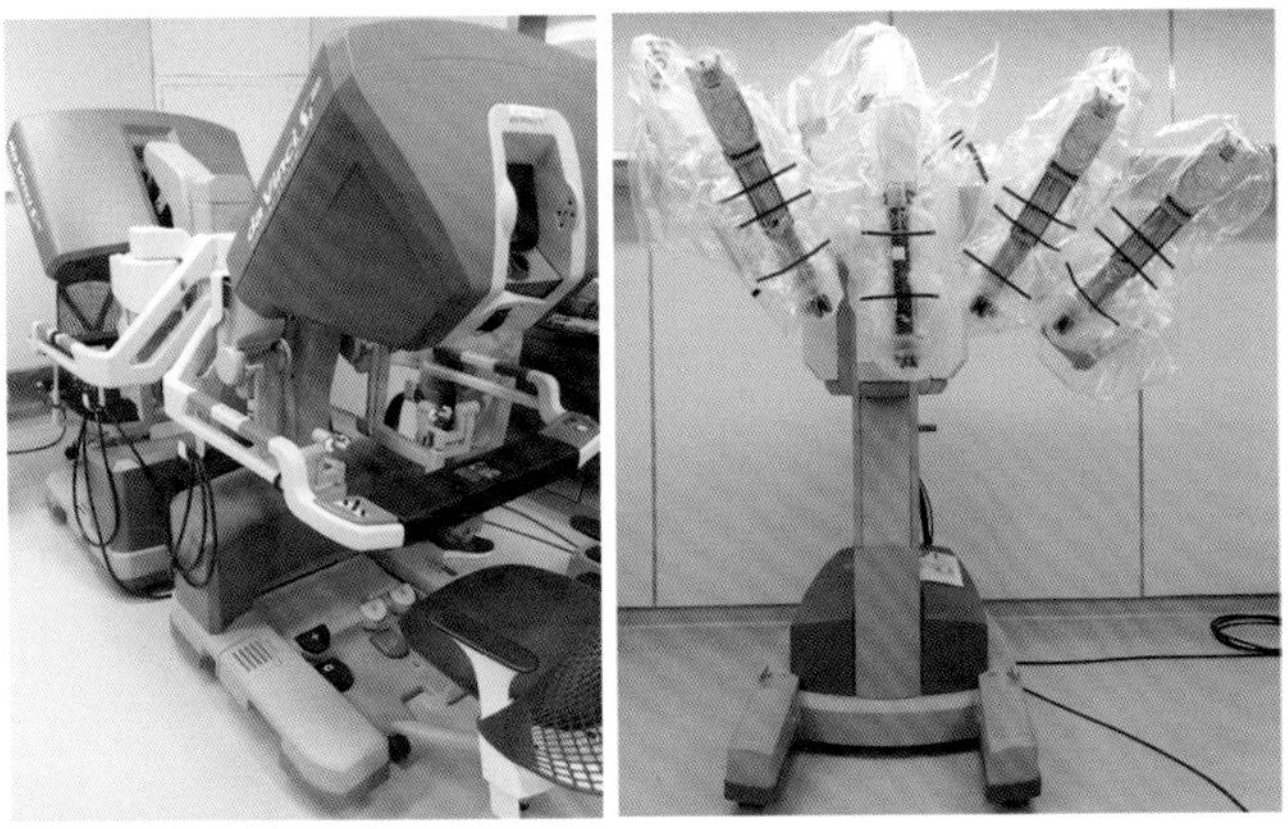
写真２　ダビンチ Si デュアル コンソール システム

当科の特徴

当科にはロボット支援手術を施行する認定医が８人在籍し、そのうちの４人はプロクター資格（ロボット支援手術医を指導する資格）を持っています。2014 年の手術実績は年間 60 例でしたが、５年後の 2019 年には年間 98 例、2020 年には包括先進棟増築に伴い手術枠が増えたこともあり、半年間で 122 例施行しており、手術待ちの期間も短くなりました。

また、前立腺肥大症治療、および腎尿管結石破砕用に使われるホルミニウムレーザー装置を２台整備しています。レーザーによる前立腺肥大症手術は出血が少ないため、特に大きな前立腺肥大症の場合に使用しています（図２）。

2014 年には前立腺肥大症治療が年間 27 例、尿路結石破砕が 32 例でしたが、2019 年には前立腺が年間 58 例、結石破砕が 56 例と倍増しました。2020 年度には体外衝撃波結石破砕装置も更新され、尿路結石治療の中心としての役割も充実しています。

放射線科／放射線部

あらゆるがんに対応できるように―高精度放射線治療システム

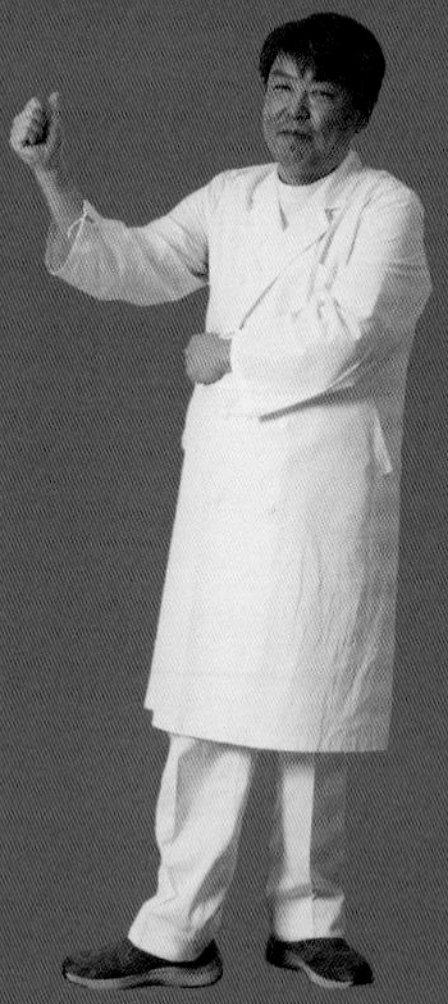

講師
小岩井 慶一郎
（こいわい けいいちろう）

放射線治療とは？

手術や抗がん剤治療と並ぶ、がん治療における有力な治療方法の１つです。主に用いられる放射線は、レントゲン写真を撮ったりするときに使われるＸ線です。がん細胞は放射線が照射されると弱りやすい性質があります。正常な細胞も弱りますが、がん細胞に比べて回復する力が強いため、少しずつ繰り返し放射線を照射することで正常な細胞は回復させつつ、がん細胞にダメージを与え、治療することができます。

専門医による診察

がんは全身の多様な部分に生じます。このため、患者さんががんの診断を受け、その治療を行うことになる診療科はさまざまです。放射線治療が必要になった場合は、その診療科からの「紹介」によって放射線科が治療を行うことになります。

当科では、まず放射線治療を専門に行っている医師（放射線治療専門医）が患者さんを診察します。患者さんの身体的な状況や検査の情報をふまえ、患者さん自身と相談しながら治療の方針を決めていきます。

それぞれの診療科と放射線科の間では定期的に検討会を行っており、事前に患者さんの情報を十分に共有したうえで相談しています。また、放射線治療についての説明を十分行い、患者さんの不安や疑問に答え、納得いただいたうえで治療を行います。

放射線治療計画

放射線治療専門医の診察が終わり、放射線治療の方針が定まったところで具体的な放射線治療の計画を立てていきます。放射線治療計画で決めることは、①患者さんの体のどこに、②どのぐらいの放射線量を、③どのようなタイミングで照射するか、です。

患者さんの体のどこに照射するかを決めるために、ＣＴ（コンピューター断層画像）撮影を行います。ＣＴは体の輪切りの画像ですが、これをコンピューターで特殊な処理を行うことにより、３Ｄ（３次元）画像で仮想の患者さんを作ることができます。

この仮想の患者さんに対し、どのような方向からどのように放射線を照射するかを決めていきます。そのためにコンピューター上で、患者さんのがん病巣や臓器を３Ｄで描き出します。これは単なるコンピューター処理ではなく、医学的知識をもとにした専門的な作業になります。この処理の結果、描き出したがん病巣に、いかに放射線を集中させて照射するか、正常な臓器に当たる放射線をいかに少なくするか、仮想データを用いて検討（シミュレーション）をします。

一昔前に比べて、放射線をがん病巣に集中する技術は飛躍的に進歩しています。こういった技術は「高精度放射線治療」と呼ばれ、治療効果が高く、副作用の少ない治療を可能とするものです。当院では２０１３年から高精度放射線治療システムを稼働しており、特に定位放射線治療と強度変調放射線治療の２つに力を注いでいます。

●定位放射線治療

最近の画像診断技術の進歩により、かなり小さながん病巣まで発見されるようになってきました。こういった小さながん病巣に対し、ピンポイントで大線量を照射することにより、手術で切除するのと同じぐらいの効果を生み出せるのが定位放射線治療です。

「ピンポイント照射」とも呼ばれるこの技術は、小さな病巣に大線量を集中させても周りの臓器への放射線量が増えないように、いろいろな角度から放射線を照射する計画を立てます（図1）。

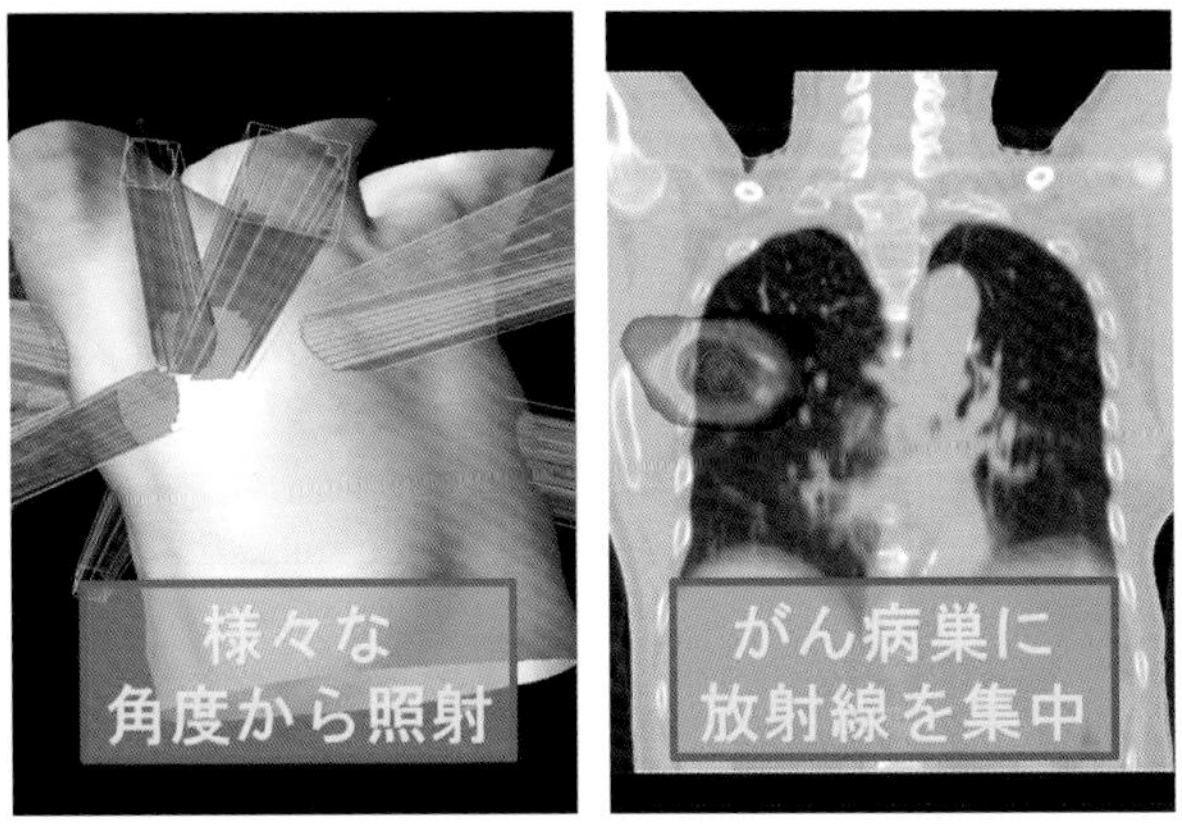

図1　定位放射線治療

●強度変調放射線治療

装置が照射するX線に意図的に「強弱」をつけることにより、がん病巣に放射線を集中させながら正常臓器への線量を低下させる治療方法です（図2）。放射線の出口をミリ以下の精度でコントロールできる技術と、強弱のついた複雑な放射線量のシミュレーション計算を可能にする高性能なコンピュータープログラムが開発されたことにより実現した治療です。

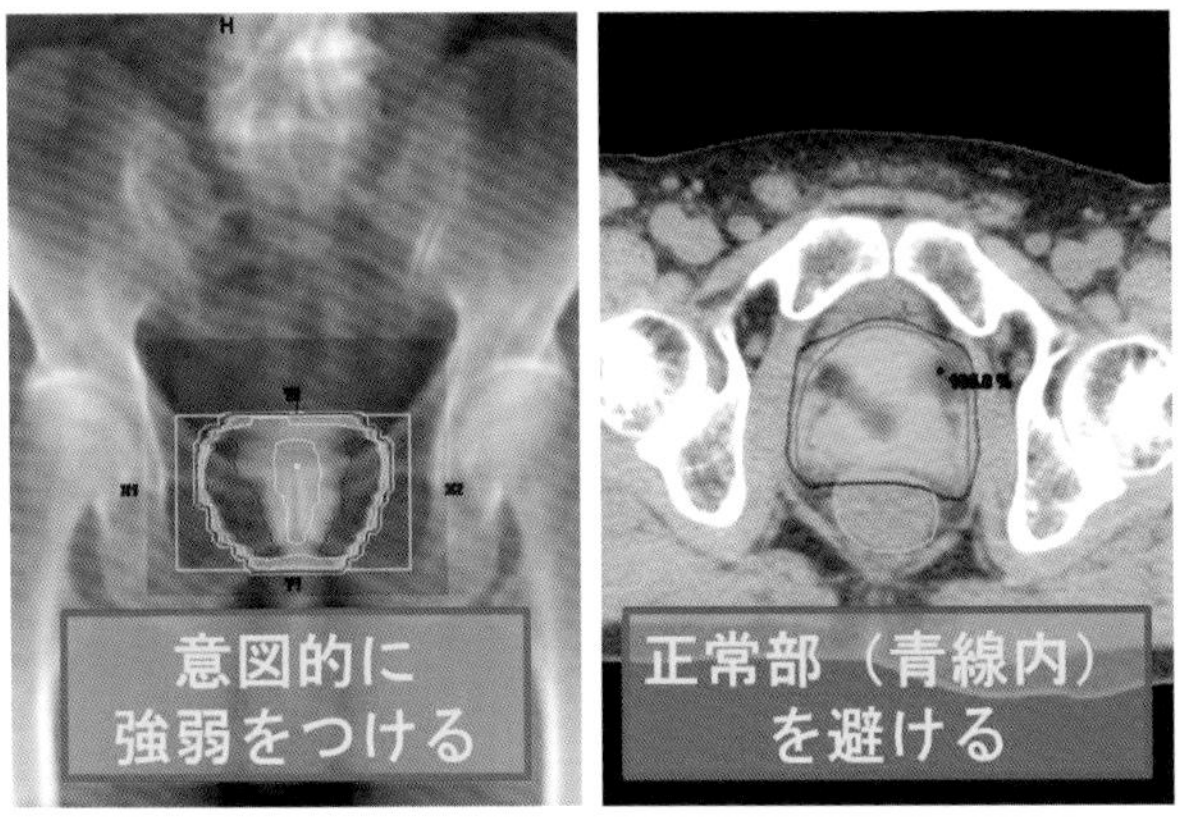

図2　強度変調放射線治療

実際の治療

医師の指示のもと、診療放射線技師が放射線治療装置（写真）を操作します。まず、患者さんに放射線治療装置のベッドに横たわってもらいます。

特に高精度放射線治療を行う場合には、患者さんをミリ単位で決められた位置にセットする必要があります。ただ単に横たわっただけでは、本来の位置よりかなりズレてしまうので、治療の直前にレントゲン写真や治療装置に付属しているCTで撮影を行ってズレを検出し、正確な位置にセットされるよう、ベッドの位置を補正します。これを画像誘導といいます。

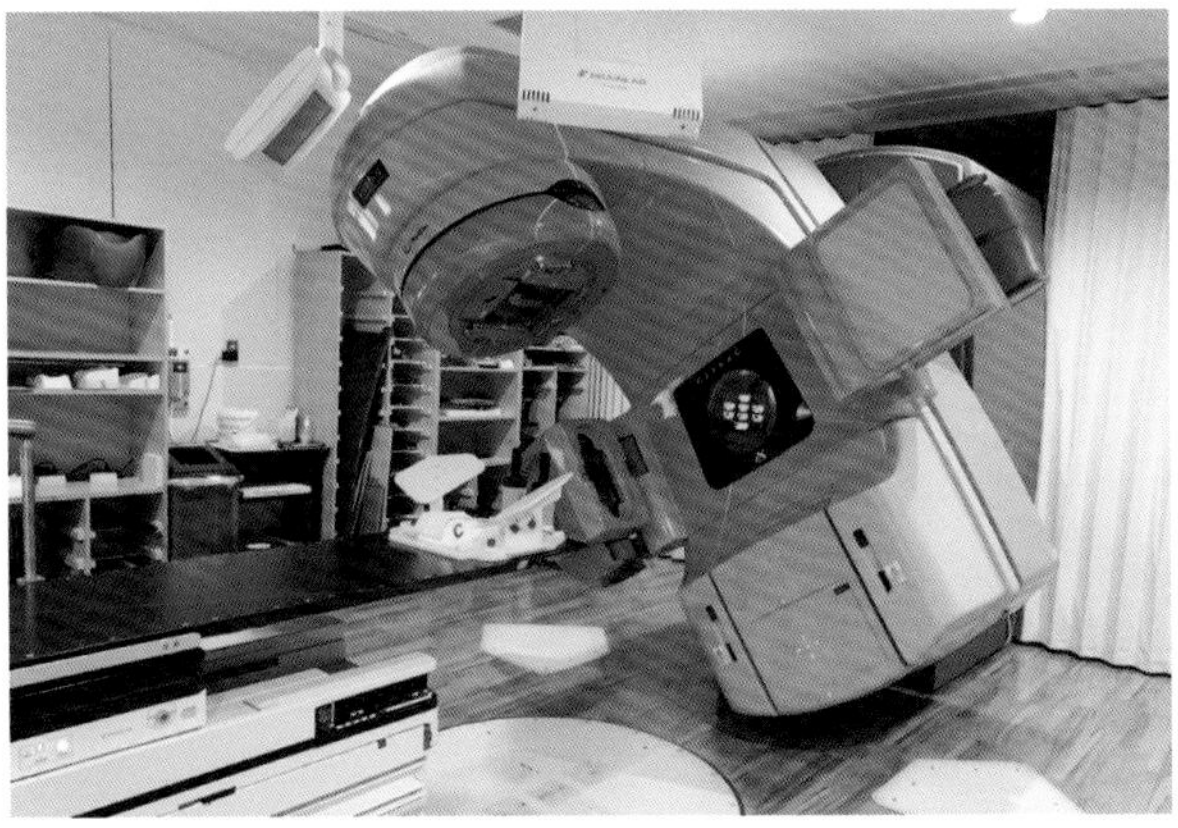
写真　放射線治療装置

放射線治療は土日や祝日を除き、毎日コツコツ行っていきます。少ない場合は数回で終わることもありますが、多い場合は30回以上行うことがあります。

治療期間中は、看護師や放射線治療専門医が患者さんの状態をチェックします。必要に応じて、副作用などに対応しながら放射線治療を受ける患者さんをサポートしていきます。

当部門の特徴

リニアックと呼ばれる一般的な放射線治療装置が２台あり、用途に応じて使い分けています。このほかにも放射性物質を使った特殊な放射線治療も行っています。イリジウムという放射性物質を使用した治療は、長野県内では当院を含めて４病院のみで可能です。また、放射性ヨードを用いた治療を入院で行うことができる施設は、長野県内では当院のみとなっています。

放射線治療部門では医師、診療放射線技師、医学物理士、看護師、医師事務補助員といったさまざまな職種が一体となって医療チームをつくっています。患者さんが受診してから放射線治療を終了するまでの間、最適な治療をスムーズに受けてもらえるよう、頻繁にミーティングを行い、アイデアを出し合っています。がんに苦しむ患者さんのために少しでも役立てるよう、一丸となって業務に励んでいます。

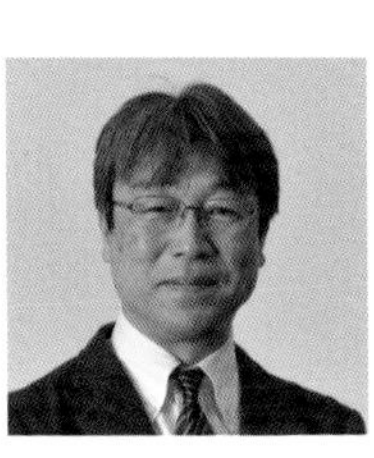

科長／部長
藤永 康成
（ふじなが やすなり）

先端心臓血管病センター

患者さんに合わせた選択肢を 体に負担の少ない心臓血管手術

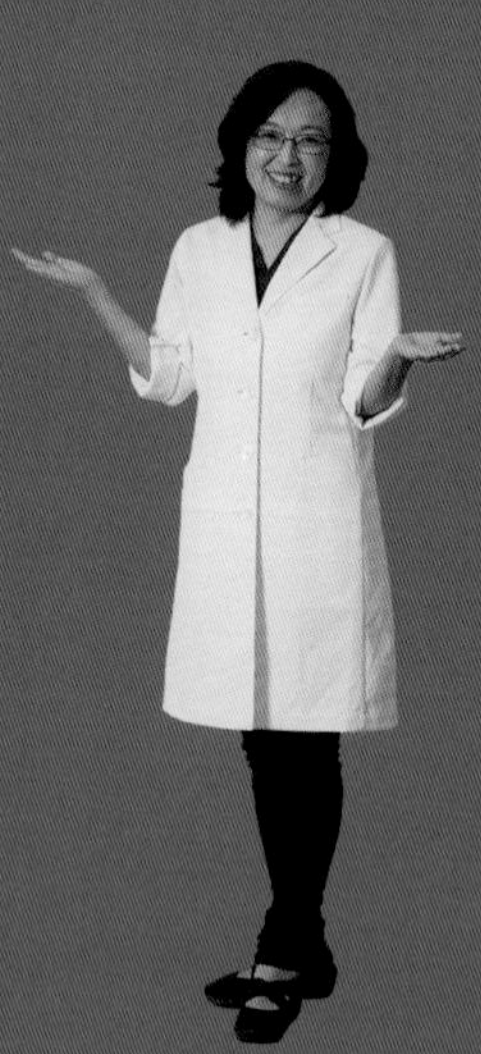

講師
和田 有子
（わだ ゆうこ）

心臓血管の手術にはどんなものがあるの？

手術の対象となる心臓血管病は大まかに、①虚血性心疾患《きょけつせいしんしっかん》：心筋に血液を運ぶ冠動脈が動脈硬化などによって狭窄《きょうさく》や閉塞《へいそく》する病気（狭心症・心筋梗塞《しんきんこうそく》など）、②弁膜症：心臓を構成する部屋（心室/心房）の出口にある扉（一方向弁）が壊れ、血液の通過障害（狭窄症）や逆流（閉鎖不全症）を引き起こす病気、③先天性心疾患：生まれつきの心臓の構造障害、④大血管疾患：大動脈が脆《ぜい》弱化《じゃくか》し、瘤《こぶ》となる大動脈瘤《だいどうみゃくりゅう》や動脈壁が血流によって割れてしまう大動脈解離など、⑤心不全：①～④の結果、心臓が充分に働くことができなくなった状態。補助循環装置装着や心移植の対象となります。そのほか、手足の動脈や静脈の閉塞、病的拡張も手術の対象となります。

大動脈瘤手術

大動脈が瘤状《こぶじょう》に拡張した状態を大動脈瘤と呼びます。大動脈瘤は通常無症状ですが、放っておくと徐々に拡大し突然破裂して致命的となる病気です。破裂の危険がある瘤に対しては予防的に人工血管置換術《じんこうけっかんちかんじゅつ》を行いますが、これには開胸や開腹手術が必要で、全身状態が悪い患者さんや高齢の方にとっては負担の大きな手術です。

ステントグラフト（図1）は人工血管とステントという金属を組み合わせた新しい器具で、国内では2007年より企業ベースの製品が臨床応用され始めました。当科でも、これまでに1000例を超える治療を行ってきました。

ステントグラフト内挿術は血管の内《ない》腔《くう》から動脈瘤の部分に挿入し、「内張りを作る」ことで破裂を予防する手術です。鼠径部《そけいぶ》の小切開で治療ができ、開腹や開胸が不要なため、局所麻酔下でも施行できます。入院期間も1週間程度と人工血管置換術に比べ短いため、臓器障害がある患者さんだけでなく、認知症や入院によって筋力が落ちやすい高齢者にも適しています。完全に瘤が血流から隔離されると、瘤は自然に縮小していきます。

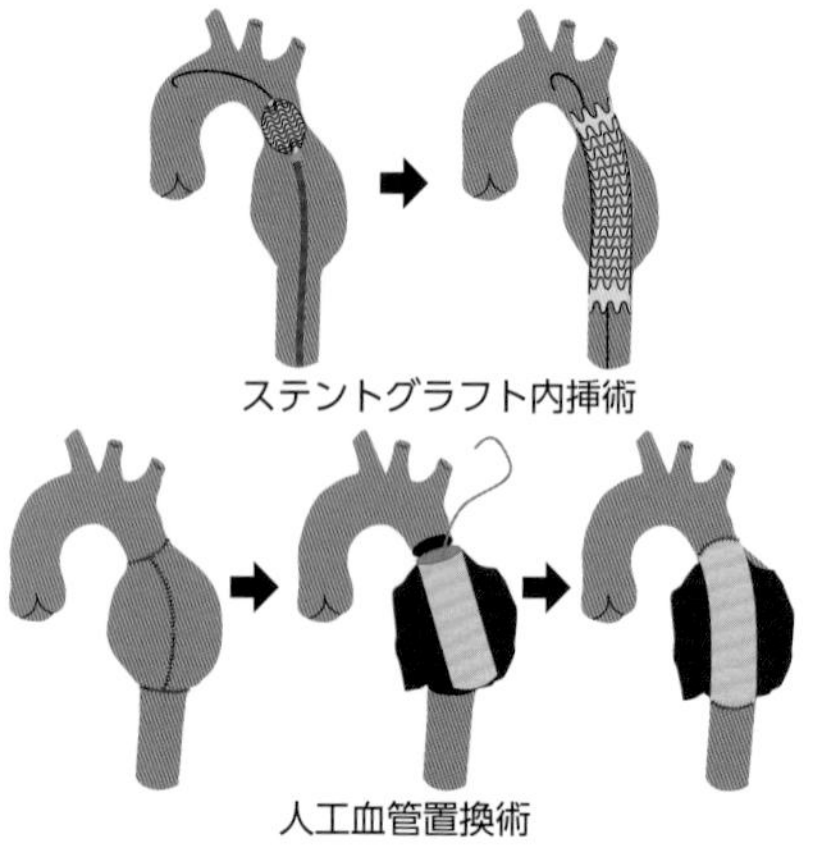

図1　胸部大動脈瘤に対する手術

このように体への負担が少ないステントグラフト内挿術ですが、すべての患者さんに適応できるわけではなく、どのくらい長持ちするかという面でも残念ながら人工血管置換術に及びません。専門医による術後の定期的な画像フォローも不可欠です。そのため、一律にステントグラフト治療をお勧めするのではなく、患者さんの生命予後[*1]やADL（日常生活動作）、生活の質を考慮したうえで最適な術式を選ぶ必要があります。

＊1　予後／今後の病状についての医学的な見通し

弁膜症手術

●自己弁温存を目指して

心臓の中にある一方通行の扉を「弁」と呼びますが、この弁が「閉まらない（閉鎖不全症）」「開かない（狭窄症）」病気を弁膜症といいます。弁を修理する（形成術）、あるいは人工弁に取り替える（置換術）といった方法がとられます。

人工弁は、高い安全性が示されていますが、感染や抗血栓性といった点で自分の弁には及びません。当科ではできる限り自分の弁を修理して温存するよう努めています。

●より小さな傷で

通常、弁膜症手術は、前胸部にある胸骨という骨を真ん中で切って行います（胸骨正中切開、図２）。一方、小さな切開で行う心臓手術をＭＩＣＳ（ミックス）手術といい、胸骨を切らないため出血が少ない、傷の感染リスクが少ない、術後の運動制限がないといったメリットがあります。女性では乳房の下に隠れるような傷となり、美容上もメリットがあります。

一方で手術時の視野は、通常の切開に比べ小さく深いため、手術手技の難易度はあがります。また、動脈硬化が進んでいる方、呼吸機能の悪い方や心臓の機能が悪い方には向いておらず、患者さんの状況に応じた選択が重要です。

●カテーテルによる弁膜症治療

大動脈弁狭窄症に対する大動脈弁置換術をカテーテルで行う方法（ＴＡＶＩ《タビ》／経カテーテル的大動脈弁置換術）、僧帽弁閉鎖不全症《そうぼうべんへいさふぜんしょう》に対して弁にクリップをかけて逆流を止める方法など、足の付け根を少し切るだけで行うことのできるカテーテル治療が、弁膜症領域でも始まりました。

当院でも循環器内科、心臓血管外科、麻酔科、臨床工学技士、看護師などのスタッフで構成する「ハートチーム」が、適応決定、手術、術後管理、リハビリテーションを一貫して行うことで、より安全な低侵襲《ていしんしゅう》＊2治療の提供に努めています。

＊2　低侵襲／体に負担の少ない

CHECK POINT　こんな方は要注意！ 腹部大動脈瘤

自覚症状がなく気づかれにくいうえに、破裂した場合の救命率はわずか10～15％とされる腹部大動脈瘤。発見契機の多くは検診やほかの病気の検査など「偶然」です。CTや超音波検査で発見することができるので、心配な方はかかりつけ医に相談しましょう。

腹部大動脈瘤にかかりやすい方

- 65歳以上の男性
- 家族に大動脈瘤のある方
- たばこを吸っている（いた）
- ほかの動脈硬化疾患がある（狭心症、脳梗塞《のうこうそく》など）
- 高血圧の方

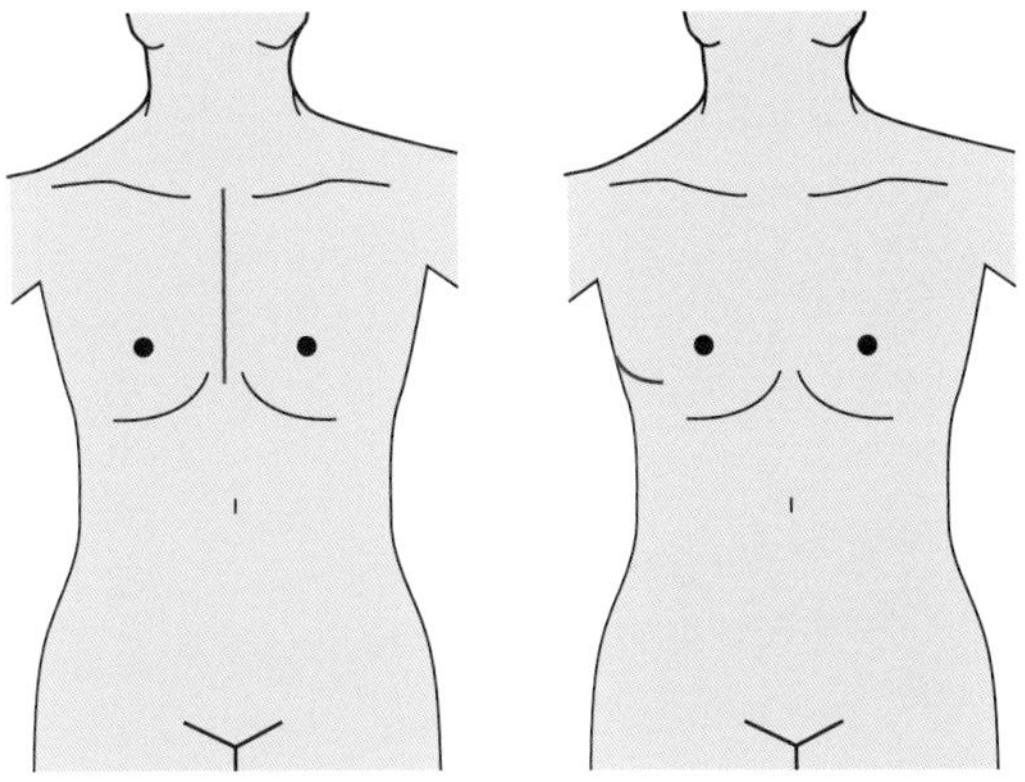

図２　通常の切開（胸骨正中切開）と小切開による創の違い

当科の特徴

地域最後の砦として

地域の中核病院として、重症心不全の患者さんやさまざまな合併症を持つ患者さんなど、一般病院では治療が困難な集約的治療を要する患者さんの積極的受け入れを行っています。また24時間365日緊急手術を行える体制を整えており、特に急性大動脈解離手術は数多く施行し、より改良された術式を全国に向け発信しています。

歳だから仕方ないとあきらめていませんか

近年、低侵襲治療の進歩や治療成績の向上により、高齢者の心臓血管外科手術が増えています。長野県は長寿県であるため、当科は特に多くの高齢者に対する心臓血管手術を手がけてきました。低侵襲治療だけでなく、高齢の患者さんの肉体年齢を推測するバイオマーカーを活用し、暦年齢に惑わされない手術適応決定を心がけています。暦年齢が何歳であっても元気に人生を楽しみたいという思いは共通です。もう歳だからとあきらめるのではなく、一人ひとりの人生に寄り添った治療選択を共に考えていきます。

最新の補助循環装置（インペラ）の紹介

心臓の働きが低下し全身の血液の循環が滞ってしまうと、急激に全身状態が悪化して生命に危険が及ぶ状態になります。この状態を「心原性ショック」といいます。この危険な状態の際に、心臓の代わりとなって全身に血液を送るための装置を補助循環装置といい、これまではこの装置を装着するために胸を開ける手術が必要でした。

一方で、最新の補助循環装置であるインペラ（IMPELLA）は、カテーテル式の血液ポンプで、足の付け根の動脈から心臓内にカテーテルを挿入することで、低侵襲に装着することができます。カテーテル内部の羽根車を回転させ、左心室内の血液を吸入して大動脈内から吐出することで、働きが低下した心臓のサポートを行うことが可能です（図３）。

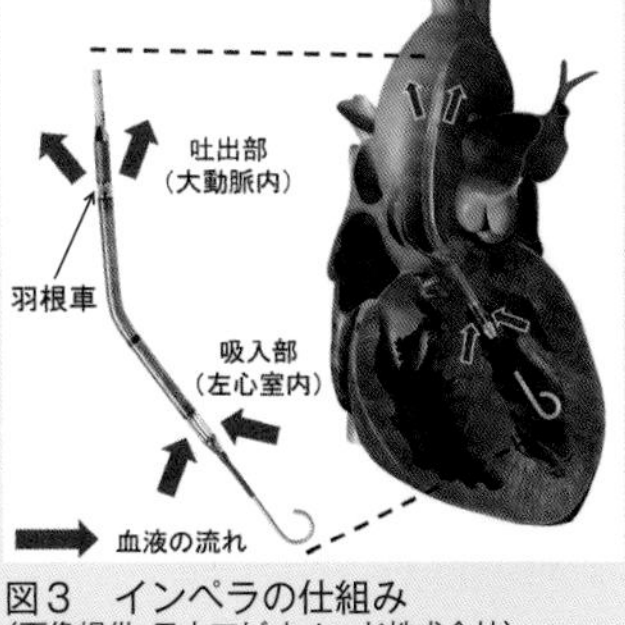

図３　インペラの仕組み
（画像提供：日本アビオメッド株式会社）

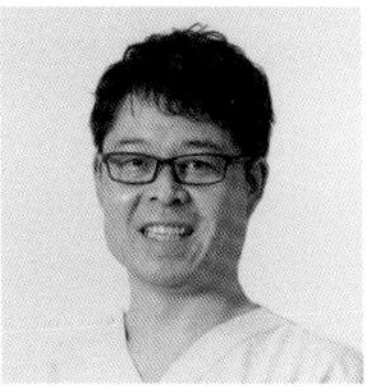

臨床工学技士長
菊池 紀敏
（きくち のりとし）

内視鏡センター

進化する内視鏡治療

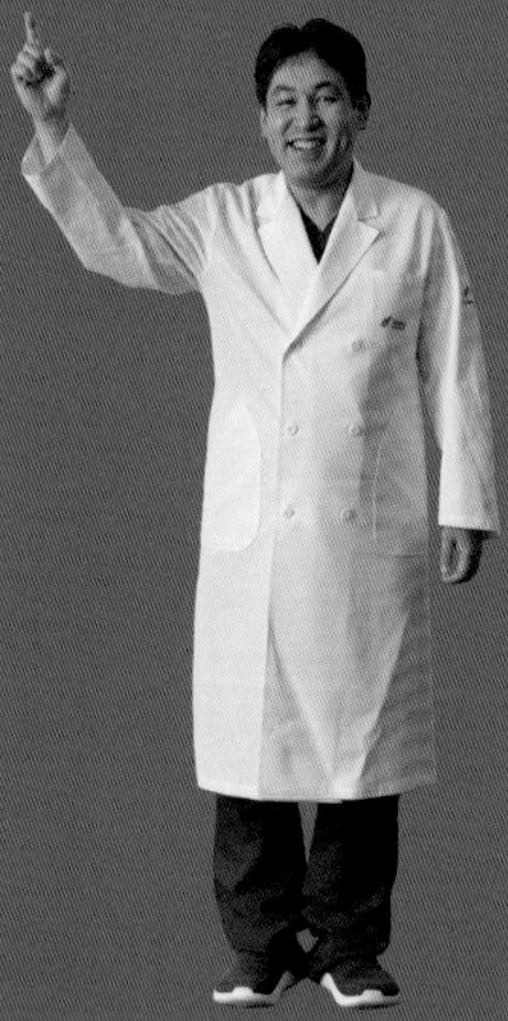

副センター長
長屋 匡信
(ながや ただのぶ)[写真]
助教(診療)
生山 裕一
(いくやま ゆういち)

内視鏡(Endoscope)とは

内視鏡(Endoscope)とは、体の中を覗きみることのできる医療機器の総称です。細長い管でできており、先端にレンズがついています。一般の方がよく経験するものとして、上部消化管内視鏡(胃カメラ)と下部消化管内視鏡(大腸カメラ)があります。そのほかにも、耳鼻科の先生が使う咽頭喉頭鏡や呼吸器内科の先生が使う気管支鏡などもあります。内視鏡による観察は耳、鼻、口や肛門など、体表にある穴から行うことが可能です。

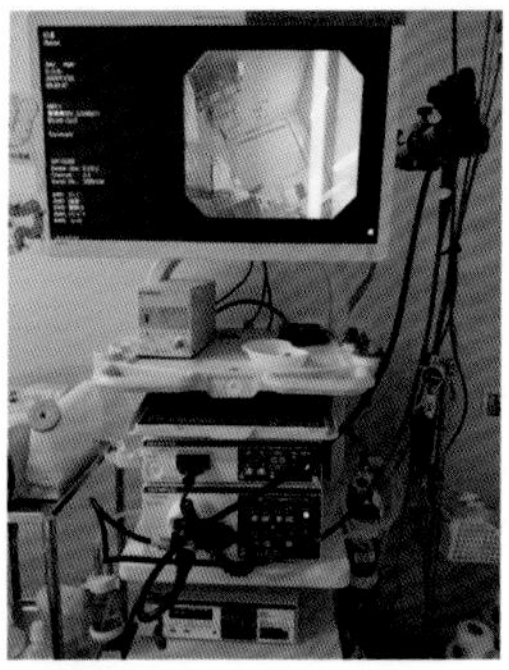
内視鏡システム

内視鏡による治療

もともと内視鏡は検査をする、つまり病気を見つけて診断するためのものでした。しかし、内視鏡はさらに進歩し、治療の機能も果たせるようになってきました。内視鏡の先端部にはカメラだけでなく、手元の操作部からつながった直径2～3㎜程度の穴があります。この穴に治療用の器具を通すことで、さまざまな病気・病態を治療することが可能です(表)。

治療用として、細胞を採取したり、物をつかむことができる鉗子《かんし》など、さまざまな器具が使われています。

がんの内視鏡的切除

内視鏡検査により、さまざまな消化管がん(食道がん、胃がん、大腸がんなど)が見つかります。消化管の壁は表面から順に「粘膜《ねんまく》、粘膜下層《ねんまくかそう》、筋層《きんそう》…」と大きく分かれており、がんが進行するにつれて、表面から奥深くに向かって浸潤《しんじゅん》(がんがまわりに広がっていくこと)していきます。

がんは早期がんと進行がんに分けられますが、がんが消化管の壁の粘膜層～粘膜下層といわれる浅い部分に限られており、リンパ節への転移や他の臓器への転移をきたしにくいものを早期がんといいます。一方、進行がんはがんが消化管の壁の深い部分に浸潤した状態で、転移を起こしていきます。

以前は早期がんであっても進行がんであっても外科手術での切除が必要でしたが、近年、内視鏡治療技術の進歩により、早期がんの多くが内視鏡的切除のみで根治《こんち》(完全に治すこと)するこ

疾患・病態	内視鏡治療の方法
出血	止血術(血管を焼く/クリップで閉じる)
早期がん	内視鏡的粘膜下層剥離術(電気メスで切り取る)
管の狭窄	拡張術(風船で広げる)/ステント挿入術(金属の管を入れる)
良性ポリープ	ポリペクトミー(電気が流れる金属の輪でポリープを取る)
食事摂取不良	胃瘻造設(胃に栄養チューブ挿入)
膿瘍(膿みの袋)	ドレナージ術(穴をあけて排膿する)
穿孔(消化管に穴があく)	閉鎖術(クリップというホチキスのような器具で塞ぐ)
食道静脈瘤(血管の拡張)	結紮術(輪ゴムで縛る)
食道・胃静脈瘤(血管の拡張)	硬化療法(血液を固める薬を血管に注射する)
異物(間違えて入ってしまった物)	除去術(物をつかむ器具で取り出す)

表 内視鏡治療の種類

とができるようになりました。

内視鏡治療のメリットは、なんといっても臓器を残せること、全身麻酔を必要としない症例が多いこと、体表に傷を残さないことから外科手術と比べると、低侵襲《ていしんしゅう》（体に負担の少ない）な治療法だということです。

内視鏡を用いてがんを切除する方法をＥＳＤ（Endoscopic Submucosal Dissection／内視鏡的粘膜下層剥離術《ないしきょうてきねんまくかそうはくりじゅつ》）といいます（写真１）。内視鏡を用いてがんのある部分の粘膜下層までを剥離し、がんを一括切除する治療法です。

切除したがんの性質や広がり具合を切除標本の顕微鏡画像で評価し（病理組織学的検査）、転移の可能性がないがんと判断されれば、完治になります。もし、内視鏡治療前に予測していたがんの広がり具合よりも奥深くに広がっていた場合には、追加の外科手術などが必要になります。

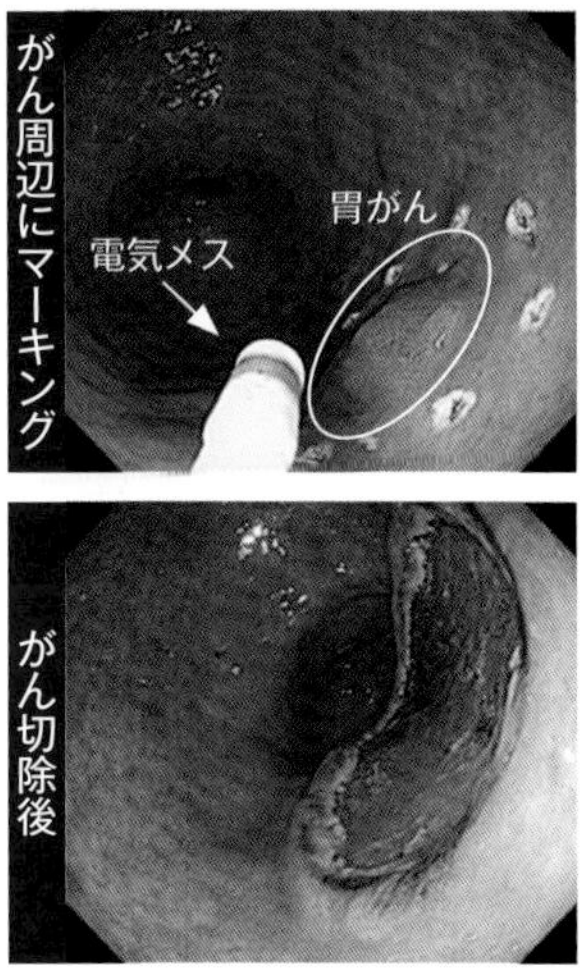

写真１ 胃がんに対する内視鏡的粘膜下層剥離術（ESD）

気管支鏡治療

消化器内視鏡検査以外にも呼吸器内科医師による気管支（気道／肺につながる空気の通り道）の病気に対する内視鏡治療も進歩しています。消化管用の内視鏡と比べて、気管支鏡はスコープの径が半分以下と細い（5、6㎜程度）ものの、消化管に用いる内視鏡と同様に、治療用の器具を通せる数㎜の穴があり、治療が可能です。

気管支鏡を用い、気道の病気を治療することを気管支鏡インターベンションといいます（図）。気道の病変を削り取ったり、バルーン（風船）がついたカテーテルを用いたり、ステントと呼ばれる筒を入れたりして、狭くなっている部分を広げ、空気の通り道を確保することができます（写真２）。

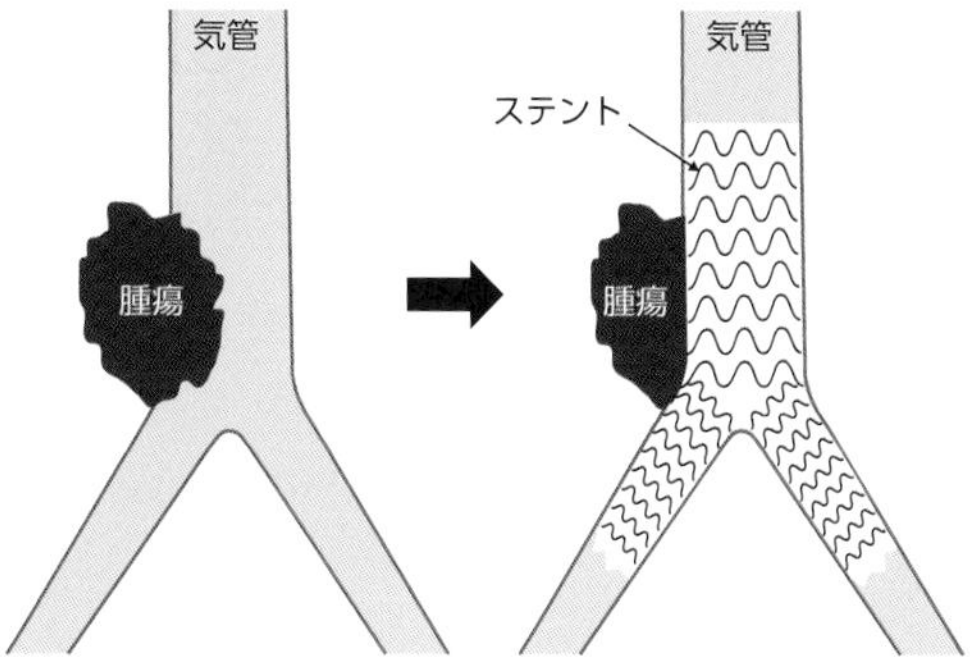

図　気管支鏡インターベンション（ステントを用いた気道の確保）

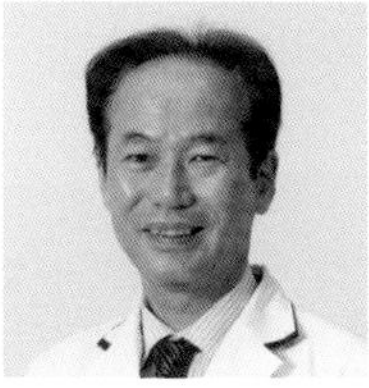

センター長
花岡 正幸
（はなおか まさゆき）

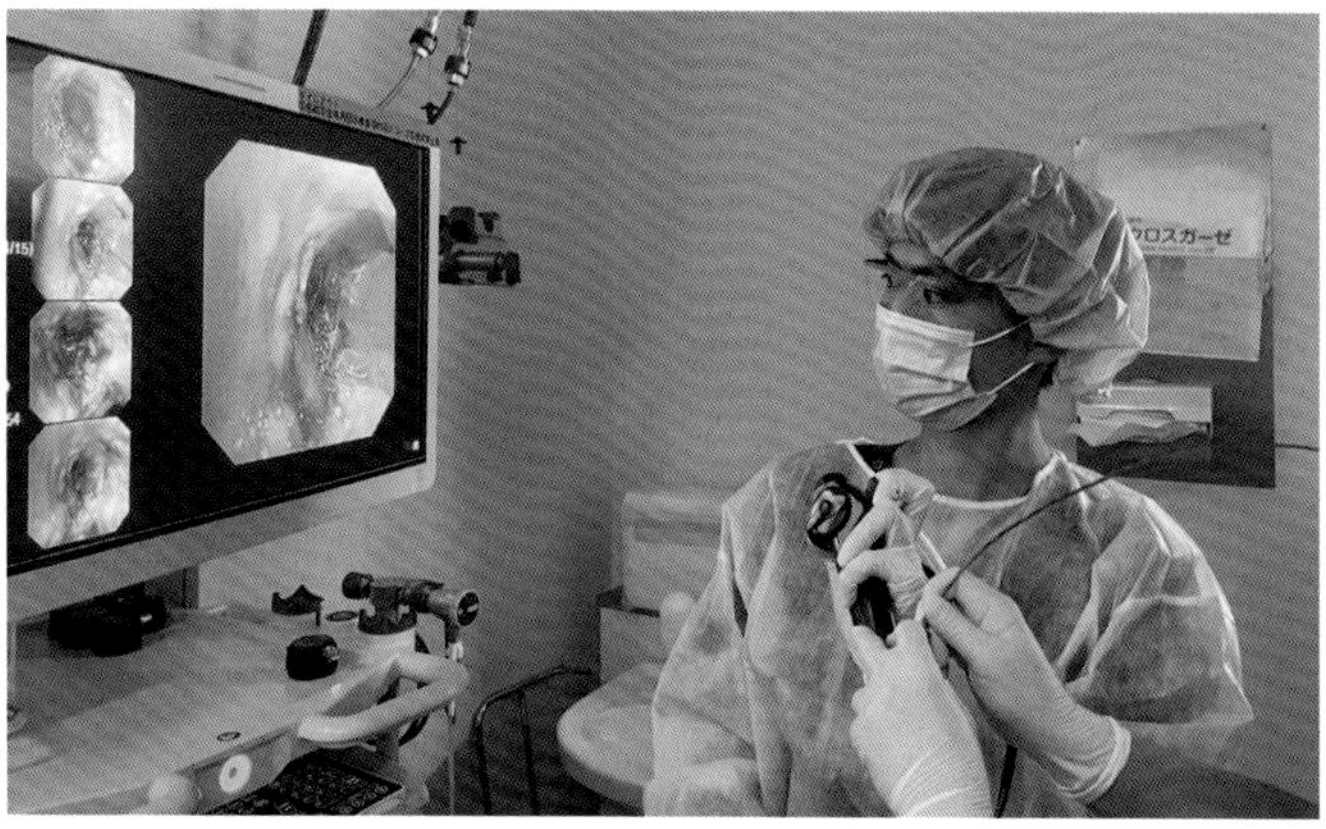

写真２　気管支鏡を用いたバルーンによる気道拡張術

アカラシアに対する内視鏡筋層切開手術

アカラシアとは、食道と胃の境にある筋肉がゆるまない、または強く収縮していることにより、食事が食道から胃内へ通過しにくい疾患です。男女差はなく、発生率人口10万人当たり２～３人の頻度《ひんど》とされています。

治療法として、まず内服治療を行いますが、劇的な症状の改善を得られることは少ないとされています。また、内視鏡による狭い部分の拡張術も行われますが、症状を再発してしまう患者さんも多くいます。外科的に筋肉を切開する手術（Heller-Dor《ヘラー・ドル》手術）により、完全に症状がなくなることが期待できますが、体への負担は多くなってしまいます。近年は内視鏡治療の進歩により、口から挿入した胃カメラを用いて、体の表面に傷を残さず、食道の内側よりゆるまない筋肉の層（筋層）を切開する経口内視鏡的筋層切開術（POEM／per-oral endoscopic myotomy）が行えるようになりました。先進医療であり、全国的にもこの治療を行える施設は限られていますが、当科においては積極的にこの治療を行っています。

【診療実績】（2019年度症例数）
内視鏡センターにおいて、年間7,000例ほどの内視鏡検査·治療を行っています。

〈内視鏡検査件数（6,775例）〉
- 上部消化管内視鏡検査（胃カメラ）…3,875例
- 下部消化管内視鏡検査（大腸カメラ）1,638例
- 胆膵内視鏡検査（ERCP）……780例
- ダブルバルーン内視鏡検査（小腸カメラ）20例
- カプセル内視鏡検査（小腸カメラ）……74例
- 気管支鏡検査……388例
  （気管支鏡インターベンション　25例）

〈早期消化管がんに対する内視鏡的粘膜下層剥離術（ESD）件数（151例）〉
- 食道がん……36例
- 胃がん……69例
- 大腸がん……46例

Topic 11

ＥＣＭＯって何?

ＩＣＵ(集中治療室)で活躍しています

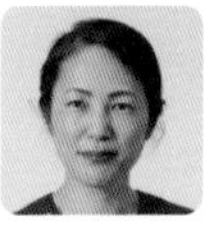

集中治療部　助教
清水 彩里(しみず さり)

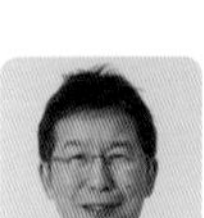

集中治療部　部長
今村 浩(いまむら ひろし)

ＥＣＭＯの仕組み

ＥＣＭＯ(エクモ)は、英語のExtra Corporeal Membrane Oxygenationの頭文字をとったもので、日本語では「体外式膜型人工肺」といいます。

ヒトの肺には、空気に含まれる酸素を血液中に取り込み、体内で不要になった二酸化炭素を血液から体外に出す働きがあります。これをガス交換と呼びます(図1)。

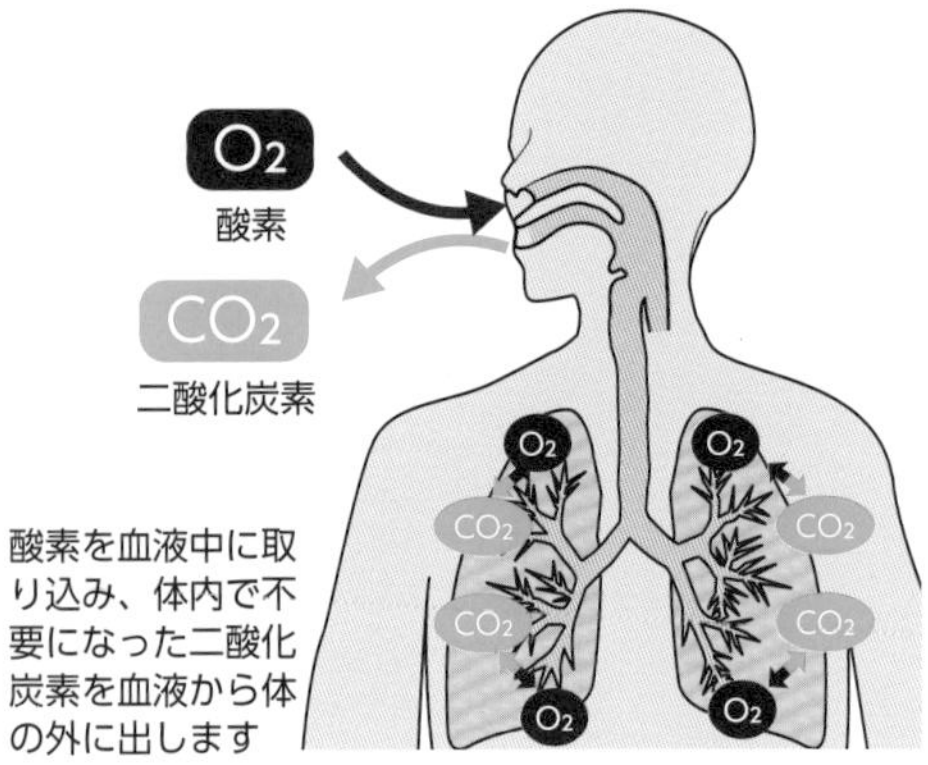
O_2
酸素
CO_2
二酸化炭素
酸素を血液中に取り込み、体内で不要になった二酸化炭素を血液から体の外に出します

図1　ガス交換

ＥＣＭＯは、このガス交換を肺ではなく機械で直接行うもので、人工肺とポンプ、およびこれらをつなげる専用の回路から構成されます。静脈から血液を抜き取って人工肺でガス交換を行い、その血液をポンプで再び体内に流し込みます(図2)。

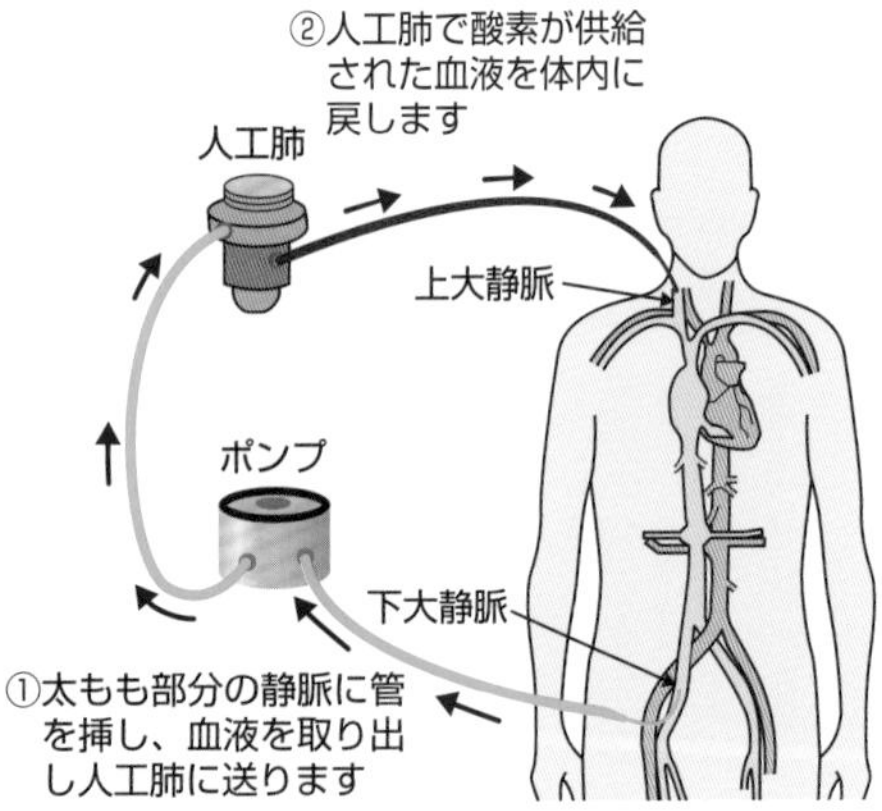
②人工肺で酸素が供給された血液を体内に戻します
人工肺
上大静脈
ポンプ
下大静脈
①太もも部分の静脈に管を挿し、血液を取り出し人工肺に送ります

図2　ECMO

どんな人に使うの?

ＥＣＭＯは、人工呼吸器を使って呼吸を補助してもガス交換が十分できないときに使用する、いわば人工臓器です。ＥＣＭＯはポンプを使って血液の流れに勢いをつけることができるため、心臓が一時的に弱っている患者さんに、心臓の代わりや補助として使うこともできます。

ＥＣＭＯの実際

ＥＣＭＯを使うためには、体にカニューレと呼ばれる直径1～2㎝ほどの太い管を2本入れる必要があります。カニューレを入れる場所は、足の付け根や首の太い血管をよく用います。

カニューレは痛み止めや麻酔を使用して、苦しくないように入れます。肺や心臓をＥＣＭＯで補助することによって、そのまま歩いたり食事をしたりすることができることもあります。

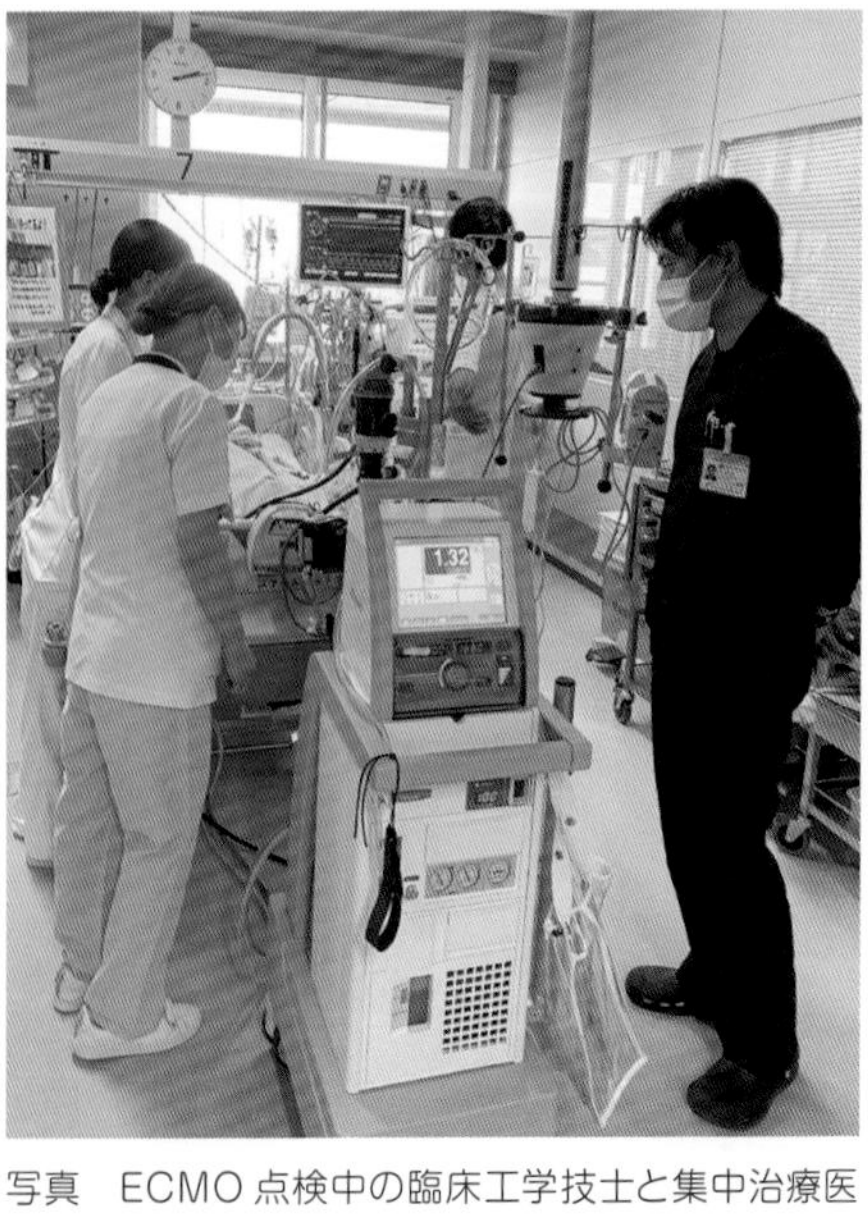

写真　ECMO 点検中の臨床工学技士と集中治療医

カニューレを適切に挿入するためには、高い技術を持った医師が必要です。また、装着したＥＣＭＯを24時間トラブルなく運転させるためには、知識と技術のある看護師、臨床工学技士が必要です(写真)。

ＥＣＭＯを使用している状態でも、体の機能を維持するためにはリハビリが非常に重要なので、装着した患者さんに関する知識と経験を持つ理学療法士、作業療法士の存在も欠かせません。

よくある質問…

信大病院の受診方法

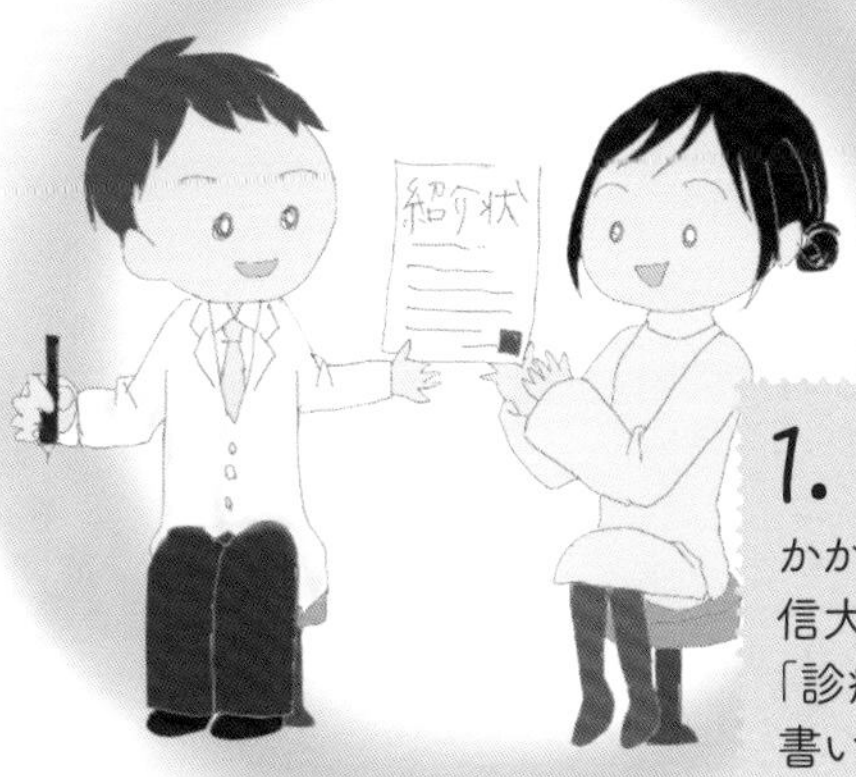

1. 紹介状

かかりつけ医から
信大病院宛の
「診療情報提供書」を
書いてもらってください。

2. 予約

かかりつけ医の先生が
取ってくれる場合もありますが、
外来予約センター
0263-37-3500へ
お電話ください。

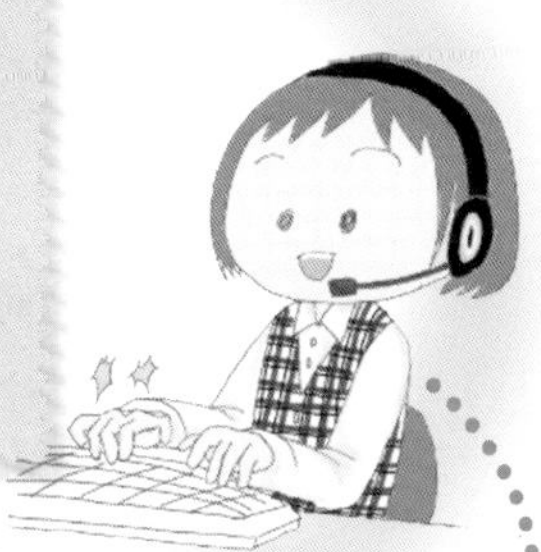

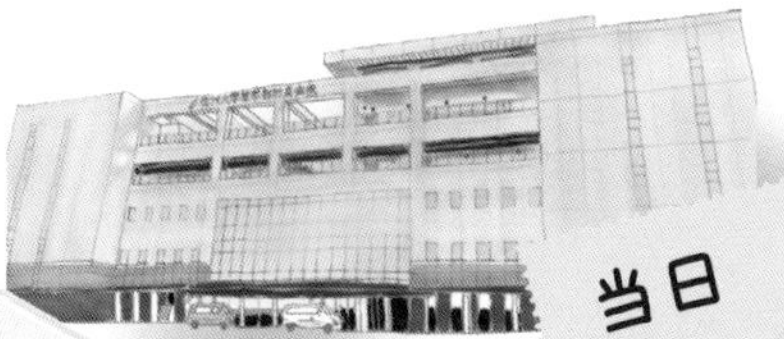

当日
信大病院へ

3. 初診

まずは3番
「初診」窓口へ
お越しください。

初診手続き後…

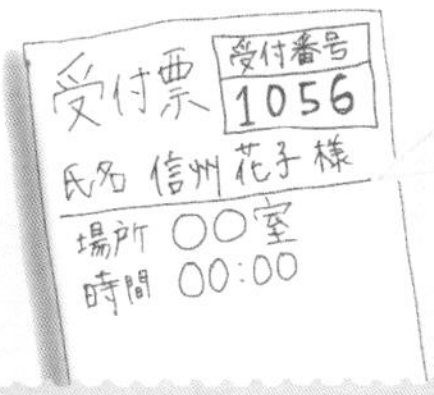

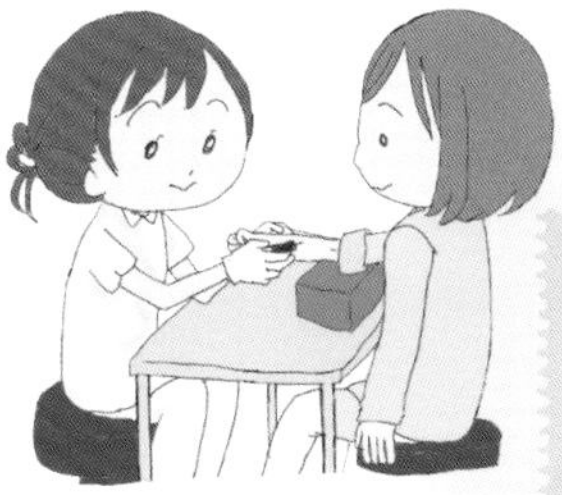

血液検査

4. 検査

「受付票」に当日の
スケジュールが書いてあります。
その順番の通りに受診してください。

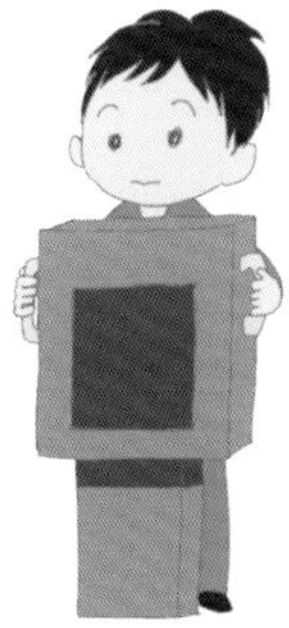

X線検査

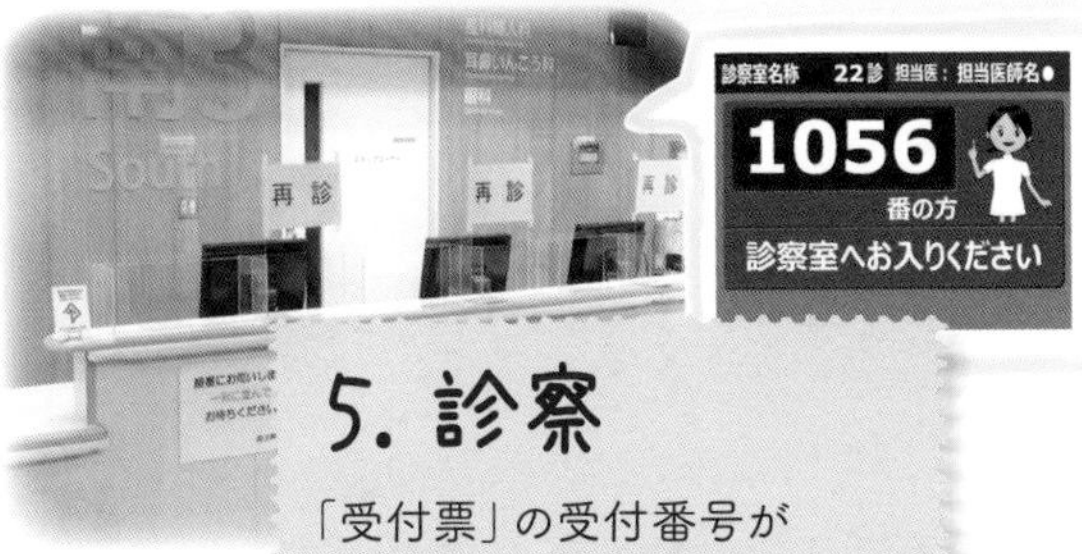

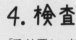

再診
再診
再診
診察室名称 22診 担当医：担当医師名●
1056
番の方
診察室へお入りください

5. 診察

「受付票」の受付番号が
モニター画面に表示されたら、
診察室にお入りください。

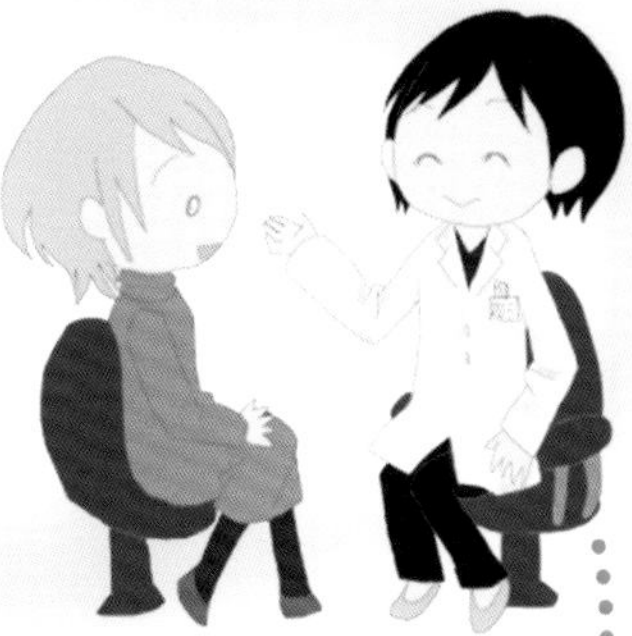

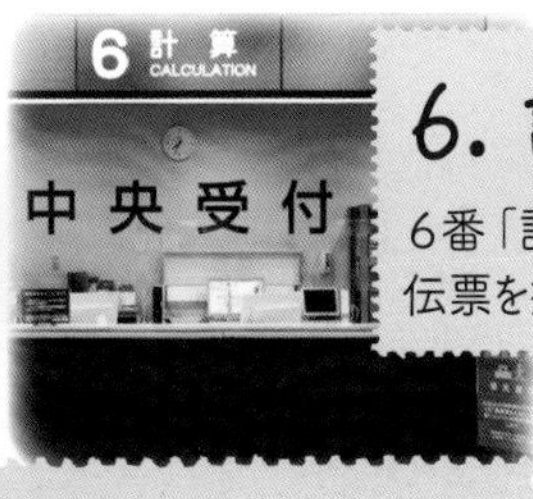

6. 計算

6番「計算」の窓口へ
伝票を提出してください。

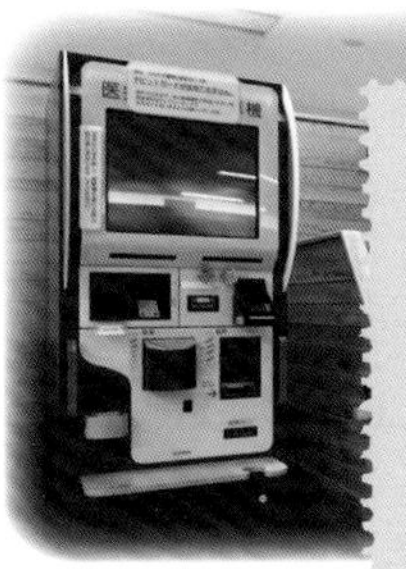

7. 精算

計算が終わりましたら、
受付番号がモニターに表示されます。
自動精算機または窓口で
お支払いをお願いします。

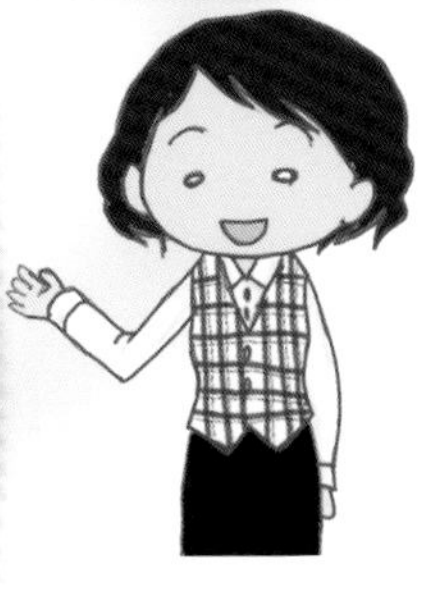

8. 証明書

診断書の申請は、
2番「証明書」窓口へ
お越しください。

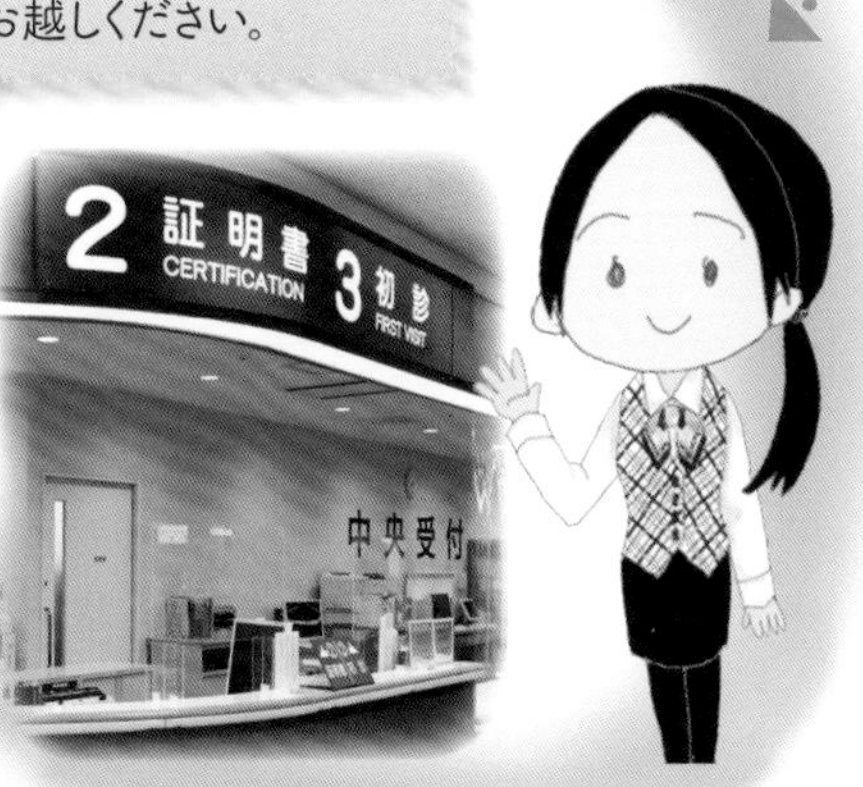

カテーテル治療

「カテーテル」とは、体内に挿入する医療用の細く柔らかい管で、カテーテルを用いる治療法のことを「カテーテル治療」といいます。

血管内治療

血管内治療は、手首や足の付け根からごく細いカテーテルを疾患がある血管まで挿入して、血管の中から疾患を治療する手術法です。

治療に使用するカテーテルや器材の改良と技術の進歩に伴い、これまでの外科手術では治療が困難だった、さまざまな疾患に治療の可能性が広がっています。

寛解　再燃　増悪

●寛解《かんかい》：症状が一時的に軽くなったり、消えたりした状態。
●再燃：一時的に良くなった状態から、また悪くなること。
●増悪《ぞうあく》：もともと悪かった状態がもっと悪くなること。

合併症

①ある病気が原因となって起こる別の病気。
②手術や検査などの後、それらがもとになって起こることがある病気（必ず起こるわけではありませんが、どんな手術や検査でも起こる可能性があるもの）＝手術併発症、検査併発症。

内視鏡

内視鏡には対象の臓器や目的ごとに、多くの種類があります。胸腔鏡《きょうくうきょう》や腹腔鏡《ふくくうきょう》を用いた手術を「内視鏡手術」ということもあります。

胸腔鏡

肺など、胸部の手術などで使用します。

腹腔鏡

肝臓や胃腸など、腹部の手術などで使用します。

消化管内視鏡

いわゆる胃カメラ、大腸カメラなどです。観察だけでなく、病気の診断のための組織採取や、止血・病変の切除などの処置も行えます。

気管支鏡

肺の観察や処置などで使用します。

難病

治療がむずかしく、慢性の経過をたどる疾患。医学的に明確に定義された病気の名称ではありません。

指定難病

難病の中でも、症例が少ないことから全国的な規模での調査と研究が必要な疾患として決定された「難治性疾患克服研究事業対象疾患」のうち、医療費が公費負担助成の対象となる疾患が「特定疾患」と呼ばれていました。難病法の成立により、助成の対象となる疾患の数が増え、新たに「指定難病」と呼ばれています。

膠原病

ひとつの病気の名前ではなく、「感染症」や「腎臓病」と同じように、いくつかの病気が集まったグループを表す言葉です。皮膚や内臓の結合組織（いろいろな組織の間にある膠原線維《こうげんせんい》などからなる部分）や血管に炎症・変性を起こしたり、さまざまな臓器に炎症を起こす病気の総称です。

用・語・解・説

化学療法 薬物療法

薬による治療を「薬物療法」といいますが、「がんの薬物療法」には、「化学療法」「内分泌療法（ホルモン療法）」「分子標的療法」などの種類があり、抗がん剤を用いて、がん細胞を攻撃し、殺傷したり増殖を抑えたりする治療法を、「化学療法」ということがあります。

手術治療や放射線治療が局所的な治療であるのに対して、化学療法は、より広範囲に作用します。化学療法だけでなく、手術治療や放射線治療など、ほかの治療と組み合わせることもあり、いくつかの薬剤を組み合わせて治療する場合もあります。

抗がん剤

抗がん剤には、がん細胞の増殖を抑えたり、再発や転移を防いだりする効果があります。しかし、正常な細胞にも作用するため、副作用などの影響を伴います。

分子標的治療薬

病気の細胞（がん細胞など）の表面にあるタンパク質や遺伝子をターゲットとして狙い撃ちし、その機能を抑えることによって、より安全に、より有効に病気を治療する目的で開発された薬です。

免疫チェックポイント阻害薬

免疫が、がん細胞を攻撃する力を保つ薬です。

T 細胞の表面には、「異物を攻撃するな」という命令を受け取るためのアンテナがあります。一方、がん細胞にもアンテナがあり、T 細胞のアンテナに結合して、「異物を攻撃するな」という命令を送ります。すると、T 細胞にブレーキがかかり、がん細胞は排除されなくなります。

このように、T 細胞にブレーキがかかる仕組みを「免疫チェックポイント」といいます。免疫チェックポイント阻害薬は、T 細胞やがん細胞のアンテナに作用して、免疫にブレーキがかかるのを防ぎます。

放射線治療

主にがん（悪性腫瘍《しゅよう》）を治療対象としており、手術、薬物療法とともに、がん治療の 3 本柱の 1 つと位置づけられています。

放射線治療の守備範囲は頭から手足の先まで全身に及び、がんを治すことを目的とした根治治療から、症状を和らげることを目的とした緩和治療まで、幅広く行われています。

放射線治療は局所療法であるため全身的な副作用が少なく、また臓器の形態や機能を温存できるため、ほかの治療との併用や高齢者にも適応しやすいという特徴があります。

生物学的製剤

一般的な医薬品は、化学的に合成した物質をもとに作られますが、生物学的製剤は、生物の体内にあるタンパク質などを応用して作られた薬です。

個別化医療

個人の遺伝子レベルの特徴に対応して、一人ひとりに合った治療効果が期待できる治療薬を用いる医療を、「個別化医療」ということがあります。

集学的治療

手術や全身化学療法（抗がん剤）、放射線治療など、さまざまな治療の選択肢を適宜組み合わせて治療を進めることを、「集学的治療」といいます。

索引

疾患名などにかかわる語句を掲載しています。

信州大学医学部附属病院
〒390-8621 長野県松本市旭 3-1-1
TEL 0263-35-4600
https://wwwhp.md.shinshu-u.ac.jp

【企画・編集】
信州大学医学部附属病院 広報企画室

■装幀／スタジオ ギブ
■カバーイラスト／岸 潤一
■本文 DTP ／大原 剛　稲数 典子　角屋 克博
■取材・デザイン（p62-64）／平野 稚子（ライトスタッフ）
■撮影／海野 惶世（フリー スペース スタジオ）
■図版／岡本 善弘（アルフぉンス）
■本文イラスト／久保 咲央里（デザインオフィス仔ざる貯金）
金田 愛美（信州大学医学部附属病院）
■編集協力／藤井 由美
■編集／西元 俊典　本永 鈴枝　橋口 環　竹島 規子

よりよい医療を届けたい——
信大病院の最新治療

2021 年 5 月 31 日　初版第 1 刷発行

編　著／信州大学医学部附属病院
発行者／出塚 太郎
発行所／株式会社 バリューメディカル
〒150-0043　東京都渋谷区道玄坂 2-16-4 野村不動産渋谷道玄坂ビル 2 階
TEL　03-6679-5957
FAX　03-6690-5791
発売元／有限会社 南々社
〒732-0048　広島市東区山根町 27-2
TEL　082-261-8243

印刷製本所／大日本印刷株式会社
＊定価はカバーに表示してあります。

ISBN978-4-86489-129-5